泌尿外科

常见疾病诊疗规范

罗　旭　主审

侯明强　等/编著

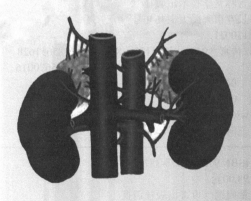

吉林科学技术出版社

图书在版编目（CIP）数据

泌尿外科常见疾病诊疗规范 / 侯明强等编著. -- 长春：吉林科学技术出版社，2018.4（2024.1重印）

ISBN 978-7-5578-3877-5

Ⅰ.①泌… Ⅱ.①侯… Ⅲ.①泌尿外科学—诊疗—规范 Ⅳ.①R69-65

中国版本图书馆CIP数据核字(2018)第075557号

泌尿外科常见疾病诊疗规范

出 版 人 李 梁
责任编辑 孟 波 孙 默
装帧设计 韩玉生
开 本 787mm×1092mm 1/16
字 数 336千字
印 张 17.25
印 数 1-3000册
版 次 2019年5月第1版
印 次 2024年1月第2次印刷

出 版 吉林出版集团
吉林科学技术出版社
发 行 吉林科学技术出版社
地 址 长春市人民大街4646号
邮 编 130021
发行部电话/传真 0431-85635177 85651759 85651628
85677817 85600611 85670016
储运部电话 0431-84612872
编辑部电话 0431-85635186
网 址 www.jlstp.net
印 刷 三河市天润建兴印务有限公司

书 号 ISBN 978-7-5578-3877-5
定 价 98.00元

前　　言

随着科学技术的飞速发展,泌尿外科的基础知识和临床诊疗都取得了长足的进步,病因和发病机制得到了深入的研究,疾病的诊断和治疗也得到了广泛的实践。随着医学模式的转变,传统医学观念的更新,泌尿外科的许多诊疗方法和原则、手术技巧等发生了日新月异的变化,鉴于此,编者在查阅国内外相关研究的基础上,结合临床经验编写了本书。

本书内容包括泌尿系感染、泌尿系肿瘤、尿石症、腹腔镜手术等内容;内容针对泌尿外科疾病的特点,全面地阐述泌尿外科相关疾病的概述、病因、检查、临床表现、诊断与鉴别诊断、治疗等;本书立足临床实践,内容全面翔实,重点突出,深入浅出,方便阅读,是一本实用性强,可供泌尿外科临床医师参考的书籍。

编者在繁忙的工作之余,将自身多年的诊疗心得及实践经验跃然纸上,编纂、修改、审订,尽求完美,但由于编写时间有限加之篇幅所迫,疏漏之处恐在所难免,若存在欠妥之处恳请广大读者不吝指正,以待进一步修改完善,不胜感激。

目　　录

第一章　泌尿系感染 ……………………………………………………… (1)

　第一节　肾结核 ……………………………………………………… (1)

　第二节　输尿管结核 ………………………………………………… (5)

　第三节　结核性膀胱炎 ……………………………………………… (8)

　第四节　前列腺炎 …………………………………………………… (10)

第二章　泌尿系肿瘤 ……………………………………………………… (19)

　第一节　肾癌 ………………………………………………………… (19)

　第二节　肾盂肿瘤 …………………………………………………… (41)

　第三节　输尿管癌 …………………………………………………… (47)

　第四节　膀胱癌 ……………………………………………………… (49)

　第五节　前列腺癌 …………………………………………………… (74)

第三章　尿石症 …………………………………………………………… (91)

　第一节　肾结石 ……………………………………………………… (91)

　第二节　输尿管结石 ………………………………………………… (120)

　第三节　膀胱结石 …………………………………………………… (127)

　第四节　尿道结石 …………………………………………………… (133)

第四章　泌尿系损伤 ……………………………………………………… (136)

　第一节　肾损伤 ……………………………………………………… (136)

　第二节　输尿管损伤 ………………………………………………… (147)

　第三节　膀胱损伤 …………………………………………………… (148)

　第四节　尿道损伤 …………………………………………………… (150)

第五章　泌尿系梗阻 ……………………………………………………… (152)

　第一节　肾积水 ……………………………………………………… (152)

　第二节　尿道狭窄 …………………………………………………… (153)

第三节　急性尿潴留 …………………………………………（155）

第四节　前列腺增生症 ………………………………………（155）

第六章　肾上腺疾病 …………………………………………（163）

第一节　原发性醛固酮增多症 ………………………………（163）

第二节　肾上腺嗜铬细胞瘤 …………………………………（171）

第三节　皮质醇增多症 ………………………………………（186）

第七章　其他疾病 ……………………………………………（192）

第一节　肾血管性高血压 ……………………………………（192）

第二节　肾下垂 ………………………………………………（194）

第三节　神经源性膀胱 ………………………………………（196）

第四节　膀胱过度活动症 ……………………………………（207）

第五节　压力性尿失禁 ………………………………………（212）

第六节　精索静脉曲张 ………………………………………（215）

第七节　鞘膜积液 ……………………………………………（216）

第八章　腹腔镜手术 …………………………………………（218）

第一节　经腹途经腹腔镜肾癌根治切除术 …………………（218）

第二节　后腹腔镜肾癌根治切除术 …………………………（221）

第三节　经皮肾镜取石术 ……………………………………（222）

第四节　腹腔镜输尿管切开取石术 …………………………（235）

第五节　腹腔镜肾部分切除术 ………………………………（238）

第六节　腹腔镜肾切除术 ……………………………………（240）

第七节　腹腔镜肾输尿管及膀胱袖状切除术 ………………（244）

第八节　腹腔镜肾囊肿去顶减压术 …………………………（249）

第九节　腹腔镜多囊肾去顶减压术 …………………………（251）

第十节　腹腔镜活体供肾切除术 ……………………………（253）

第九章　输尿管镜技术 ………………………………………（258）

第十章　肾移植 ………………………………………………（263）

参考文献 ………………………………………………………（269）

第一章　泌尿系感染

第一节　肾结核

泌尿生殖系结核是结核杆菌侵犯泌尿、生殖器官引起的慢性特异性感染,是最常见的肺外结核病之一,其中肾结核最为多见。肾结核多发生在 20～40 岁的青壮年,约占 70%。男性较女性为多,约为 2:1,男性患者 50%～80% 同时伴有生殖系结核。约 90% 的肾结核为单侧性。

【病因】

肾结核的病原菌主要是来自肺结核,也可来自骨关节结核、肠结核等其他器官结核。结核杆菌传播至肾脏的途径有 4 种。①血行播散:是最主要的感染途径。结核杆菌从肺部结核病灶侵入血流而播散到肾脏;90% 发生在皮质,10% 发生在髓质。②尿路感染:是结核杆菌在泌尿系统内的蔓延扩散。为一侧尿路发生结核病变后,结核杆菌由下尿路回流上传至另一侧肾脏。③淋巴感染:为全身的结核病灶或淋巴结核病灶的结核杆菌通过淋巴道播散到肾脏。④直接蔓延:是在肾脏附近的器官如脊柱、肠的结核病灶直接扩散蔓延累及肾脏。

【病理特点】

临床期肾结核的病理变化为肾小球内的粟粒样结核结节逐渐扩展到肾乳头处溃破,以后累及肾盏黏膜,形成不规则溃疡,病变通过肾盏、肾盂直接向远处蔓延,或结核杆菌由肾脏的淋巴管道扩散至全部肾脏。当肾乳头部结核结节中央的干酪样坏死物质发生液化以后排入肾盂形成结核性空洞,这种空洞可局限在肾脏的一部分亦可波及整个肾脏而成为"结核性脓肾",这种类型的病理变化在临床上最为多见。在部分病人中,若机体的抵抗力增强,可使干酪样物质浓缩而不发生液化并引起广泛的纤维组织增生和钙化,临床上称为"自截肾"。在临床上虽然病变发展到钙化自截阶段,但实际的病理上往往是干酪空洞、纤维萎缩、硬结钙化混合存在,在干酪样物质中还可有结核杆菌存在。

【临床表现】

肾结核是泌尿外科常见病之一,近年来由于肺结核疫情的增多及结核杆菌耐药菌株的出现,致使肾结核发病率呈逐渐上升趋势,且临床症状不典型病例明显增加,不少肾结核患者因此延误诊治,造成严重后果。肾结核多发于青壮年,起病隐匿,病程缓慢,血源性肾结核从开始侵犯肾小球到出现症状可潜伏 8~10 年。

1.膀胱刺激症状　尿频、尿急和尿痛。75%~85%的病人有此症状。肾结核的尿频症状具有发生最早、进行性加重和消退最晚的特点。严重的膀胱结核,造成膀胱挛缩,由于膀胱容量缩小及黏膜溃疡广泛,排尿次数每昼夜可达百余次,甚至出现假性尿失禁现象。

2.血尿和脓尿　较为常见,有 60%~70%的病人可出现血尿。血尿可为肉眼或镜下血尿,常与尿频、尿痛症状并发,多为终末血尿,多由膀胱结核所致。少数病例可由肾内病变引起全程肉眼血尿。肾结核病人都有不同程度的脓尿,有时尿中有干酪物质,尿浑浊如米汤。

3.腰痛　肾结核一般无明显腰痛。患侧腰痛常在晚期形成结核性脓肾或病变延及肾周时出现。并发对侧肾积水时可出现对侧腰痛。

4.全身症状　多不明显。晚期肾结核或合并其他脏器活动性结核时可出现低热、盗汗、乏力、消瘦及贫血等结核中毒症状。

5.其他症状　约 70%的病人能查见其他器官的结核病。50%病人有肺结核,男性病人多伴有生殖系结核,如附睾结核。晚期肾结核可出现恶心、呕吐、食欲缺乏、贫血、水肿等慢性尿毒症症状。

【影像学表现】

1.膀胱镜检查　膀胱镜检查对结核性膀胱炎有一定价值。可见膀胱黏膜充血水肿、浅黄色粟粒样结核结节、结核溃疡等,以三角区及患侧输尿管口附近为明显。如果怀疑结核病变还可行组织活检病理切片检查。当存在膀胱挛缩,膀胱容量明显减少时不宜行膀胱镜检查,容易引起膀胱损伤。

2.放射影像学检查　放射影像学检查在确诊肾结核,明确病变的部位、范围、程度及对侧肾脏情况等方面有决定性意义。传统 IVU 为泌尿系结核首选检查方法,但当肾功能受损时往往不显影;这时常常选用逆行插管造影,但当伴有输尿管结核、瘢痕化等原因时会出现插管不成功。目前,现代非增强 SCT、SCTU 和MRU 是安全可靠、非侵袭性的检查方法,能较好地显示泌尿系统的解剖结构,对结核性"无功能肾"更具诊断价值。从而在泌尿系结核性病变诊断方面逐渐取代传统 IVU 和逆行插管造影。

静脉肾盂造影典型改变如下：①"虫蚀样"改变表明肾盏溃疡的存在；②1个或2个肾盏消失；③输尿管纤维化引起输尿管狭窄,进而引起肾盏扩张；④脓腔与肾盏相通；⑤输尿管1处或多处狭窄,继发性扩张、变短引起输尿管僵直；⑥完全性输尿管闭塞引起肾功能丧失和肾自截。

CT典型表现扩大的肾盂肾盏,空洞钙化和增厚的肾盂及输尿管,晚期可出现"桑葚"形改变；往往可见一侧肾结核引起对侧肾积水。CT检查还可观察到肾实质的厚度,反映结核破坏的程度,为选择采用肾脏切除还是整形手术保留肾脏提供客观的依据。

3.B型超声检查　B超能帮助诊断肾脏内的结核空洞、肾积水或肾钙化。肾组织明显破坏时,多出现异常波型并伴有肾体积增大。结核性脓肾则在肾区出现液平段。B超虽然能够发现肾脏异常,但是确诊率低,此种方法对定位诊断较好,但对形态细节显示较少,因而B超对结核病变的定性诊断特异性不高。

4.核素肾图检查　在患肾功能减退时表现为排泄延缓,甚至无功能。对侧肾积水时可出现梗阻性图形。

【实验室检查】

尿液检查:尿常规为酸性,有少量蛋白及红、白细胞。无菌性脓尿多为肾结核所致,故尿细菌培养阴性时,肾结核的可能性很大。24h尿结核杆菌检查是诊断肾结核的重要方法。尿中查到结核杆菌对诊断肾结核有决定性意义。检查方法有浓缩法抗酸染色检查,结核杆菌培养、豚鼠接种及结核菌PCR检查。以前者最为常用。如查不出结核菌或查出其他细菌均不能轻易否定泌尿系结核病的诊断。

【诊断】

肾结核常无特异性症状,因而诊断困难。详细的病史采集,包括了解患者症状演变及治疗经过、了解早期结核感染史、了解原发感染与肾脏继发感染之间的潜伏期等是诊断肾结核的重要步骤。对于按泌尿系感染应用抗生素治疗效果不佳,或久治不愈者应考虑泌尿系统结核可能。

部分患者可出现背部、腹部疼痛及血尿、尿频和夜尿次数增多。少数患者也可出现肾绞痛症状。全身症状如发热、体重下降和盗汗较少见。

大多数患者的确诊需要阳性培养结果或活检标本的组织学检查。通过显微镜在尿样中检查抗酸杆菌的方法并不可靠。结核杆菌的生物学活性也只能通过培养来评估。疾病的严重程度判断需要考虑菌量、病变范围和部位,以此决定适当的治疗方案。

【治疗】

肾结核是全身结核病的一部分,故在治疗上必须既重视全身治疗,又注意局部治疗才能取得良好的疗效。

1.全身治疗　与一般结核病相同,注意休息、加强营养、适当活动、提高免疫力、预防感冒等。

2.抗结核药物治疗　在肾结核的治疗中占重要地位,是必须的。早期病变在药物的治疗下有完全恢复的可能。以下情况可选择非手术治疗:临床前期肾结核;单侧或双侧肾结核属小病灶者;身体其他部位有活动性结核暂不宜手术者;双侧或独肾结核属晚期不宜手术者;同时患有其他严重疾病暂不宜手术者;配合手术治疗,在手术前后应用。

常用的抗结核药物有异烟肼、链霉素、对氨基水杨酸、利福平、卡那霉素、环丝氨酸、乙胺丁醇、乙硫异烟胺、吡嗪酰胺、卷曲霉素等。一般采用 3 种药物联合应用,药物治疗疗程在半年以上。

药物治疗风险及防范如下:

(1)肾结核的药物治疗和肺结核相同,必须贯彻合理化治疗的五项原则:即早期、联用、适量、规律、全程使用敏感药物。对于需要手术治疗的,手术前必须应用抗结核药物,可防止手术促成结核菌播散,增加手术的安全性,缩小手术范围,提高治愈率。一般术前用药 2～4 周,术后继续用抗结核药物短程化疗。

(2)积极防治药物不良反应。常用的抗结核药物都有各自不同的不良反应,治疗过程中要注意观察,对症处理,必要时更换药物。异烟肼不良反应多为精神兴奋和多发性末梢神经炎,可加服维生素 B_6 预防。利福平可引起消化道反应及皮疹,多无须停药,如发生血小板减少、紫癜,以后应禁用利福平。吡嗪酰胺对肝脏有毒性,多需保肝治疗。乙胺丁醇可引起球后视神经炎,停药后多能恢复,治疗过程中应定期检查视力与辨色力。链霉素因有耳、肾毒性,一般不作为首选药物。

(3)治疗期间的观察和随访。治疗期间应定期做尿常规、结核菌培养、结核菌耐药试验及静脉尿路造影,以观察治疗效果。在停止用药后,仍需长期随访,定期检查至少 3～5 年。

3.手术治疗　肾结核的手术方式包括肾切除术、肾部分切除术等。手术方式的选择取决于病变范围、程度和对药物治疗的反应。

(1)肾切除术:破坏范围较大的单侧肾结核,单侧结核性脓肾、钙化肾,如对侧肾功能良好,均适于肾切除术。两侧肾结核,一侧破坏严重、肾功明显受损而另一侧病变较轻,足以代偿时,应在抗结核药物配合下切除重侧病肾。

肾切除术的指征：①一侧肾功能由于结核病变而严重破坏或完全丧失，而对侧功能良好，或能负担患肾功能者；②肾结核伴有肾输尿管梗阻、继发感染者；③肾结核合并大出血；④肾结核合并难于控制的高血压；⑤钙化后无功能肾结核；⑥结核菌耐药，药物治疗效果不佳者。

治疗风险及防范：肾结核炎症反应明显，多粘连重，不易与周边组织分离，可行包膜下肾切除术。术中要充分显露，减少对脓肾的挤压，避免结核扩散。合并附睾结核的，如病人情况允许，应同时切除附睾。

（2）肾部分切除术：局限在肾脏一级的病灶，经长期药物治疗未见好转，或并发肾盏漏斗部狭窄致尿液引流不畅者，适应肾部分切除术。

肾部分切除术的指征：①早期渗出型肾结核，局限在肾的一部分，虽经长期治疗无进展者；②肾结核的纤维化狭窄发生于肾盏或漏斗部，药物难于控制者；③肾脏任何部位的区域性病变，都可做肾部分切除，但要保留肾脏的 1/3～1/2 或以上。

治疗风险：孤立肾病变部分超过肾脏体积 2/5 或残余部分不足以维持肾脏生理功能，同侧输尿管及膀胱已经被结核浸润，均不宜行肾部分切除术。手术前要进行规范化疗，全身性结核得到控制后进行手术。

第二节　输尿管结核

一、输尿管结核

输尿管结核多继发于肾结核，并且与肾结核合并存在，一般较容易明确诊断。单纯输尿管结核罕见，且起病隐匿，早期诊断困难。

【病理】

输尿管感染结核菌后，输尿管黏膜、黏膜固有层及肌层首先被侵犯，结核结节在黏膜上形成表浅、潜行的溃疡。溃疡基底部为肉芽组织，纤维化反应最明显，使输尿管管壁增粗、变硬，逐渐变为条索状，最终输尿管完全闭锁。

【诊断】

继发性输尿管结核的诊断主要在诊断肾结核的同时获得诊断，而单纯性输尿管结核的早期诊断关键是要重视泌尿系结核这一常见病。除对有持续性、进行性加重的尿路刺激征患者要高度警惕外，对症状轻微、尿常规有持续异常者（常规抗生素治疗无效的尿液中白细胞增多）也要考虑到泌尿系结核的可能。单纯性输尿管结核一般没有明显的尿路刺激征,但细心询问病史常有轻微的尿频、尿急、尿痛、血尿等症状合并或单独存在。

尿常规检查是一重要的诊断线索,如尿中有持续性红细胞和白细胞增多,酸性尿,普通抗感染治疗无效者,要考虑输尿管结核的可能,应留晨尿找抗酸杆菌、尿结核分枝杆菌 PCR 检查和结核菌培养等,不能漏诊。

X 线检查是泌尿系结核的重要诊断措施。单纯性输尿管结核早期 X 线检查因缺乏特异性影像学变化而不易被诊断,静脉肾盂造影常仅表现为病变段输尿管无造影剂滞留,呈"激惹"现象。有报道,诊断性抗结核治疗前后静脉肾盂造影的改变是诊断输尿管结核的最佳方法,而且治疗 2 周后是复查静脉肾盂造影合适的时机。

膀胱镜检查和逆行肾盂造影对诊断早期输尿管结核有帮助。由于并发膀胱慢性炎症导致膀胱黏膜充血水肿、糜烂出血等造成观察和插管困难,诊断价值不大。

【鉴别诊断】

1.泌尿系慢性非特异性感染　肾输尿管结核患者的尿常规检查和慢性下尿路非特异性感染时都可有红细胞和白细胞增多,常常都合并有尿频尿急,临床上容易混淆。但是,慢性下尿路感染一般不伴有全身症状,且不会有酸性尿,尿沉渣抗酸染色阴性,而泌尿系结核可有腰部酸胀、盗汗等全身症状,影像学检查能提供重要帮助。

2.输尿管结石　输尿管结石常引起明显的腹部疼痛,并可放射至腹股沟和大腿内侧,患者可有呕吐,不难鉴别。静脉肾盂造影或 CT 平扫可见输尿管扩张,并可见输尿管里有高密度影。

【治疗】

1.早期获得诊断的输尿管结核患者,如病变范围不大,病变轻微,可考虑置双 J 管后行抗结核治疗,有可能免于手术。

2.大部分输尿管结核需要手术治疗,切除病变段输尿管:①对于输尿管缺损在 10cm 以下者,可行膀胱悬吊或膀胱壁瓣成形术;②输尿管缺损大于 10cm 时,可采用回肠代输尿管术。

手术时要充分切除病变的输尿管,保证吻合口的血供和无张力。适当延长输尿管支架管的留置时间是防止术后漏尿和再狭窄的重要措施。术后常规抗结核治疗半年,并定期随访。

二、念珠菌性输尿管炎

念珠菌性输尿管炎是指念珠菌经各种途径到达并定居、繁殖于输尿管而引起的输尿管炎症。念珠菌中,白色念珠菌和热带念珠菌的致病力最强,也是最常见的致病菌。由于多种念珠菌要在一定条件下才能致病,故念珠菌又称为条件致病菌。

【病因】

念珠菌性输尿管炎的病因主要是肾脏真菌感染后蔓延输尿管所致。一般情况下,念珠菌无法在输尿管定居、繁殖,只有在输尿管存在梗阻,或大量使用抗生素和长期使用免疫抑制剂,继发全身抵抗力低下或免疫缺陷时才发病的。

【临床表现】

继发于肾源性的念珠菌性输尿管炎患者,主要表现为肾脏感染的症状,如高热、寒战、尿频、尿急、尿痛、脓尿,甚至气血尿等,尿中还可有胶冻样物或血色组织碎片,其中以尿中排出白色"真菌球"为特征。肾绞痛可以是"真菌球"堵塞输尿管引起的,也可以是输尿管上繁殖的真菌引起堵塞导致的。若两侧输尿管同时被念珠菌堵塞,则表现为无尿。

【诊断】

提高念珠菌性输尿管炎的诊断关键在于对本病提高警惕性。凡存在真菌感染的易感因素(如长期用抗生素或免疫抑制药、糖尿病等),出现尿感症状或尿中白细胞增多,而细菌培养阴性时,均应考虑真菌性尿路感染存在的可能。诊断主要依据临床表现及反复血、尿标本真菌培养。

【治疗】

1.消除易感因素　这是预防和治疗真菌性尿感的最好方法,如避免长期使用抗生素、免疫抑制药,解除尿路梗阻,控制糖尿病等使机体抵抗力下降的疾病,尽量减少输尿管内长期置管。

2.碱化尿液　因真菌在酸性尿中繁殖迅速,故应给予碳酸氢钠口服,每次1.0g,3次/天,以碱化尿液,造成抑制真菌生长的环境。

3.药物治疗　常用有效药物是两性霉素B、氟胞嘧啶、氟康唑、伊曲康唑。

轻症病例可口服氟胞嘧啶,剂量150mg/(kg·d),连服1～3个月。也可以用氟康唑(200mg/d)或伊曲康唑(400mg/d)。

对于重症、感染持续不消退的念珠菌性输尿管炎患者,可用两性霉素B,静脉滴注0.1mg/(kg·d)开始,渐增加至1mg/(kg·d),耐受性差者可酌减剂量;临床疗效差者可酌加剂量；病情严重者，每天剂量可用至 60mg，病情稳定后再改用 25～35mg/d。本药有肾损伤作用，在肾衰竭时，宜按肌酐清除率减量使用。

4.支持治疗　如纠正贫血、低蛋白血症等，改善营养，提高抵抗力。

第三节　结核性膀胱炎

结核性膀胱炎是结核分枝杆菌所致的膀胱特异性炎症，多继发于肾脏结核，由肾脏内结核分枝杆菌下行感染致病，少数病例可由前列腺结核蔓延所致。

【病理】

膀胱结核病变初始表现为膀胱黏膜充血水肿，结核结节形成，以患侧输尿管周围最为明显。以后逐渐蔓延到三角区和对侧输尿管口附近，甚至累及整个膀胱。随着病变的逐渐发展，结核结节相互融合、干酪样化，并形成溃疡。溃疡表面可有坏死、出血，其边缘不规则成潜行性，与正常黏膜之间界限清楚。

【临床表现】

结核性膀胱炎的症状实际上代表了泌尿系统结核的典型症状，其症状的轻重程度与病变本身的性质、侵犯的部位及组织损害的程度有关。

1.膀胱刺激症状　结核性膀胱炎的主要症状和早期症状，表现为尿频、尿急、尿痛。一般以尿频为初发症状，患者排尿次数逐渐增加，以夜间为甚，夜尿可由每晚 3～5 次逐渐增多到 10～20 余次。在尿频的同时亦有尿急，必须立即排尿，否则难以忍受。尿频、尿急症状的发生早期主要是由于病肾侧的输尿管口或三角区有轻度的结核病变，以及由病肾排出带有结核分枝杆菌或脓细胞的尿液刺激膀胱所致。随着病变逐渐加重，如广泛形成黏膜溃疡、结核结节形成等时，尿频也随之加重，有时每小时需排尿数次，排尿终末尿道或耻骨上膀胱区有灼热感或疼痛感，以及排尿不净感。

2.血尿　血尿一般发生于尿频、尿急、尿痛之后，主要是由于膀胱收缩排尿引起黏膜溃疡出血所致。多为镜下血尿或隐约可见的肉眼血尿，严重肉眼血尿并混有大量血凝块者比较少见。终末血尿多见，有时亦可表现为全程血尿。

3.脓尿　尿液镜检可见大量的脓细胞。严重者尿液中可混有干酪样物质，呈现米汤样混浊。有时还可混有血丝或脓血尿。

4.全身症状　当伴有全身性活动结核时，可出现结核中毒症状，如乏力、低热、盗汗和红细胞沉降率加快等。若病情发展到一侧肾结核和对侧肾脏严重积水时，可出现慢性肾功能不全症状。约 50%～80% 男性患者可能合并生殖系统结核。

【诊断】

膀胱结核患者大多数有肺结核或其他部位结核感染病史。若出现迁延不愈、常规抗生素治疗效果欠佳或症状加重的慢性膀胱炎患者,尿液检查有脓细胞且难以消除,而普通尿细菌培养阴性,尿 pH 提示酸性尿者,均应考虑是否存在膀胱结核。

结核性膀胱炎是泌尿生殖系统结核的一部分,因此诊断时除应了解膀胱结核本身的情况外,更应该对泌尿生殖系统进行全面的检查,同时还应了解肾外结核感染状况。

1.实验室检查　持续脓尿,普通培养无细菌生长或涂片亚甲蓝染色未见细菌,应首先考虑结核病。应用抗酸染色对 24 小时尿沉渣进行检查,至少 60% 的病例可找到抗酸杆菌,但结果必须用阳性培养来加以确认。用晨尿进行结核菌培养,可以获得较高的阳性率。如果临床表现强烈提示结核病的存在,而培养结果为阴性,应重复进行尿液培养。血常规一般正常,重症患者可出现贫血。血沉常增快。

2.影像学检查

(1)X 线检查:KUB 可显示肾脏、输尿管、膀胱区的钙化灶,但需与泌尿系统结石相鉴别。IVU 对诊断典型的肾结核以及了解双侧上尿路积水情况以及分侧肾功能有重要作用。膀胱造影可了解膀胱结核性挛缩的情况。

(2)CT 检查:CT 能清楚显示扩大的肾盏、肾盂空洞和钙化等集合系统的破坏以及膀胱缩小的情况,同时还观察到肾盂、输尿管和膀胱壁纤维化增厚。膀胱结核早期 CT 表现为病变位于肾结核同侧的输尿管口及其附近,多累及输尿管内口、输尿管间嵴和输尿管口皱襞,有时可见膀胱壁结节、膀胱壁局部僵硬和略增厚,膀胱体积多无变化。中晚期膀胱结核 CT 扫描见患侧膀胱壁较大范围增厚、僵硬、平直,膀胱挛缩甚至膀胱腔闭塞等。CT 还可观察到膀胱周围的病变情况。

(3)磁共振成像(MRI):临床上采用的磁共振尿路成像(MRU)不仅能反映出尿路梗阻的部位,还能反映两侧肾脏功能。晚期泌尿系统结核 MRI 表现为肾盏、肾盂变形,肾盏排列乱,肾实质内可有高信号脓腔,输尿管有扩张,膀胱腔缩小。

3.膀胱镜检查　膀胱镜是确诊结核性膀胱炎的重要方法。膀胱镜可以观察膀胱黏膜病变程度,测量膀胱容积,发现膀胱挛缩,还可获得清洁尿液标本以进行检查。

膀胱镜下典型的结核性膀胱炎病变表现为黏膜上形成结核结节或暗红色大小不等的溃疡面。这些病变开始在患侧输尿管口附近,但很快蔓延至膀胱三角区和其他部位。膀胱溃疡处肉芽组织偶被误诊为肿瘤,应取组织活检进一步确诊。输尿管病变严重时可以缩短、管口僵硬、被拉向外上方、管口的正常活动消失、出现高尔夫球洞样形状,这也是膀胱结核的一种典型改变。有时可见输尿管口喷出混浊尿液,或半固体状脓液。

【治疗】

对于绝大多数早期泌尿系结核患者,当肾结核得到有效治疗后,结核性膀胱炎多能得以恢复;但如果结核病变晚期已经引起膀胱挛缩、对侧肾积水、膀胱瘘等并发症,则需根据不同病情改变相应的治疗措施。

1.一般治疗治疗   时应注意保持充分的营养摄入和休息。

2.药物治疗   药物治疗适应证包括:①临床检查提示为早期肾结核合并结核性膀胱炎者;②其他部位有活动性结核暂不宜手术者;③手术治疗前后的抗结核药物治疗。

药物选择及使用方法具体可参见肾结核治疗。药物治疗期间,应定期作血尿常规、肝肾功能、血沉以及相应的影像学检查。

3.手术治疗   随着有效抗结核药物的联合应用,结核性膀胱炎需行手术治疗的病例越来越少。

手术治疗包括结核肾的处理以及挛缩膀胱和对侧肾积水的处理。前者主要有病肾切除术、肾部分切除术和病灶清除术等;而后者主要有膀胱扩大术和输尿管膀胱再植术等。上述各种手术都必须等到抗结核药物治疗后确认膀胱结核痊愈时方可进行。

一般来说,肾功能正常、患者全身情况尚好者,则在抗结核药物配合下先行结核肾切除,待病情改善后再治疗膀胱挛缩、对侧肾积水。如肾积水严重,已发生肾功能不全或继发感染难以控制者,特别是对输尿管梗阻造成无尿者,则应先积极处理对侧积水肾,待肾功能好转或感染控制后再行病肾切除术。

第四节   前列腺炎

【概述】

前列腺炎是成年男性的常见病之一。虽然它不是一种直接威胁生命的疾病,但严重影响患者的生活质量,目前对前列腺炎的发病机制,病理生理改变尚不清楚。

美国国立卫生研究院根据对前列腺炎的基础和临床研究制定了新的分类(NIH 分型)。

Ⅰ型:类似传统分类中急性前列腺炎。起病急,下尿路症状伴全身感染症状。

Ⅱ型:类似传统分类中慢性细菌性前列腺炎。反复发作的下尿路感染症状,持续时间超过 3 个月,前列腺按摩液(EPS)/精液/前列腺按摩后尿液白细胞计数升高,细菌培养结果阳性。

Ⅲ型:慢性前列腺炎/慢性骨盆疼痛综合征,类似传统分类中慢性非细菌性前列腺炎和前列腺痛。是前列腺炎中最常见的类型,约占 90% 以上。主要表现为反复、长期的骨盆区域疼痛或不适,持续时间超过 3 个月,可伴有不同程度的排尿症状和性功能障碍,严重影响生活质量。前列腺按摩液/精液/前列腺按摩细菌培养结果阴性。根据 EPS/精液/VB3 常规显微镜检结果,又可再分为ⅢA(炎症性CPPS)和ⅢB(非炎症性 CPPS)2 种亚型,ⅢA 型患者的 EPS/精液/VB3 中白细胞数量升高;ⅢB 型患者的 EPS/精液/VB3 中白细胞在正常范围。ⅢA 和ⅢB2 种亚型各占 50% 左右。

Ⅳ型:无症状的前列腺炎。无主观症状,仅相关检查发现炎性证据。

【流行病学和风险因素】

多见于成年男性,50 岁以下常好发,青春期男性少见。其重要诱因为酗酒、嗜辛辣食品、不适当的性活动、久坐引起前列腺长期充血;受凉、过度劳累导致机体抵抗力下降或特异质体;盆底肌肉长期慢性挤压;导尿等医源性损伤等。

1.Ⅰ型前列腺炎风险因素　病原体感染为主要致病因素。由于机体抵抗力低下,毒力较强的细菌或其他病原体感染前列腺并迅速大量生长繁殖而引起,多为血行感染或经尿道逆行感染。病原体主要为大肠埃希菌,其次为金黄色葡萄球菌、肺炎克雷伯菌、变形杆菌和假单胞菌属等,绝大多数为单一病原菌感染。

2.Ⅱ型前列腺炎风险因素　致病因素亦主要为病原体感染,但机体抵抗力较强和(或)病原体毒力较弱,以逆行感染为主,病原体主要为葡萄球菌属,其次为大肠埃希菌、棒状杆菌属及肠球菌属等。前列腺结石和尿液反流可能是病原体持续存在和感染复发的重要原因。

3.Ⅲ型前列腺炎风险因素　可能是多种病因同时起作用,其中 1 种或几种起关键作用;或者是许多不同疾病,但具有相同或相似的临床表现;甚至这些疾病已经治愈,而它所造成的损害与病理改变仍然持续独立起作用。多数学者认为其主要病因可能是病原体感染、炎症和异常的盆底神经肌肉活动等的共同作用。

(1)注意事项 1:许多前列腺炎患者存在多种尿动力学改变,如尿流率降低、功能性尿路梗阻和逼尿肌-括约肌协同失调等。这些功能异常也许只是一种重要现象,其本质可能与其他各种致病因素有关。

(2)注意事项2:研究表明,经久不愈的前列腺炎患者中50%以上存在显著的精神心理因素和人格特征改变,如焦虑、压抑、疑病症和癔症,甚至自杀倾向。这些精神、心理因素的变化可引起非自主神经功能紊乱,造成后尿道神经肌肉功能失调,导致骨盆区域疼痛及排尿功能失调。消除精神紧张可使症状缓解或痊愈。但不清楚精神心理改变是其直接原因,还是继发表现。

(3)注意事项3:部分前列腺炎患者常伴有前列腺外周带静脉丛扩张、痔和精索静脉曲张等,或存在久坐、不适当的性活动等引起的慢性盆腔充血,提示部分慢性前列腺炎患者的症状可能与盆腔静脉充血相关,后者成为久治不愈的原因之一。某些临床诊断为前列腺炎的患者,其表现可能是间质性膀胱炎。

【前列腺炎的诱发因素】

前列腺炎发病的重要诱因包括:酗酒、嗜辛辣食品、不适当的性活动、久坐引起前列腺长期充血;受凉、过劳导致机体抵抗力下降或特异体质;盆底肌肉长期慢性挤压;导尿等医源性损伤等。

【诊断】

1.诊断原则　推荐按照 NIH 分型诊断前列腺炎。

(1)Ⅰ型:诊断主要依靠病史、体格检查和血、尿的细菌培养结果。

风险防范:对患者进行直肠指检是必须的,但禁忌进行前列腺按摩。在应用抗生素治疗前,应进行中段尿培养或血培养。经 36h 规范处理,患者病情未改善时,建议进行经直肠 B 超等检查,全面评估下尿路病变,明确有无前列腺脓肿。

(2)Ⅱ型和Ⅲ型(慢性前列腺炎):须详细询问病史、全面体格检查(包括直肠指检)、尿液和前列腺按摩液常规检查。

风险防范:推荐应用 NIH 慢性前列腺炎症状指数(NIH-CPSI)进行症状评分。推荐"两杯法"或"四杯法"进行病原体定位试验。

为明确诊断及鉴别诊断,可选择的检查有:精液分析或细菌培养、前列腺特异性抗原(PSA)、尿细胞学、经腹或经直肠 B 超(包括残余尿测定)、尿流率、尿动力学、CT、MRI、尿道膀胱镜检查和前列腺穿刺活检等。

(3)Ⅳ型:无症状,在前列腺按摩液(EPS)、精液、前列腺按摩后尿液、前列腺组织活检及前列腺切除标本的病理检查时被发现。

2.诊断方法　前列腺炎具体诊断方法包括以下几种。

(1)临床症状:注意事项,诊断前列腺炎时,详细询问病史,了解发病原因或诱因;询问疼痛性质、特点、部位、程度和排尿异常等症状;了解治疗经过和复发情况;评价疾病对生活质量的影响;了解既往史、个人史和性生活情况。

1)Ⅰ型:常突然发病,表现为寒战、发热、疲乏无力等全身症状,伴有会阴部和耻骨上疼痛,尿路刺激症状和排尿困难,甚至急性尿潴留。

2)Ⅱ和Ⅲ型:临床症状类似,多有疼痛和排尿异常等。Ⅱ型可表现为反复发作的下尿路感染。Ⅲ型主要表现为骨盆区域疼痛,可见于会阴、阴茎、肛周部、尿道、耻骨部或腰骶部等部位。排尿异常可表现为尿急、尿频、尿痛和夜尿增多等。由于慢性疼痛久治不愈,患者生活质量下降,并可能有性功能障碍、焦虑、抑郁、失眠、记忆力下降等。

3)Ⅳ型:无临床症状。

(2)体格检查:诊断前列腺炎,应进行全面体格检查,重点是泌尿生殖系统。检查患者下腹部、腰骶部、会阴部、阴茎、尿道外口、睾丸、附睾和精索等有无异常,有助于进行诊断和鉴别诊断。直肠指检对前列腺炎的诊断非常重要,且有助于鉴别会阴、直肠、神经病变或前列腺其他疾病,同时通过前列腺按摩获得EPS。

1)Ⅰ型:体检时可发现耻骨上压痛、不适感,有尿潴留者可触及耻骨上膨隆的膀胱。直肠指检可发现前列腺肿大、触痛、局部温度升高和外形不规则等。

注意事项:禁忌进行前列腺按摩。

2)Ⅱ型和Ⅲ型:直肠指检可了解前列腺大小、质地、有无结节、有无压痛及其范围与程度,盆底肌肉的紧张度、盆壁有无压痛,按摩前列腺获得EPS。

风险防范:直肠指检前,建议留取尿液进行常规分析和尿液细菌培养。

(3)实验室检查

1)EPS常规检查:EPS常规检查通常采用湿涂片法和血细胞计数板法镜检,后者具有更好的精确度。

正常的EPS中白细胞<10个/HP,卵磷脂小体均匀分布于整个视野,pH 6.3～6.5,红细胞和上皮细胞不存在或偶见。

风险防范:当白细胞>10个/HP,卵磷脂小体数量减少,有诊断意义。胞质内含有吞噬的卵磷脂小体或细胞碎片等成分的巨噬细胞,也是前列腺炎的特有表现。当前列腺有细菌、真菌及滴虫等病原体感染时,可在EPS中检测出这些病原体。

注意事项1:为了明确区分EPS中白细胞等成分,可对EPS采用革兰染色等方法进行鉴别。

注意事项2:如前列腺按摩后收集不到EPS,不宜多次重复按摩,可让患者留取前列腺按摩后尿液进行分析。

2)尿常规分析及尿沉渣检查:尿常规分析及尿沉渣检查是排除尿路感染、诊断前列腺炎的辅助方法。

3)细菌学检查：Ⅰ型,应进行中段尿的染色镜检、细菌培养与药敏试验,以及血培养与药敏试验。慢性前列腺炎(Ⅱ型和Ⅲ型):推荐"两杯法"或"四杯法"病原体定位试验。

"四杯法":采用依次收集患者的分段尿液和 EPS 分别进行分离培养的方法(简称"四杯法"),区分男性尿道、膀胱和前列腺感染。

"两杯法":"四杯法"操作复杂、耗时、费用高,在实际临床工作中通常推荐"两杯法"。"两杯法"是通过获取前列腺按摩前、后的尿液,进行显微镜检查和细菌培养。

(4)其他病原体检查

1)沙眼衣原体检测:沙眼衣原体(Ct)检测方法有培养法、免疫荧光法、斑点金免疫渗滤法、聚合酶链反应(PCR)和连接酶链反应(LCR)等。

注意事项:培养法仅检测活的 Ct,且因费用、时间及技术水平等原因,临床应用少。目前主要采用灵敏度高、特异性强的 PCR 和 LCR 技术检测 Ct 的核酸成分。

2)支原体检测:可能引起前列腺感染的支原体主要为溶脲脲原体(Uu)和人型支原体(Mh)。

注意事项:培养法是 Uu 和 Mh 检测的金标准,结合药敏试验可为临床诊断与治疗提供帮助;免疫学检测和核酸扩增技术等也应用于支原体检测。

风险防范:由于沙眼衣原体和支原体也可能存在于男性尿道中,建议先取尿道拭子检测,在排除尿道感染后,再进行 EPS 检测,以进一步明确是否为前列腺感染。

此外,对于 EPS 中其他病原体,如真菌的检测方法主要为直接涂片染色镜检和分离培养;病毒检测通常采用前列腺组织培养或 PCR 技术。

其他实验室检查风险防范:前列腺炎患者可能出现精液质量异常,如白细胞增多、精液不液化、血精和精子质量下降等改变。在部分慢性前列腺炎患者中也会出现 PSA 升高的情况。尿细胞学检查在与膀胱原位癌等鉴别方面具有一定价值。

(5)器械检查

1)B超检查风险防范:目前仍然缺乏 B 超诊断前列腺炎的特异性表现,也无法利用 B 超对前列腺炎进行分型。但 B 超可以较准确地了解前列腺炎患者肾脏、膀胱以及残余尿等情况,对于除外尿路器质性病变有一定帮助。经直肠 B 超对于鉴别前列腺、精囊和射精管病变以及诊断和引流前列腺脓肿有价值。

2)尿动力学风险防范:尿流率,尿流率检查可以大致了解患者排尿状况,有助于前列腺炎与排尿障碍相关疾病进行鉴别;侵入性尿动力学检查,研究表明,前列腺炎患者侵入性尿动力学检查可以发现膀胱出口梗阻、尿道功能性梗阻、膀胱逼尿肌收缩减退或逼尿肌无反射和逼尿肌不稳定等膀胱尿道功能障碍。在临床怀疑有上述排尿功能障碍,或尿流率及残余尿有明显异常时,可选择侵入性尿动力学检查以明确诊断。

3)膀胱尿道镜风险防范:膀胱尿道镜为有创性检查,不推荐前列腺炎患者常规进行此项检查。在某些情况下,如患者有血尿,尿液分析明显异常,其他检查提示有膀胱尿道病变时可选择膀胱尿道镜检查以明确诊断。

4)CT 和 MRI 风险防范:对鉴别精囊、射精管等盆腔器官病变有潜在应用价值。

【鉴别诊断】

Ⅲ型前列腺炎缺乏客观的、特异性的诊断依据,临床诊断时应与可能导致骨盆区域疼痛和排尿异常的疾病进行鉴别诊断,以排尿异常为主的患者应明确有无膀胱出口梗阻和膀胱功能异常。

需要鉴别的疾病包括良性前列腺增生、睾丸附睾和精索疾病、膀胱过度活动症、神经源性膀胱、间质性膀胱炎、腺性膀胱炎、性传播疾病、膀胱肿瘤、前列腺癌、肛门直肠疾病、腰椎疾病、中枢和外周神经病变等。

【治疗】

1.治疗原则和风险防范　前列腺炎应采取综合治疗。

(1)Ⅰ型:主要是广谱抗生素、对症治疗和支持治疗。伴尿潴留者可采用细管导尿或耻骨上膀胱穿刺造口引流尿液,伴前列腺脓肿者可采取外科引流。

(2)Ⅱ型:治疗以口服抗生素为主,选择敏感药物,疗程为 4~6 周,其间应对患者进行阶段性的疗效评价。

疗效不满意者,可改用其他敏感抗生素。可选用 α 受体阻滞药改善排尿症状和疼痛。植物制剂、非甾体抗炎镇痛药和 M 受体阻滞药等也能改善相关的症状。

(3)ⅢA 型:可先口服抗生素 2~4 周,然后根据其疗效反馈决定是否继续抗生素治疗。使用 α 受体阻滞药改善排尿症状和疼痛,也可选择非甾体抗炎镇痛药、植物制剂和 M 受体阻滞药等。

(4)ⅢB 型:可选择 α 受体阻滞药、非甾体抗炎镇痛药、植物制剂和 M 受体阻滞药等治疗。

(5)Ⅳ型:一般无须治疗。

风险防范:慢性前列腺炎的临床进展性不明确,不足以威胁患者的生命和重要器官功能,并非所有患者均需治疗。慢性前列腺炎的治疗目标主要是缓解疼痛、改善排尿症状和提高生活质量,疗效评价应以症状改善为主。

2.治疗方法和风险防范

(1)Ⅰ型:抗生素治疗是必要而紧迫的。

1)风险防范1:一旦得到临床诊断或血、尿培养结果后,应立即应用抗生素。开始时可经静脉应用抗生素,如广谱青霉素、第三代头孢菌素、氨基糖苷类或氟喹诺酮等。待患者的发热等症状改善后,改用口服药物(如氟喹诺酮),疗程至少4周。症状较轻的患者也应口服抗生素2～4周。

2)风险防范2:急性细菌性前列腺炎伴尿潴留者可采用耻骨上膀胱穿刺造口引流尿液,也可采用细管导尿,但留置尿管时间不宜超过12h。伴脓肿形成者可采取经直肠超声引导下细针穿刺引流、经尿道切开前列腺脓肿引流或经会阴穿刺引流。

(2)Ⅱ型和Ⅲ型

1)一般治疗健康教育、心理和行为辅导有积极作用。

风险防范:患者应戒酒,忌辛辣刺激食物;避免憋尿、久坐,注意保暖,加强体育锻炼。

2)药物治疗:最常用的3种药物是抗生素、α受体阻滞药和非甾体抗炎镇痛药,其他药物对缓解症状也有不同程度的疗效。

抗生素:目前,在治疗前列腺炎的临床实践中,最常用的一线药物是抗生素,但是只有约5%的慢性前列腺炎患者有明确的细菌感染。

Ⅱ型:根据细菌培养结果和药物穿透前列腺的能力选择抗生素。药物穿透前列腺的能力取决于其离子化程度、脂溶性、蛋白结合率、相对分子质量及分子结构等。常用的抗生素是氟喹诺酮类药物(如环丙沙星、左氧氟沙星和洛美沙星等)、四环素类(如米诺环素等)和磺胺类(如复方新诺明)。

风险防范:前列腺炎确诊后,抗生素治疗疗程为4～6周,其间应对患者进行阶段性的疗效评价。疗效不满意者,可改用其他敏感抗生素。不推荐前列腺内注射抗生素的治疗方法。

ⅢA型:抗生素治疗大多为经验性治疗,理论基础是推测某些常规培养阴性的病原体导致了该型炎症的发生。

推荐先口服氟喹诺酮等抗生素2～4周,然后根据疗效反馈决定是否继续抗生素治疗。

风险防范:只在患者的临床症状确有减轻时,才建议继续应用抗生素。推荐的总疗程为4～6周。部分此型患者可能存在沙眼衣原体、溶脲脲原体或人型支原体等细胞内病原体感染,可以口服四环素类或大环内酯类等抗生素治疗。

ⅢB型:不推荐使用抗生素治疗。

α受体阻滞药:α受体阻滞药能松弛前列腺和膀胱等部位的平滑肌而改善下尿路症状和疼痛,因而成为治疗Ⅱ型/Ⅲ型前列腺炎的基本药物。

可根据患者的个体差异选择不同的 a 受体阻滞药。对患者的排尿症状、疼痛及生活质量指数等有不同程度的改善。

注意事项:治疗中应注意该类药物导致的眩晕和直立性低血压等不良反应。

风险防范:α受体阻滞药的疗程至少应在 12 周以上。α受体阻滞药可与抗生素合用治疗ⅢA型前列腺炎,合用疗程应在 6 周以上。

非甾体抗炎镇痛药:非甾体抗炎镇痛药是治疗Ⅲ型前列腺炎相关症状的经验性用药。其主要目的是缓解疼痛和不适。临床对照研究证实塞来昔布对改善ⅢA型前列腺炎患者的疼痛等症状有效。

植物制剂:植物制剂在Ⅱ型和Ⅲ型前列腺炎中的治疗作用日益受到重视,为可选择性的治疗方法。植物制剂主要指花粉类制剂与植物提取物,其药理作用较为广泛,如非特异性抗炎、抗水肿、促进膀胱逼尿肌收缩与尿道平滑肌松弛等作用。

风险防范:由于品种较多,其用法用量需依据患者的具体病情而定,通常疗程以月为单位。不良反应较小。

M 受体阻滞药:对伴有膀胱过度活动症(OAB)表现如尿急、尿频和夜尿但无尿路梗阻的前列腺炎患者,可以使用 M 受体阻滞药托特罗定治疗。

抗抑郁药及抗焦虑药:对合并抑郁、焦虑的慢性前列腺炎患者,根据病情,在治疗前列腺炎的同时,可选择使用抗抑郁药及抗焦虑药。

风险防范:这些药物既可以明显改善患者情绪障碍症状,还可明显改善身体的不适与疼痛。临床应用时必须注意这些药物的处方规定和药物不良反应。可选择的抗抑郁药及抗焦虑药主要有三环类抗抑郁药、选择性 5-羟色胺再摄取抑制药和苯二氮䓬类药物等。

中医中药:采取辨证论治予以清热利湿、活血化瘀和排尿通淋等方法。

3)其他治疗

前列腺按摩:前列腺按摩是传统的治疗方法之一,适当的前列腺按摩可促进前列腺腺管排空并增加局部的药物浓度,进而缓解慢性前列腺炎患者的症状,推荐为Ⅲ型前列腺炎的辅助疗法。联合其他治疗可有效缩短病程。

风险防范:Ⅰ型前列腺炎患者禁用。

生物反馈治疗:生物反馈合并电刺激治疗可使盆底肌疲劳性松弛,并使之趋于协调,同时松弛外括约肌,从而缓解慢性前列腺炎的会阴部不适及排尿症状。

热疗:主要利用多种物理手段所产生的热力作用,增加前列腺组织血液循环,加速新陈代谢,有利于消炎和消除组织水肿、缓解盆底肌肉痉挛等。

风险防范:对于未婚及未生育者不推荐。

前列腺注射治疗/经尿道前列腺灌注治疗:尚缺乏循证医学证据。

(3)Ⅳ型:一般无须治疗。

风险防范:如患者合并血清 PSA 升高或不育症等,应注意鉴别诊断并进行相应治疗。PSA 升高者试用抗生素治疗有助于前列腺癌的鉴别诊断。

第二章 泌尿系肿瘤

第一节 肾癌

【病因】

肾细胞癌肾细胞癌是起源于肾实质泌尿小管上皮系统的恶性肿瘤,又称肾腺癌,简称为肾癌,占肾脏恶性肿瘤的 80%～90%。包括起源于泌尿小管不同部位的各种肾细胞癌亚型,但不包括来源于肾间质以及肾盂上皮的各种肿瘤。

吸烟被认为可能与肾癌有关,没有发现其他明确的环境因素。一些特殊类型的肾细胞癌有明确的遗传因素,染色体 3p25-26 的 VHL 基因与透明细胞癌,c-met 基因与遗传性乳头状透明细胞癌有关。

【病理】

绝大多数肾癌发生于一侧肾脏,常为单个肿瘤,10%～20% 为多发病灶。多发病灶病例常见于遗传性肾癌以及肾乳头状腺癌的患者。肿瘤多位于肾脏上、下两极,瘤体大小差异较大,直径平均 7cm,常有假包膜与周围肾组织相隔。双侧肾脏先后或同时发病者仅占散发性肾癌的 2%～4%。

(一)WHO 肾细胞癌病理分类

过去的 20 多年中,WHO 共推出 3 版肾脏肿瘤分类标准,以往应用最广泛的是 1981 年第一版 WHO 分类标准。1998 年 WHO 根据对遗传性肾细胞癌(RCC)的研究结果,结合 RCC 组织形态学、遗传学、肿瘤细胞起源等特点推出第二版肾实质上皮性肿瘤分类标准,根据形态学的改变肾乳头状腺癌分为 I 型和 II 型两型。由于在许多 RCC 组织中都可见到梭形细胞成分或细胞质内含有嗜酸颗粒,所以 1998 年分类中取消了以往分类中的肉瘤样癌和颗粒细胞癌这两种病理类型。2004 年 WHO 依据 RCC 组织形态学、免疫表型、遗传学的特点结合 RCC 患者的临床表现以及影像学改变对 1997 年的肾细胞癌病理组织学分类进行了修改,保留了原有肾透明细胞癌、肾乳头状腺癌(I 型和 II 型)、肾嫌色细胞癌 3 个分型,2004

年分类系统沿用了 1998 年未分类的 RCC 概念,使这一体系成为一个动态系统,将目前不能明确具体分型的 RCC 归为此类,有待今后进一步研究确定。2004 年分类系统将集合管癌进一步分为 Bellini 集合管癌和髓样癌,此外增加了多房囊性肾细胞癌、Xp11 易位性肾癌、成神经细胞瘤伴发的癌、黏液性管状及梭形细胞癌分型,并将传统分类中的颗粒细胞癌归为高分级的透明细胞癌,对各亚型中的未分化癌成分在肿瘤组织中所占比例进行描述。与以往不同,这一新的分型和诊断标准是将每一类型的 RCC 视为一种独立疾病。

(二)常见肾细胞癌亚型病理特点

1.**肾透明细胞癌**　肾透明细胞癌(CCRCC)是最常见的肾癌病理亚型,约占肾癌的 60%～85%。既往曾使用的"肾颗粒细胞癌"因为在其他类型的肾癌亚型中也能见到胞质嗜酸性的细胞,胞质中的"颗粒"不再是肾颗粒细胞癌的专有特征,由于"肾颗粒细胞癌"中癌细胞核分级的级别高,现将它归为高分级的 CCRCC。

(1)大体检查:双侧肾脏发病率相等,少于 5% 的病例可呈多中心性发生或累及双侧肾脏;肾皮质内实性球形结节,与周围肾组织界限清楚,可见假包膜;因癌细胞中含有丰富的脂质,切面呈金黄色。肿瘤中常见坏死、出血、囊性变,切面可呈现多彩状,偶见钙化或骨化。

(2)组织病理学:癌细胞胞质透明或嗜酸性,胞膜清楚;组织中可见小的薄壁血管构成的网状间隔;肿瘤细胞呈巢状和腺泡状结构;呈肉瘤样结构的肿瘤成分中可见到瘤巨细胞,提示预后不良;部分肿瘤中可见坏死、纤维黏液样间质及钙化、骨化。

(3)常用的免疫组化抗体:CK8、CK18、vimentin、CD10 和 EMA 阳性。

2.**肾乳头状腺癌**　肾乳头状腺癌(PRCC)约占肾癌的 7%～14%。国内有些专业书籍将其翻译成嗜色细胞癌。其发病年龄、性别、男女发病率比例、症状和体征与肾透明细胞癌相似。就诊时大多数病例处于 Ⅰ 期。大多数文献中报道肾乳头状腺癌患者预后良好。

(1)大体检查:病变累及双侧肾脏和多灶性者较透明细胞癌多见;大体多呈灰粉色,出血、坏死、囊性变多见。

(2)组织病理学:根据组织病理学改变将其分为 Ⅰ 型和 Ⅱ 型 2 个亚型。肿瘤细胞呈乳头状或小管状结构,乳头核心可见泡沫状巨噬细胞和胆固醇结晶;肿瘤细胞较小,胞质稀少(Ⅰ 型)或肿瘤细胞胞质丰富嗜酸性,瘤细胞核分级高(Ⅱ 型);可见大片坏死和肉瘤样区域,前者提示预后较好,而后者则是预后不良的指标。研究显示,Ⅰ 型 PRCC 患者生存期长于 Ⅱ 型患者。

（3）常用的免疫组化抗体：与透明细胞性肾细胞癌相似，现有的研究认为，肾乳头状腺癌 CK7 呈阳性，且Ⅰ型较Ⅱ型阳性率为高。

3.肾嫌色细胞癌　肾嫌色细胞癌（CRCC）约占肾癌的 4%～10%。平均发病年龄 60 岁，男女发病率大致相等。与其他肾癌亚型相比无特殊的临床症状和体征。影像学上多显示瘤体较大，肿瘤密度或信号均匀，无出血、坏死和钙化。

（1）大体检查：肿瘤无包膜但边界清楚，大小 4～20cm，切面呈质地均一的褐色，可见有坏死，但出血灶少见。

（2）组织病理学：肿瘤呈实体性结构，可出现灶状钙化及厚纤维间隔；与透明细胞肾细胞癌不同，瘤体中的血管为厚壁血管，而非薄壁血管；瘤细胞体积大，呈多角形，胞质透明略呈网状，细胞膜非常清晰（嫌色细胞），亦可见嗜酸性胞质的瘤细胞，瘤细胞核的核周空晕是此型的特征之一，并可见双核细胞；Hale 胶体铁染色示肿瘤细胞质呈弥漫阳性。

（3）常用的免疫组化抗体：CK 阳性，vimentin 阴性，CMA 弥漫阳性，lectins 和 parvalbumin 阳性，肾细胞癌抗原弱阳性，CD10 阴性。另外胞质呈 Hale 胶体铁阳性反应。

4.集合管癌　Bellini 集合管癌是指来源于 Bellini 集合管的恶性上皮性肿瘤；肾髓质癌来源于近皮质区的集合管，患者几乎均伴有镰状细胞性血液病。集合管癌罕见，不到肾恶性肿瘤的 1%。预后差，患者平均生存期约 1 年。

（1）大体检查：两者均发生于肾中央部分，切面实性，灰白色，边界不清，可见坏死。

（2）组织病理学：需要指出的是，Bellini 集合管癌常为排除性诊断，肿瘤部位对于作出诊断很重要，组织学上可见不规则的小管状结构，细胞高度异型性；肾髓质癌镜下呈低分化的、片状分布的肿瘤，瘤细胞排列呈腺样囊性结构，瘤体内可见较多的中性粒细胞浸润，同时可见镰状红细胞。

（3）常用的免疫组化抗体：有关这方面的研究较少。Bellini 集合管癌低分子量角蛋白、高分子量角蛋白（如 34βE12、CK19）阳性，同时有 vlmentin 阳性，与前述几种类型的肾细胞癌不同，CD10 阴性；肾髓质癌可表达低分子量角蛋白（CAM5.2），但不表达高分子量角蛋白（34βE12 等）。

（三）分级

以往最常用的是 1982 年 Fuhrman 四级分类。1997 年 WHO 推荐将 Fuhrman 分级中的Ⅰ、Ⅱ级合并为一级即高分化、Ⅲ级为中分化、Ⅳ级为低分化或未分化。

(四)TNM 分期

肾肿瘤最大径≤4cm 与肿瘤最大径在 4～7cm 的患者手术后的肿瘤复发率和患者的 5 年生存率存在差别,为此 2002 年第 6 版 AJCC 癌症分期将第 5 版 AJCC 癌症分期中的 T_1 期分成 T_{1a} 和 T_{1b}。T_{1a} 肿瘤局限于肾内、最大径≤4cm;T_{1b} 肿瘤局限于肾内,最大径>4cm,但≤7cm,见表 2-1。

表 2-1　肾癌的 TNM 分期

分期	标准
原发肿瘤(T)	
TX	原发肿瘤无法评估
T_0	无原发肿瘤的证据
T_1	肿瘤局限于肾脏,最大径≤7cm
T_{1a}	肿瘤最大径≤4cm
T_{1b}	4cm<肿瘤最大径≤7cm
T_2	肿瘤局限于肾脏,最大径>7cm
T_{2a}	7cm<肿瘤最大径≤10cm
T_{2b}	肿瘤局限于肾脏,最大径>10cm
T_3	肿瘤侵及肾静脉或除同侧肾上腺外的肾周围组织,但未超过肾周围筋膜
T_{3a}	肿瘤侵及肾静脉或侵及肾静脉分支的肾段静脉(含肌层的静脉)或侵犯肾周围脂肪和(或)肾窦脂肪(肾盂旁脂肪),但是未超过肾周围筋膜
T_{3b}	肿瘤侵及横膈膜下的下腔静脉
T_{3c}	肿瘤侵及横膈膜上的下腔静脉或侵及下腔静脉壁
T_4	肿瘤侵透肾周筋膜,包括侵及邻近肿瘤的同侧肾上腺区域淋巴结(N)
NX	区域淋巴结无法评估
N_0	没有区域淋巴结转移
N_1	单个区域淋巴结转移
N_2	一个以上的区域淋巴结转移
远处转移(M)	
MX	远处转移无法评估
M_0	无远处转移
M_1	有远处转移

【临床表现】

肾癌的临床表现是多样化的,早期的临床表现缺乏特异性,既往经典的血尿、腰痛、腹部肿块的"肾癌三联症"的临床出现率不到15％,这些患者诊断时往往已为晚期。近十余年无症状肾癌的发现率逐年增高,国内文献报道其比例为13.8％～48.9％,平均为33％,国外报道高达50％。10％～40％的患者出现副瘤综合征,表现为高血压、贫血、体重减轻、恶病质、发热、红细胞增多症、肝功能异常、高钙血症、高血糖、血沉增快、神经肌肉病变、淀粉样变性、溢乳症、凝血机制异常等改变。30％初诊患者为转移性肾癌,可由于肿瘤转移所致的骨痛、骨折、咳嗽、咯血等症状就诊。

【诊断】

肾癌的临床诊断主要依靠影像学检查,胸部X线片和腹部CT平扫加增强扫描是治疗前临床分期的主要依据,治疗方案的选择需参考治疗前的临床分期,如先选择手术治疗,应根据手术后病理检查结果进行病理分期,如病理分期与临床分期不符,应以病理分期为准对术前的治疗方案进行修订。

(一)实验室检查

实验室检查包括血、尿、便常规检查以及病毒指标、血生化以及血液肿瘤标志物检查,目前尚没有公认的、可用于肾癌诊断、鉴别诊断及预后判断的肿瘤标志物。只有极少数肾癌患者尿脱落细胞中可发现癌细胞,尿脱落细胞检查不作为常规检查项目。实验室检查结果一般不作为诊断肾癌的直接证据,但可为肾癌的诊断、决定治疗方案以及预后判定提供参考依据。血清尿素氮、肌酐主要用于评价肾功能状况,而肝功能、全血细胞计数、血红蛋白、血钙、血糖、血沉、碱性磷酸酶和乳酸脱氢酶等指标的异常及治疗前后变化可为评价疗效、判断预后提供参考依据。

(二)影像学检查

各种影像学检查可为肾肿瘤的临床诊断、评价RCC的临床分期、决定治疗方案、疗效评价以及治疗后的随访等提供重要的参考依据。

1.胸部X线片 为肾癌患者的常规检查项目,应摄胸部的正、侧位片,可以发现肺部结节、肺转移以及其他肺部及胸部病变。胸部X线片是术前临床分期的主要依据之一。

2.B型超声波检查 B超检查在健康人群查体中是肾脏肿瘤筛查的主要手段,也是诊断肾肿瘤最常用的检查方法,B超的回声可笼统反映出肿瘤内的组织学特点,大部分RCC的B超声像图表现为低回声或等回声,少部分表现为高回声;肿瘤内存在无回声区及周边有低回声声晕也被认为是判断恶性的指征。但有部分

RCC 不具备这些特点,需借助 CT 或 MRI 等进行鉴别诊断。B 超检查诊断 RCC 的敏感性及特异性与肾肿瘤的大小密切相关,对肿瘤最大径＜5mm、5～10mm、10～15mm、15～20mm、20～25mm 与 25～30mm 的肾肿瘤,B 超与 CT 检出敏感性分别为 0% 与 47%、21% 与 60%、28% 与 75%、58% 与 100%、79% 与 100%、100% 与 100%。常规超声检查对肾脏小肿瘤的检出不如 CT 敏感,但在 10～35mm 的病变中,超声与 CT 检查鉴别肿物为囊性或实性的准确率分别为 82% 与 80%。

B 超声像图表现:①小肿瘤肾轮廓可无明显改变,仅被膜稍隆起;较大的肾肿瘤其肾轮廓可局限性增大,肾结构失常,部分晚期肾癌与周围组织有粘连分界不清;②小肾癌常表现为高回声或低回声、均匀、光整;中等大的肿瘤多为低回声、不均匀;大的肾癌内回声极不均,由于肿瘤内有出血、坏死、液化,可出现不规则的无回声暗区;③肿瘤压迫肾盂时,可出现肾盂变形移位,甚至中断;④肾癌早期多无肾周血管受侵,中、晚期可出现肾静脉内或下腔静脉内癌栓形成,表现为管腔阻塞,呈低回声;⑤中、晚期肾癌在肾门旁,腹膜后见有大小不等圆形或椭圆形低回声结节,均匀,多为淋巴结转移。

3.彩色多普勒检查　除具有 B 超的声像图表现外,彩色血流显示肾脏弓形血管环中出现彩色血流受压、中断,并有不规则的血管分支进入肿瘤,肿瘤内血流多较丰富,可测到高阻高速的动脉频谱。

4.超声造影检查　近年来超声造影剂的研究取得进展,静脉内注射超声造影剂能提高血流的回声,增强多普勒信号,提高低速细小血流的检出,同时,谐波超声造影能显示肿瘤的微血管,进行肿瘤微血管的实时成像,为肾脏肿瘤的评估提供了新的平台。超声造影能够很好显示肾脏内各级血管分支、肾组织及其肿瘤外周或内部微小血管灌注情况,提高了肾脏肿物的良恶性鉴别诊断率,尤其在囊性肾癌或囊肿内壁结节或囊肿恶变的诊断方面,其可明显改善普通彩超偏低的血流显示率,从而明确诊断,并增加了超声与病理诊断的符合率。

注射超声造影剂后,良、恶性肿瘤内血流的显示都相应增强,但增强程度和持续时间有显著差异,恶性肿瘤血流显像增强程度明显高于良性肿瘤(肾血管瘤除外),造影剂廓清也较良性肿瘤快,可根据这些特点来判断肿物的良恶性。超声造影在肾囊肿、脓肿等良性病灶中无血流信号增强;在胚胎性肾肿瘤、错构瘤表现为在动脉相明显增强,延迟相明显消退。RCC 和肾错构瘤彩色血流都可增强,但 RCC 增强程度较肾错构瘤高,且消退快。RCC 假包膜在灰阶超声上显示为肿瘤周围的低回声声晕,而在谐波超声造影后显示为肿瘤周围的缓慢增强带。对碘过敏及肾功能不全的患者也可通过超声造影检查获得满意的肾脏增强扫描结果。

5.腹部 X 线平片及静脉尿路造影　腹部 X 线平片(KUB)和静脉尿路造影 (IVU)检查不是诊断肾癌常规的检查项目,而是在临床需要时进行的检查。KUB 可显示腹部及盆腔一些实质性脏器的轮廓、肾脏及肋骨的位置等,可为开放性手术 选择手术切口提供帮助。

IVU 亦称排泄性尿路造影,以往称静脉肾盂造影,对观察病变重点在肾脏者 现仍用此名称。在诊断集尿系统病变方面其使用价值仍未衰减:①造影前作腹部 平片,可排除有无泌尿系阳性结石及钙化。钙化常见于结核及肿瘤。结核钙化多 呈弧形、斑片状。KUB 显示 14%～18%瘤体内有钙化,多呈斑片、斑点状,偶见大 斑块状。②造影时,对比剂通过肾脏分泌进入尿路,静脉注药 5 分钟后可观察肾实 质显影情况、有无占位病变,粗略地判断肾脏功能。肾功能减退者,对比剂分泌缓 慢,肾实质显影不佳或不显影。③对比剂进入尿路后,显示全尿路充盈情况,有无 充盈缺损及狭窄,管壁是否光整及柔软,有无移位。④造影观察肾脏形态,位置,效 果较平片好。但其对≤2cm 的肾肿瘤检出率仅 21%,2～3cm 肾肿瘤的检出率约 52%,对肾癌诊断符合率为 30%～60%。对未行 CT 增强扫描无法评价对侧肾功 能者需行 IVU 或核素肾图检查,对碘过敏及肾衰竭患者需用其他方法检查。

肾肿瘤的 IVU 表现:①肿瘤较小,位于肾实质内或其腹侧及背侧时,组织密度 对比差或前后重叠,不能显示,肾脏形态可表现正常。肿瘤位于肾边缘区或肿瘤大 时可引起肾脏变形,表现为肾脏不规则增大或局部膨隆有肿块突出。②肿瘤可压 迫肾盂肾盏使之移位、拉长、变窄或扩张。肿瘤可破坏肾盂肾盏,表现为肾盂肾盏 边缘不光整、毛糙及消失。③肾肿瘤形态可呈圆形或不规则,多为低密度肿块,密 度不均匀可有不规则钙化。④肾功能可表现正常、下降或消失。

6.CT　CT 具有密度及空间分辨率高的特点,对肾脏肿块的检出率近 100%, 肿瘤诊断正确率达 95%以上。

肾癌的 CT 表现:①肾脏形态可由于肿瘤的大小及所在部位不同而有不同表 现。②肾盂、肾盏可表现为受压、破坏及梗阻扩张。③绝大部分肿瘤呈圆形、椭圆 形以及不规则的结节或肿块,可有分叶,位于肾实质内呈局限外凸性生长;增强前 呈等密度、高密度或低密度,边缘不清楚;肿块较小时密度均匀,肿块大时常伴出 血、坏死,造成密度不均匀。增强后,在动脉早期肿瘤周围及边缘可见纤曲的肿瘤 血管呈结节、弧状或条状;在实质期大部分肿瘤有中-高度强化,密度不均匀增高。 少部分肿瘤增强不明显或不增强。由于肿瘤血管常形成动静脉瘘,在增强早期肿 瘤内对比剂已较早排出,因此增强后肾实质期时肿瘤密度低于肾实质呈低密度肿块。增强后显示肿瘤密度较增强前更加不均匀,坏死区增多及明显;显示肿瘤边界较增强前清楚或大部分清楚,但不锐利,少部分肿瘤边界模糊。有 2%～3% 肿瘤呈浸润生长致肾脏体积增大,或沿着肾周浸润生长,肿瘤边界显示不清。增强后,肿瘤呈不规则片状,弥漫浸润分布,密度低及不均匀,或包绕肾脏。另有 5%～7% 肿瘤呈囊状或囊实性,影像学诊断上称为囊型肾癌,肿瘤增强前呈低密度,密度不均匀,低密度区明显。增强后肿瘤实性部分有中-高度强化,表现为不规则片状、结节或块状,如有分隔,隔壁厚薄不均,囊壁厚且不规则。肿瘤与肾实质分界模糊。④CT 平扫显示 8%～18% 瘤体内有钙化,钙化形态为不规则点状、小曲线、条状、斑片状或不规则大块状,散在分布在瘤体内或边缘部。⑤约 17% 出现肾静脉或下腔静脉瘤栓。此时血管增粗,增强后血管内可见低密度软组织影,沿血管走行分布。瘤栓长者可达心房。⑥肾癌的淋巴结转移首先达肾周、肾门及腹膜后主动脉和下腔静脉周围。此区域出现软组织孤立结节或融合成团。

多层螺旋 CT(MSCT)可在不影响影图像质量的前提下在任意平面重组图像,且通过多平面重建(MPR)、最大密度投影(MIP)及容积重建(VR)技术等重建方式可清楚显示肾脏动脉及其分支、肾静脉及下腔静脉的情况,可增加囊性肾癌的分隔、结节的强化等恶性特征。MSCT 和 MRI 在 RCC 临床分期中的价值相似。MSCT 具有高的空间分辨力,显示静脉内微小癌栓时,其敏感度高于 MRI。但 MSCT 平扫无法区分血液和栓子的密度差别,对栓子的显示需行增强扫描。当癌栓阻塞、肿瘤或淋巴结增大压迫阻碍了对比剂流入时,MSCT 无法准确显示腔静脉癌栓的上缘范围,影响了分期的准确性。

多层螺旋 CT 血管造影(MSCTA)和对比剂增强磁共振血管成像(CEMRA)可以准确评价肾血管的数目、走行以及肿瘤与其周围动脉分支的毗邻关系。MSCT 尿路成像能够获得类似于逆行肾盂造影的影像,可更加直观地显示肿瘤与集合系统的关系。

7.MRI　MRI 检查对肾肿瘤分期的判定的准确性略优于 CT,特别在静脉瘤栓大小、范围以及脑转移的判定方面 MRI 优于 CT。MRI 的对比分辨力高于 CT,不需对比剂即可将血液与栓子区分开来。T_1WI 能很好地显示肾脏的解剖结构,与周围组织器官的关系,因肾脏的中低信号与周围高信号强度的肾周脂肪形成鲜明对比,肾皮、髓质常在 T_1WI 能清楚显示,皮质的信号强度高于髓质。矢状位和冠状位 T_2WI 对确定肾脏肿瘤的范围和肿瘤是否来源于肾脏很有价值,同时亦对肾癌外侵扩散的范围及分期有较大价值。

肾癌的 MR 信号变化多种多样,甚至与肾皮质的信号相似,且小的肾癌有时无法检出,因而 MRI 不宜作为肾癌诊断的首选影像方法,但当 CT 或其他检查难于确定肾脏肿瘤的性质时,MRI 对确定肿瘤的来源与性质有一定价值。肾细胞癌的信号强度在 T_1WI 与邻近的肾实质相比可呈较高信号或低信号,因瘤内常有出血和坏死,T_2WI 呈不均匀高信号。MRI 能清楚地显示肾周脂肪、肾静脉、下腔静脉有无受侵或瘤栓形成。冠状位或矢状位可较横断位更清楚地显示肾脏的上下极,比 CT 更容易确定肿瘤的侵犯范围。MRI 上血液的流空现象使血管呈低信号,而肾静脉、下腔静脉内瘤栓则表现为中等(T_1WI)或高信号(T_2WI),与之形成鲜明对比。对肿瘤是否包绕这些血管 MRI 亦可作出判断。鉴别肿大的淋巴结与小血管 MRI 常较 CT 更容易。研究认为,CT 和 MRI 对于在肾癌的 T_1、T_2 期和 T_{3b} 期的分期准确率基本相同,但 MRI 对 T_{3a}、T_4 期的准确率要高于 CT。

超高场强($>2.0T$)磁共振设备、梯度回波(GRE)、平面回波成像(EPI)技术的发展及新的快速扫描序列的开发应用,使 MRI 图像单层成像时间甚至达亚秒级水平($10\sim50$ 帧/秒),大大减少了脏器的运动伪影。磁共振血管造影(MRA)对肾动脉主干的显示与数字减影血管造影(DSA)无差异,MRA 对肾动脉分支显示的特异性可达 100%,对肾动脉狭窄、肾动脉瘤及肾动静脉畸形的诊断及肾功能的评价都有重要作用。此外弥散加权成像(DWI)、表观扩散系数(ADC)、磁共振灌注成像(PWI)、磁共振波谱分析(MRS)以及 MRI 新型对比剂、介入磁共振成像技术等的开发和应用又可进一步提高 MRI 的诊断和鉴别诊断符合率。

8.肾血管造影　肾动脉造影检查单独作为肾癌的诊断方法应用并不普遍,多在行肾动脉栓塞术时同时进行,肾癌的血管造影可表现为:肾动脉主干增宽、肾内血管移位、肿瘤新生血管、动静脉瘘等。在临床上怀疑静脉瘤栓时,可行下腔静脉、肾静脉造影,了解瘤栓的大小、范围,以利于制订手术方案。肾血管造影对诊断肾肿瘤的价值有限,不作为肾癌诊断的常规检查项目,但对需姑息性肾动脉栓塞治疗或保留肾单位手术前需了解肾血管分布及肿瘤血管情况者可选择肾血管造影检查。

(三)核医学检查

1.PET 和 PET-CT　PET 和 PET-CT 也用于 RCC 的诊断、分期和鉴别诊断。研究表明,肾脏肿瘤的恶性程度越高,细胞膜葡萄糖转运体-1(GLUT-1)的表达增高,对 FDG 摄取增加。静脉注射氟-18 标记脱氧葡萄糖(^{18}F-FDG)后约 50% 未经代谢直接由肾脏排泄,^{18}F-FDG 不被肾小管重吸收,放射性药物浓聚在肾集合系统,影响肾脏病变的显示,而淋巴结转移和远处转移不受影响。由于 RCC 血运较丰富,肿瘤组织缺氧较轻,GLUT-1 表达较低,线粒体内己糖激酶活性较低,故肿瘤组织葡萄糖代谢水平相对较低,此外肾细胞癌组织内 6-P04-脱氧葡萄糖(FDG-6-P04)分解酶过高,均可导致肿瘤组织摄取 FDG 较低或不摄取,可出现假阴性。

多组研究表明[18] F-FDGPET 对肾脏原发肿瘤的诊断准确度不如 CT,但对 RCC 的淋巴结转移和远处转移的诊断要优于 CT、MRI、超声、X 线片及骨显像等其他传统影像检查方法,且转移淋巴结很少出现假阴性。

近年来有研究用对肾集合系统干扰较小的 C-11 标记醋酸盐作为肾 PET 显像剂。RCC 与正常肾组织对[11]C-acetate 的摄取率相同,但清除率明显低于正常或非肿瘤肾组织,故[11]C-acetate 能很好地鉴别 RCC 与非肿瘤肾组织,提高 PET 对 RCC 的诊断准确率。氟-18 标记脱氧胸腺嘧啶([18] F-FLT)是目前研究较为热门的一种核酸代谢 PET 显像剂,可反映肿瘤细胞的增殖。

2.核素骨显像检查 核素全身骨显像发现骨转移病变可比 X 线片早 3～6 个月。骨转移常见部位为躯干骨、四肢骨、颅骨。但须注意在有退行性骨关节病、陈旧性骨折等病变时,核素骨显像可出现假阳性。对孤立性的骨放射性浓聚或稀疏区需行 X 线摄片、CT 或 MRI 扫描证实确认是否有骨质破坏,以明确是否有骨转移。

3.肾显像 是肾小球滤过率测定、肾静态显像和肾断层显像的总称。它既能显示肾脏的血供、形态和在腹部的位置,又能提供多项肾功能指标。对肾肿瘤的定位准确率近似于 MRI 而优于 B 超和 CT。核素肾显像目前应用不普遍,我院用[99m]Tc-DTPA 和[99m]Tc-葡萄糖酸钙行核素系列肾显像,将其用于肾肿瘤诊断的研究,结果显示:核素系列肾显像有助于:①准确显示肾占位性病变的位置,对鉴别肾占位性病变的良恶性有参考价值;②鉴别腹膜后肿物为肾内或肾外;③明确尿漏的存在与否及其情况;④可对分肾功能做定量分析。

(四)组织学检查

在非肿瘤性肾病肾穿刺活检已成为常规检测手段。但由于 CT 和 MRI 诊断肾肿瘤的准确性高达 95％以上,而肾穿刺活检有 15％假阴性率及 2.5％假阳性率,可能出现针吸活检的并发症(包括出血、感染、动静脉瘘、气胸,发生率＜5％)、穿刺道种植(＜0.01％)、死亡(＜0.031％)等问题,故不推荐将肾穿刺活检作为肾癌诊断的常规检查项目,对影像学诊断难以判定性质的小肾肿瘤患者,可以选择行保留肾单位手术或定期(1～3 个月)随诊检查,不推荐对能够进行保留肾单位手术的肾肿瘤患者行术前穿刺检查。对不能手术治疗,需系统治疗或其他治疗的晚期肾肿瘤患者,治疗前为明确诊断,可选择肾穿刺活检获取病理诊断。

【治疗】

（一）局限性肾癌的治疗

1.局限性肾癌的定义 局限性 RCC 是指 2002 年版 AJCC 癌症分期中的 $T_1 \sim 2N_0M_0$ 期，临床分期为 I、II 期，通常称之为早期 RCC。

2.局限性肾癌的治疗原则 外科手术是局限性肾癌首选治疗方法，可采用根治性肾切除术或保留肾单位手术。对不适于开放性外科手术、需尽可能保留肾单位功能、有全身麻醉禁忌、肾功能不全、肿瘤最大径＜4cm 且位于肾周边的肾癌患者可选择射频消融、高强度聚焦超声、冷冻消融治疗。

根治性肾切除术可经开放性手术或腹腔镜手术进行。可选择经腹或经腰部入路。根治性肾切除术加区域或扩大淋巴结清扫术只有利于病理分期，疗效同根治性肾切除术相同。局限性 RCC 根治性肾切除术前无需常规应用肾动脉栓塞。手术后尚无标准辅助治疗方案。根治性肾切除术后 5 年生存率为 75％～95％，手术死亡率约为 2％，局部复发率 1％～2％。

3.根治性肾切除术 根治性肾切除术手术入路和手术方式的选择：开放性根治性肾切除术的手术入路主要有经腰部、腹部和经胸腹联合切口三大入路。在开展经典根治性肾切除术的早期为了尽早结扎肾血管把经腹切口作为 RCC 外科手术的标准入路，但当瘤体较大、肿瘤位于肾门周围或肾脏周围粘连明显等状况下，在手术中有时很难先结扎肾血管。对 RCC 开放性手术入路的选择除参考肿瘤的分期、肿瘤的部位、患者的体型等因素外，更多的是取决于主刀医师对各种手术入路掌握的熟练程度，同时根据手术中具体情况决定是否能早期结扎肾血管。Clayman 等完成首例腹腔镜根治性肾切除术，经过临床实践证明，腹腔镜根治性肾切除术和肾部分切除术治疗 RCC 的疗效与同期开放性手术相同，已成为治疗局限性肾癌的标准术式。

（1）区域或扩大淋巴结清扫术：双侧肾脏的区域淋巴结包括肾门淋巴结、下腔静脉旁淋巴结（下腔静脉前淋巴结、下腔静脉后淋巴结、下腔静脉外侧淋巴结）、腹主动脉旁淋巴结（腹主动脉前淋巴结、腹主动脉后淋巴结、主动脉外侧淋巴结）、肾脏淋巴引流区域范围内的腹膜后淋巴结。区域淋巴结清扫范围包括：右侧从右膈肌脚，沿下腔静脉周围向下达腹主动脉分叉处的淋巴结及右侧肾脏淋巴引流区域范围内的腹膜后淋巴结；左侧从左膈肌脚，沿腹主动脉周围向下达腹主动脉分叉处的淋巴结及左侧肾脏淋巴引流区域范围内的腹膜后淋巴结。扩大淋巴结清扫范围在区域淋巴结清扫范围基础上加上腹主动脉和下腔静脉间淋巴结及患肾对侧腹主动脉或下腔静脉前后淋巴结。

对局限性 RCC 患者行区域或扩大淋巴结清扫术的意义可能仅仅起到了准确判定肿瘤分期的作用,而对远期疗效无明显提高。对局限性 RCC 患者在行 RN 时,不必常规进行区域或扩大淋巴结清扫术。

(2)保留同侧肾上腺的根治性肾切除术:经典 RN 切除范围包括患肾同侧肾上腺。Siemer 等总结 1635 例经病理证实 RCC 的临床资料,其中 1010 例行经典的 RN,患者 5 年无病生存率 75%,而 625 例保留同侧肾上腺的患者 5 年无病生存率为 73%,统计学分析两组未见显著性差别($P=0.17$)。由于早期 RCC 的比例增高以及术前的 CT、MRI 等检查可以明确绝大多数肾上腺转移,同时考虑到对侧肾上腺转移引起的肾上腺皮质功能低下也可导致患者死亡,许多学者认为常规切除同侧肾上腺对大部分 RCC 患者属于过度治疗。中华泌尿外科学会制订的《肾细胞癌诊治指南》中推荐符合下列 4 个条件者可以选择保留同侧肾上腺的 RN:①临床分期为 Ⅰ 或 Ⅱ 期;②肿瘤位于肾中、下部分;③肿瘤最大径<8cm;④术前 CT 显示肾上腺正常。但在此种情况下如手术中发现同侧肾上腺异常,应切除同侧肾上腺。

(3)保留肾单位手术:保留肾单位手术(NSS)是保留肾脏的手术总称,包括肾部分切除术、肾脏楔形切除术、肾肿瘤剜除术等。大量的临床研究结果证明,对适当的患者选择 NSS 是可行的。以下是三种 NSS 的适应证。

1)适应证:肾癌发生于解剖性或功能性的孤立肾,根治性肾切除术将会导致肾功能不全或尿毒症的患者,如先天性孤立肾、对侧肾功能不全或无功能者以及双侧肾癌等。

2)相对适应证:肾癌对侧肾存在某些良性疾病(如肾结石、慢性肾盂肾炎等)或其他可能导致肾功能恶化的疾病(如高血压、糖尿病、肾动脉狭窄等)的患者。

3)可选择适应证:临床分期 T_{1a} 期(肿瘤≤4cm),肿瘤位于肾脏周边,单发的无症状肾癌,对侧肾功能正常者可选择实施 NSS。

目前对 NSS 的适应证、相对适应证学术界无争议,对符合这两个适应证的肾肿瘤大小以及部位也无明确的限定,一般适用于 4cm 以下的肿瘤。鉴于目前腹腔镜 NSS 手术中阻断肾蒂的时间长于开放性手术,手术中及手术后的并发症也高于开放性手术,故开放性手术仍是 NSS 的标准术式。NSS 肾实质切除范围应距肿瘤边缘 0.5~1.0cm。

(4)腹腔镜手术:Clayman 等完成首例腹腔镜根治性肾切除术(LRN),腹腔镜手术现已被广泛应用于多种泌尿男性生殖系疾病的治疗,国内、外 LRN 也非常普及,已是局限性 RCC 外科治疗的常规术式。腹腔镜手术方式包括腹腔镜根治性肾切除术和腹腔镜肾部分切除术。手术途径分为经腹腔、腹膜后及手助腹腔镜。切除范围及标准同开放性手术。同开放性手术相比 LRN 具有减轻手术后切口疼痛、切口及瘢痕小、住院时间短、术后恢复快等优势,长期随访结果显示两种术式疗效相同。多数学者认为腹腔镜手术适用于 $T_{1\sim2}$ 期的局限性 RCC 患者,对熟练掌握腹腔镜技术的医师选择 T_{3a} 期肿瘤为腹腔镜手术适应证也是可行的;甚至有学者认为对瘤栓局限在肾静脉内的 RCC 患者行 LRN 也是可行的;也有学者主张对伴有远处转移的 RCC 患者应用腹腔镜手术切除原发病灶,这样将有利于患者手术后尽早进行系统治疗。随着临床研究的不断深入,现有的一些观念也将逐渐发生变化。

(5)微创治疗:射频消融(RFA)、高强度聚焦超声(HIFU)、冷冻消融治疗肾癌处于临床研究阶段,尚无循证医学Ⅰ～Ⅲ级证据水平的研究结果,远期疗效尚不能确定,应严格按适应证慎重选择,一般不作为能采用外科手术治疗患者的首选治疗方案。如进行此类治疗需向患者说明。

适应证:不适于开放性外科手术者、需尽可能保留肾单位功能者、有全身麻醉禁忌者、肾功能不全者、肿瘤最大径<4cm 且位于肾周边的肾癌患者。

(二)局部进展性肾细胞癌治疗

1.局部进展性肾细胞癌定义　局部进展性肾细胞癌是指伴有区域淋巴结转移和(或)肾静脉瘤栓和(或)下腔静脉瘤栓和(或)肾上腺转移或肿瘤侵及肾周脂肪组织和(或)肾窦脂肪组织(但未超过肾周筋膜),无远处转移的 RCC,2002 年版 AJCC 癌症分期为 $T_{3a\sim3c}$,临床分期为Ⅲ期,大家习惯上称之为中期 RCC。肾周脂肪受侵者术后 5 年生存率为 65%～80%,伴有下腔静脉瘤栓患者术后 5 年生存率为 40%～60%。

2.局部进展性肾细胞癌治疗原则　局部进展性肾癌首选治疗方法为根治性肾切除术,对局部进展性肾细胞癌患者手术后尚无标准辅助治疗方案。由于淋巴结转移的肾细胞癌患者单纯行 RN 预后差,故主张对绝大多数淋巴结转移的肾细胞癌患者行 RN 后需要行辅助性内科治疗。而对转移的淋巴结或血管瘤栓需根据病变程度、患者身体状况、主刀医师的技术水平等因素选择是否切除。对未能彻底切净的Ⅲ期肾癌可选择术中或术后放疗或参照转移性肾癌的治疗。

3.肾细胞癌伴区域淋巴结转移的外科治疗　Blute 等通过对临床资料的分析,提出肾癌淋巴结转移的高危因素包括:①肿瘤临床分期 T_3 或 T_4;②肿瘤最大径>10cm;③核分级为Ⅲ～Ⅳ级;④肿瘤组织中含有肉瘤样成分;⑤肿瘤组织中有坏死。如果低于 2 个危险因素的患者淋巴结转移的几率仅为 0.6%,具有 2～4 个危险因素的患者淋巴结转移的几率为 10%,如果同时具有以上 5 个危险因素的患者则淋巴结转移的几率为 50%。

对肾细胞癌伴淋巴结转移的患者是否在行 RN 时加区域或扩大淋巴结清扫术尚缺乏多中心随机对照研究结果。一般主张对局部进展性肾细胞癌患者在行 RN 时应尽可能切除所有肉眼可见的肿大淋巴结。

4.肾细胞癌伴肾上腺转移的外科治疗　对局部进展性肾细胞癌患者行 RN 应考虑切除同侧肾上腺,但绝大多数肾上腺转移的患者伴有远处转移,治疗上应以内科治疗为主,单纯外科治疗仅适合于孤立性肾上腺转移的患者。需注意的是双侧肾上腺转移引起的肾上腺皮质功能低下就可导致患者死亡,所以慎重考虑对双侧肾上腺转移的患者实施手术治疗。

5.肾细胞癌伴静脉瘤栓的外科治疗　RCC 一个特殊的生物学特点就是易侵及下腔静脉形成瘤栓,其发生率为 4%～10%,远高于其他器官的肿瘤,而许多伴肾静脉或下腔静脉瘤栓的肾细胞癌患者影像学检查并无远处转移征象。对无淋巴结或远处转移的伴肾静脉或下腔静脉瘤栓的肾细胞癌患者行 RN 并能完整取出肾静脉以及下腔静脉瘤栓者,手术后的 5 年生存率可达到 45%～69%。手术方案需根据瘤栓侵及的范围制订。根据瘤栓侵及范围将静脉瘤栓程度分为五级:①0 级:瘤栓局限在肾静脉内;②Ⅰ级:瘤栓侵入下腔静脉内,瘤栓顶端距肾静脉开口处≤2cm;③Ⅱ级:瘤栓侵入肝静脉水平以下的下腔静脉内,瘤栓顶端距肾静脉开口处>2cm;④Ⅲ级:瘤栓生长达肝内下腔静脉水平,膈肌以下;⑤Ⅳ级:瘤栓侵入膈肌以上下腔静脉内。

腔静脉瘤栓长度是否影响预后目前尚存有争议,而腔静脉壁受侵则是预后不良影响因素。Hatcher 等报道腔静脉瘤栓手术后 5 年生存率为 69%,如果腔静脉壁受侵则 5 年生存率为 25%。多数学者认为伴肾静脉或下腔静脉瘤栓的局部进展性肾细胞癌患者如果伴有下列 3 个因素之一则手术治疗的效果不佳:①肿瘤侵及肾周脂肪;②瘤栓直接侵及腔静脉壁;③区域淋巴结转移。Ⅲ级和Ⅳ级下腔静脉瘤栓的外科手术需在低温体外循环下进行,腔静脉瘤栓取出术的死亡率约为 5%～10%。

多数学者认为 TNM 分期、瘤栓长度、瘤栓是否浸润腔静脉壁与预后有直接关系。对临床分期为 $T_{3b}N_0M_0$ 的患者行下腔静脉瘤栓取出术,不推荐对 CT 或 MRI 扫描检查提示有下腔静脉壁受侵或伴淋巴结转移或远处转移的患者行此手术。

6.局部进展性肾癌的术后辅助治疗　局部进展性肾癌根治性肾切除术后尚无标准辅助治疗方案。肾癌属于对放射线不敏感的肿瘤,单纯放疗不能取得较好效果。术前放疗一般较少采用,不推荐术后对瘤床区进行放疗,但对未能彻底切净的

Ⅲ期肾癌可选择术中或术后放疗或参照转移性肾癌的治疗。

（三）转移性肾细胞癌的治疗

大约有 $25\%\sim30\%$ 肾细胞癌患者在初次诊断时伴有远处转移，局限性 RCC 行 RN 后约 $20\%\sim40\%$ 的患者将出现远处转移，在 RCC 患者中有 $30\%\sim50\%$ 最终将发展成为转移性 RCC。

1.**转移性肾癌的定义**　伴有远处转移的 RCC 称之为转移性肾细胞癌（mRCC），2002 年版 AJCC 癌症分期为 Ⅳ 期，包括 $T_4N_0M_0$ 期肾癌。大家习惯上称之为晚期肾细胞癌。

2.**转移性肾癌的治疗原则**　mRCC 应采用以内科为主的综合治疗，外科手术主要为 mRCC 辅助性治疗手段，极少数患者可通过外科手术而获得较长期生存。

3.**转移性肾癌的外科治疗**　对 mRCC 的原发病灶切除术被称为减瘤性肾切除术（CRN）或辅助性肾切除术，故手术后对转移病灶需要内科治疗和（或）放疗。远处转移患者单纯手术治疗后 5 年生存率为0～5%。

中华泌尿外科学会制订的《肾细胞癌诊治指南》中推荐对 mRCC 应采用以内科为主的综合治疗。外科手术主要为 mRCC 辅助性治疗手段，极少数患者可通过外科手术而获得较长期生存。对体能状态良好、Motzer mRCC 预后评分低危险因素的患者应首选外科手术，切除肾脏原发灶可提高 IFN-α 和（或）IL-2 治疗 mRCC 的疗效。对根治性肾切除术后出现的孤立性转移瘤以及肾癌伴发孤立性转移、行为状态良好的患者可选择外科手术治疗，上述转移灶切除手术可视患者的身体状况与肾脏手术同时进行或分期进行。

（1）减瘤性肾切除术：对 CRN 实际价值的评价一直存有争议，多数泌尿外科医师认为：CRN 后有部分 mRCC 患者的转移灶可自然消退，同时切除原发病灶和转移灶可增加治愈的机会，减少肿瘤负荷有利于后续治疗，手术可缓解患者的症状。但有部分学者认为：肾细胞癌术后转移灶自然消退的比例太低，不能作为选择手术的理由，此外手术可增加并发症及死亡率、手术后可造成患者免疫功能降低不利于后续治疗，肾动脉栓塞或放疗同样可达到缓解症状的作用。研究结果显示 CRN＋IFN-α 可明显延长无疾病进展时间、改善患者的生存期。现在主流观点认为选择体能状态评分好的患者行 CRN＋免疫治疗可作为对 mRCC 治疗的标准模式。也有学者认为：由于有相当数量的 mRCC 患者 CRN 后无法进行后续治疗或病变进展或死于手术过程中及术后的并发症，建议对 mRCC 患者先行全身治疗，仅在转移灶出现缓解之后再行辅助性 CRN，以避免手术相关的死亡。

对 mRCC 患者的选择 CRN 和手术的时机尚无统一的标准，多数人认为选择

CRN 的指征如下:①手术能够切除>75%的瘤负荷;②无中枢神经系统、骨或肝脏的转移;③足够的心、肺功能储备;④ECOG 体能状态评分 0~1 分;⑤肿瘤的主要成分为透明细胞癌。但 mRCC 患者手术死亡率为 2%~11%,仅有 0.8%的患者在行 CRN 后转移瘤会自然消退,不应仅以自然消退为目的选择 CRN。

(2)侵及邻近器官或组织的肾细胞癌外科治疗:肾细胞癌常呈膨胀性生长,极少数肾细胞癌呈浸润性生长,肿瘤浸润范围可超过 Gerota 筋膜,侵及后腹壁、腰大肌、腹膜后神经根以及邻近脏器,相关的外科手术报道不多。多数报道认为如果肾细胞癌侵及邻近器官,很少有患者手术后能生存过 5 年。

(3)手术后复发肿瘤的外科治疗:RN 后局部复发率为 2%~4%,肾细胞癌患者手术后如能定期复查,加上影像诊断技术的进展,可较早发现局部复发的肿瘤,部分患者仍有再次手术根治的机会。

(4)伴有区域淋巴结转移的转移性肾细胞癌的外科治疗:局限性肾细胞癌伴淋巴结转移者预后不良,mRCC 患者伴有淋巴结转移也是预后不良的征兆。对于临床诊断 mRCC 伴区域淋巴结转移的患者行 CRN 时是否需要行区域或扩大淋巴结清扫术尚存有争议。

4.转移性肾癌的内科治疗　20 世纪 90 年代起,中、高剂量 IFN-α 和(或)IL-2 一直被作为 mRCC 标准的一线治疗药物,有效率约为 15%。以吉西他滨、氟尿嘧啶或卡培他滨、顺铂、多柔比星为主的化疗作为转移性非透明细胞癌的一线治疗方案。2005 年底美国 FDA 批准索拉非尼作为晚期肾癌的一线和二线用药,至 2008 年 NCCN 和 EAU 的《肾细胞癌诊治指南》中都推荐将分子靶向治疗药物(索拉非尼、舒尼替尼、Temsirolimus、贝伐单抗联合干扰素)作为 mRCC 主要的一、二线治疗用药。2006 年 4 月至 2007 年 8 月间,索拉非尼在中国进行了Ⅲ期临床试验,结果证实索拉非尼对我国 mRCC 患者的疾病控制率同国外的Ⅲ期临床试验相同。为此中华泌尿外科学会制订的《肾细胞癌诊治指南》(2007 版和 2008 第一版)都推荐将索拉非尼作为 mRCC 治疗的一线和二线用药。Sunitinib 和 Temsirolimus 也即将在中国进行治疗晚期肾癌的Ⅲ期临床试验,如果试验结果能证实这两个药物对中国的晚期肾癌患者有效,我们对晚期肾癌患者的治疗方案又将多两种选择。

(1)细胞因子治疗

1)干扰素-α:干扰素-α(IFN-α)是治疗 mRCC 有效的药物之一,也是第一个用于临床的基因重组细胞因子,早在 1983 年就有应用 IFN-α 治疗 mRCC 的报道。临床上用于治疗 mRCC 的主要有 IFN-α_{2a} 和 IFN-α_{2b}。

文献中将 IFN-α 的用量分为低剂量(≤3MIU/d)、中等剂量(5~10MIU/d)和高剂量(≥10MIU/d)。IFN-α的最佳用药剂量及疗程目前尚无定论,常用治疗剂量是9～18MIU/d,皮下或肌内注射,每周3次。为增加患者对干扰素的耐受能力,可采用阶梯式递增方案,即开始时用3MIU 3次/周×1周,6MIU 3次/周×1周,以后改为9MIU 3次/周×8～10周。大多数学者建议3月为1疗程,少数学者主张治疗持续用药时间为1年。

应用IFN-α治疗期间,应每周检查血常规1次,每月查肝功能1次,白细胞计数<3×10⁹/L或肝功能异常时应停药,待恢复后再继续进行治疗。如患者不能耐受每次9MIU剂量,则应减量至每次6MIU,甚至每次3MIU。

2)白细胞介素-2:白细胞介素-2(IL-2)是另一个治疗mRCC有效的细胞因子,文献上根据每日应用IL-2的剂量分为高剂量方案和中低剂量方案,一般认为对用药剂量达到患者需要住院监护的程度称为高剂量方案。

研究结果显示中低剂量IL-2治疗中国人mRCC的疗效与国外报道相同,且能延长患者生存,不良反应以轻、中度为主,患者能够耐受。推荐IL-2的用药剂量:18MIU/d皮下注射5d/W×5～8周。

(2)分子靶向治疗:分子靶向治疗是指在肿瘤分子生物学的基础上,将与肿瘤相关的特异分子作为靶点,利用靶分子特异制剂或药物对肿瘤发生发展过程中关键的生长因子、受体、激酶或信号传导通路进行封闭或阻断,实现抑制肿瘤细胞生长、促进肿瘤细胞凋亡、抑制肿瘤血管生成等作用而达到抗肿瘤作用的方法或手段。

肾细胞癌具有独特的分子发病机制,针对这些异常发病机制的分子靶向药物在晚期肾癌的治疗中已经取得了突破性进展。2005年12月和2006年1月美国FDA分别批准了将索拉非尼和舒尼替尼用于治疗mRCC,标志着肾癌的治疗已经进入分子靶向治疗时代。2008年NCCN、EAU的《肾细胞癌诊治指南》都将分子靶向治疗药物(索拉非尼、舒尼替尼、Temsirolimus、贝伐单抗联合干扰素-α)作为mRCC的一、二线治疗用药。

1)索拉非尼:索拉非尼是RAF激酶的强效抑制剂,可以通过抑制癌细胞的信号传导而达到抑制肿瘤细胞增殖的作用,也可通过抑制促进肿瘤生长的c-Kit及Flt-3受体酪氨酸激酶活性而抑制癌细胞的增殖。此外索拉非尼通过抑制VEGFR和PDGFR酪氨酸激酶的活性,抑制肿瘤新生血管的形成而达到抗肿瘤作用。推荐索拉非尼用量400mg bid。

2)舒尼替尼:舒尼替尼是另一多靶点酪氨酸激酶抑制剂(TKI),是一种口服的小分子药物,能够抑制VEGF-R2、VEGF-R3、VEGF-R1以及血小板衍生生长因子

(PDGFR-β)、KIT、FLT-3 和 RET 的酪氨酸激酶活性,通过特异性阻断这些信号传导途径达到抗肿瘤效应。

3)mTOR 抑制剂:磷脂酰肌醇-3-激酶(PI3K)介导的丝氨酸/苏氨酸激酶(Akt)信号传导系统参与肿瘤血管形成以及癌细胞的生长和分化,mTOR 在 PI3K/Akt 信号传导通路中对调节细胞的新陈代谢和决定细胞生长或分化发挥重要作用。西罗莫司及其衍生物可特异地抑制 mTOR 活性,2007 年 5 月美国 FDA 批准将 mTOR 抑制剂 Temsirolimus(CCI-779)用于 mRCC 的治疗。

4)贝伐单抗:贝伐单抗(BEV)是针对血管内皮生长因子(VEGF)的单克隆抗体,尚在临床试验中。

(3)化疗:吉西他滨、氟尿嘧啶(5-FU)或卡培他滨、顺铂主要用于 mRCC 的治疗,吉西他滨联合氟尿嘧啶或卡培他滨主要用于以透明细胞为主型的 mRCC;吉西他滨联合顺铂主要用于以非透明细胞为主型的 mRCC;如果肿瘤组织中含有肉瘤样分化成分,化疗方案中可以联合多柔比星。化疗有效率约 10%～15%左右。推荐将化疗作为转移性非透明细胞癌患者的一线治疗方案。

(4)肿瘤疫苗:肿瘤疫苗的早期制备方法是使用灭活的癌细胞或其裂解物,目前研究热点是利用树突状细胞(DC)能呈递抗原的特点,引入肿瘤相关多肽、蛋白、基因或将整个肿瘤细胞与 DC 融合制备肿瘤疫苗。应用肿瘤疫苗治疗晚期肾癌处于Ⅰ～Ⅱ期临床试验阶段,尚无明确的疗效。

(5)过继细胞免疫治疗:在肿瘤病灶,常常发现有大量的淋巴细胞浸润,这些淋巴细胞被称为肿瘤浸润性淋巴细胞(TIL)。体外实验结果表明,这些 TIL 活化后对自体肿瘤细胞有特异性杀伤功能,其杀伤肿瘤细胞的活性比 LAK 细胞强 50～100 倍。但临床试验研究的结果显示 TIL 细胞并没有表现出优于 LAK 细胞的体内抗瘤作用。

5.转移性肾癌的放射治疗　对局部瘤床复发、区域或远处淋巴结转移、骨骼或肺转移患者,姑息放疗可达到缓解疼痛、改善生存质量的目的。近些年开展的立体定向放疗(γ 刀、X 刀、三维适形放疗、调强适形放疗)对复发或转移病灶能起到较好的控制作用,尤其是对肾癌脑转移者放疗是重要的治疗方法,但应当在有效的全身治疗基础上进行。尸检结果显示,死于肾癌的患者中 15%有脑转移,60%～75%脑转移的患者有临床症状或体征,主要表现为头痛(40%～50%),局灶性神经症状(30%～40%)及癫痫(15%～20%)等症状和体征。肾癌脑转移应采用以内科为主的综合治疗,但对伴有脑水肿症状的患者应加用皮质激素;脑转移伴有其他部位转移的患者,激素和脑部放疗是治疗脑转移的重要手段。对行为状态良好、单纯脑转移的患者可选择脑外科手术(脑转移灶≤3个)、立体定向放疗(脑转移瘤最大直径3～3.5cm)或脑外科手术联合放疗。

(四)遗传性肾癌的诊治原则

1.遗传性肾癌的诊断　遗传性肾癌(或称家族性肾癌)少见,约占肾癌的2%～4%。临床诊断时需参照以下4个基本原则:①患病年龄以中、青年居多,有/无家族史;②肾肿瘤常为双侧、多发,影像学上具有各种肾细胞癌亚型的特点;③有相应遗传综合征的其他表现,如VHL综合征可合并中枢神经系统及视网膜成血管细胞瘤、胰腺囊肿或肿瘤、肾上腺嗜铬细胞瘤、附睾乳头状囊腺瘤、肾囊肿等改变;④检测证实相应的染色体和基因异常。

2.遗传性肾癌的治疗　文献报道的遗传性肾癌中以VHL综合征居多,其他类型的遗传性肾癌罕见,多为个案报道或小样本病例报道。大部分遗传性肾癌与VHL综合征的治疗方法和原则相近。

VHL综合征肾肿瘤治疗原则:肾肿瘤直径<3cm者观察等待,当肿瘤最大直径≥3cm时考虑手术治疗,以NSS为首选,包括肿瘤剜除术。

(五)肾癌预后的影响因素

影响肾癌预后的最主要因素是病理分期,此外,组织学分级、患者的行为状态评分、症状、肿瘤中是否有组织坏死、一些生化指标的异常和变化等因素也与肾癌的预后有关。既往认为肾癌的预后与组织学类型有关,肾乳头状腺癌和嫌色细胞癌的预后好于透明细胞癌;肾乳头状腺癌Ⅰ型的预后好于Ⅱ型;集合管癌预后较透明细胞癌差。

1.pTNM分期　pTNM分期是目前肾细胞癌最重要的预后影响因素。2002年TNM分期中T_{1a}、T_1b、T_2期之间的区别主要依据肾肿瘤的大小,T_{3a}～T_{3c}期之间的区别依据肿瘤侵及的组织或器官。肿瘤的大小和肿瘤的侵及范围可以从一些方面反映出肾癌病变程度,但并不能充分反映出肾癌的生物学特点,所以肾癌的TNM分期标准也在不断地进行修订。将肿瘤侵及肾上腺的患者分在T_4期,并认为肾上腺受侵是局部进展性RCC患者独立的预后不良因素。

淋巴结转移显著影响RCC患者的预后,无论T或M分期如何,伴有淋巴结转移的RCC患者预后不良,淋巴结转移的RCC患者的5年肿瘤特异性生存率为11%～35%。mRCC中无淋巴结转移的患者的中位生存期明显长于伴有淋巴结转移的患者(14.7个月和8.5个月)。CT和MRI诊断淋巴结转移的假阴性率较低,但特异性较差,影像上提示淋巴结肿大但术后只有30%～42%病理证实有淋巴结转移。区域或扩大淋巴结清扫术的价值目前尚存有争议,一些学者认为根治性肾切除术加淋巴结清扫术有可能治愈部分只存在单纯淋巴结转移的患者,已经发生远处转移的 RCC 患者淋巴结清扫术无明确价值。

2.癌细胞分级　按 1997 年国际抗癌协会(UICC)的 TNM 分期,Ⅰ～Ⅳ级的 T_1 期 RCC 患者 5 年肿瘤特异性生存率分别为 91%、83%、60% 和 0%。证实癌细胞分级与肾癌手术后 5 年生存率之间有很强的相关性,是 RCC 患者重要的预后因素。以癌细胞核多型性程度为依据的核分级方案有几种,但所有分级系统存在的主要问题是可重复性差,特别在非甲醛溶液固定或固定差的组织切片中,对核仁及其大小的评价结果往往与病理医师的主观因素相关。

3.组织学亚型　1998 年 WHO 将 RCC 组织学亚型分为透明细胞癌、乳头状细胞癌、嫌色细胞癌、集合管癌 4 种亚型,各亚型在肾癌中所占比例分别为 60%～85%、7%～14%、4%～10%、1%～2%,对依据现有诊断水平不能确定的肾细胞癌分型归为未分类肾细胞癌。经单变量分析,嫌色细胞癌的预后要好于乳头状细胞癌,而乳头状细胞癌又好于透明细胞癌。肾乳头状腺癌又分为Ⅰ型和Ⅱ型,肾乳头状腺癌Ⅰ型癌细胞多为高分化,肾乳头状腺癌Ⅱ型癌细胞多为低分化,故Ⅰ型患者的预后好于Ⅱ型。集合管癌侵袭性强,出现远处转移早,肾髓样癌是集合管癌的亚型,几乎只发生于患镰刀状红细胞贫血的黑人青年,预后很差。

4.肉瘤样结构　在 1998 年和 2004 年 WHO 肾实质肿瘤新分型中将梭形细胞成分作为高级别(低分化)RCC 组织结构。约 2%～5% RCC 组织中有肉瘤样改变,肉瘤样结构可出现在所有的 RCC 组织学亚型中,肾透明细胞癌、乳头状细胞癌、嫌色细胞癌和集合管癌肿瘤组织中伴有肉瘤样变的比例分别为 5%、3%、9% 和 29%。在肿瘤组织中肉瘤样成分所占比例的多少影响患者预后,肉瘤样成分比例超过 5%,患者预后差,现把肉瘤样分化作为 RCC 患者独立的预后指标。

5.肿瘤组织坏死　肿瘤组织坏死是指除细胞变性(如透明样变、出血和纤维化)之外的其他任何程度的镜下肿瘤坏死。肿瘤组织坏死被认为是肿瘤进展的标志,对患者的预后判定有参考意义,组织坏死程度与肿瘤大小、肿瘤分期以及 Fuhrman 分级有关。

6.微小血管受侵　肾癌患者发生微小血管浸润的比例为 25%～28%。有微小血管浸润的患者肿瘤易复发、肿瘤特异性生存时间短。Van Poppel 等对 180 例 RCC 患者术后随访 4 年发现,微血管浸润的 RCC 患者发生进展的比例为 39.2%,而无微小血管浸润者为 6.2%,多因素分析发现微血管浸润是 RCC 患者独立预后因素。

7.集合系统受侵　集合系统受侵的患者预后不良,3 年肿瘤特异性生存率为

39%,显著低于集合系统未受侵的患者(62%)。对于 T_1 和 T_2 期 RCC 患者,集合系统受侵者的死亡风险是未侵者的 1.4 倍,中位生存时间为 46 个月。T_1 期患者集合系统受侵和未受侵者的 3 年肿瘤特异性生存率分别为 67% 和 81%,而 T_2 期 RCC 患者集合系统受侵与未受侵者的 5 年肿瘤特异性生存率分别为 33.3% 和 76.9%,对于 $\geqslant T_3$ 期的 RCC 患者,集合系统是否受侵与不良预后并无明显的相关性。Palapattu 等对此进行多因素分析显示,集合系统受侵常与 RCC 组织学亚型(如透明细胞癌)、肿瘤相关症状(血尿等)、高分级、高分期、肿瘤大小、有无转移等因素相关,认为集合系统受侵不是独立的预后因素。

8.患者的体能状态评分和临床表现　Kamofsky 和 ECOG 评分是最常用的评价患者行为状态的标准,多数研究认为 Karnofsky 和 ECOG 评分是 mRCC 患者独立的预后因素,评分差者预后不良。Tsui 等总结 ECOG 体能状态评分对各期肿瘤患者预后的影响,ECOG 体能状态评分差是独立的预后判定指标。ECOG 评分 0 分与 1 分的患者 5 年肿瘤特异生存率分别为 81% 和 51%。Frank 等回顾性分析 759 例各期 RCC 患者临床资料后认为 ECOG 体能状态评分差是患者的死亡危险因素之一,但不是肿瘤特异性生存的独立预后因素。

RCC 患者的临床表现与预后也有相关性,Schips 等总结 683 例 RCC 患者的临床资料,分析肿瘤相关临床症状与预后的关系,141 例(20.8%)患者伴有肿瘤相关的临床症状,无症状与有症状 RCC 患者 5 年生存率、无疾病进展生存率、肿瘤特异性生存率分别为 82%、79%、86% 与 60%、55%、65%。有症状患者的生存率明显低于无症状患者($P = 0.0001$)。2005 年 AUA 会议上 Kawata 等对比 252 例有症状与无症状肾透明细胞癌的预后,有症状($n = 108$)与无症状($n = 144$)肾透明细胞癌患者 5 年肿瘤特异生存率分别为 59.7%、93.1%。文献报道中与预后相关的临床表现还有血尿、腰部疼痛或不适、食欲缺乏、患者就诊前 6 个月内体重减轻超过 10%、恶病质、查体时可触及肿瘤等。Kim 等报道,在 250 例 pT_1 期 RCC 患者中,恶病质的发生率为 14.8%,并认为恶病质是独立的不良预后因素,显著影响患者无复发生存时间和肿瘤特异性生存时间(风险比分别为 3.03 和 4.39)。

9.实验室检测指标　RCC 患者的一些实验室检测指标异常与预后也有相关性的研究报道,2006 年 AUA 大会上 Magera 等报道,在 1122 例局限性肾透明细胞(pN_x/N_0M_0)患者中术前红细胞沉降率(ESR)、血红蛋白、血钙、血肌酐及碱性磷酸酶异常的发生率分别为:44.8%(152/339)、38.2%(425/1113)、9.0%(79/874)、18.0%(201/1114)及 85.9%(781/909)。单因素分析显示 ESR 快、贫血、高血钙、血肌酐及碱性磷酸酶增高与局限性肾透明细胞癌患者预后的风险比分别为:3.56、

2.42、1.68、1.50、0.91；多因素分析各指标异常的风险比分别为：2.04、1.68、1.44、1.19及0.76。也有文献报道伴有血小板增多症（血小板计数＞$4.0×10^5/mm^3$）的RCC患者预后不良。血小板增多可导致肿瘤侵袭力增高的级联反应，并可能与肿瘤的血管形成有关。伴有或不伴有血小板增多症的局限性RCC患者根治性肾切除术后肿瘤特异性生存期分别为45.2个月、76.6个月；而伴有或不伴有血小板增多症的mRCC患者，两组患者平均生存期分别为34个月、18个月。1999年Motzer等总结了670例mRCC预后影响因素，提出血清乳酸脱氢酶（LDH）高于正常上限1.5倍以上、低血红蛋白（女性＜10g/L，男性＜12g/L）、血清钙＞10mg/dl（离子校正后浓度）是RCC预后不良的影响因素。其他因素如ESR＞70mm/h、中性粒细胞计数＜6000/μl、血清白蛋白＜4g/dl也是预后不良因素，此外IL-6、β-微球蛋白、C反应蛋白、血清碱性磷酸酶浓度以及血清肌酐浓度与肿瘤分期、分级有关，但不是独立的肾癌预后因素。

　　10.RCC多因素评分系统　早期的多因素评估系统主要针对mRCC患者的疗效评价，Maldazys等提出的多因素评分系统包括PS、肺转移及出现转移的时间。Elson等提出的多因素评分系统包括ECOG体能状态评分、初次确诊时间（＞1年或≤1年）、转移灶数量、化疗情况及体重减轻情况等。以后陆续推出了多个RCC预后多因素评分系统。

　　Motzer等通过对应用IFN-α作为一线治疗方案的463例mRCC疗效的总结，提出Karnofsky评分＜80分、LDH＞正常上限1.5倍、低血红蛋白、血清钙＞10mg/dl、从诊断至开始IFN-α治疗的时间＜1年是5个预后不良因素，并根据每位患者伴有不良因素的多少将mRCC患者分为低危（0）、中危（1～2个）和高危（≥3个）三组，三组患者的中位生存期分别为30个月、14个月、5个月。Mekhail等总结353例mRCC影响预后的因素，提出在Motzer 4个不良因素的基础上（LDH增高、高钙血症、低血红蛋白、从诊断至开始IFN-α治疗的时间短），增加先前接受过放射治疗和伴有肝、肺和腹膜后淋巴结转移部位的多少（0～1个部位、2个部位、3个部位）共六项作为预后不良的危险因素，将Motzer对mRCC患者评分系统修改为低危（0～1项）、中危（2项）和高危（≥2项）三组。并报道依据Motzer评分标准低危、中危和高危mRCC分别占19％、70％和11％，患者中位生存期分别为28.6个月、14.6个月和4.5个月。按修订后的Motzer评分标准低危、中危和高危mRCC分别占37％、35％和28％。患者中位生存期分别为26.0个月、14.4个月和7.3个月。2004年Motzer等将2002年提出的5个危险因素中低血红蛋白标准进行了修改，女性＜11.5g/L，男性＜13g/L，将mRCC患者危险程度分组修改为:低危(0)、中危(1 个)和高危(≥2 个)三组。

(六)随诊

随诊的主要目的是检查是否有复发、转移和新生肿瘤。中华泌尿外科学会制订的《肾细胞癌诊治指南》中推荐肾癌患者的随诊应按以下原则进行:

对行 NSS 的患者术后第一次随诊应在术后 4～6 周进行,需行肾 CT 扫描,主要了解肾脏形态变化,为今后的复查做对比之用。此外需评估肾脏功能、失血后的恢复状况以及有无手术并发症等。

常规随诊内容包括:①病史询问。②体格检查。③血常规和血生化检查:肝、肾功能以及术前检查异常的血生化指标,如术前血碱性磷酸酶异常,通常需要进一步复查,因为复发或持续的碱性磷酸酶异常通常提示有远处转移或有肿瘤残留。如果有碱性磷酸酶异常增高和(或)有骨转移症状如骨痛,需要进行骨扫描检查。碱性磷酸酶增高也可能是肝转移或副瘤综合征的表现。④胸部 X 线片(正、侧位)。胸部 X 线片检查发现异常的患者,建议行胸部 CT 扫描检查。⑤腹部超声波检查。腹部超声波检查发现异常的患者、NSS 以及 T_3～T_4 期肾癌手术后患者需行腹部 CT 扫描检查,可每 6 个月 1 次,连续 2 年,以后视具体情况而定。

各期肾癌随访时限:①T_1～T_2:每 3～6 个月随访一次,连续 3 年,以后每年随访一次;②T_3～T_4:每 3 个月随访一次,连续 2 年,第 3 年每 6 个月随访一次,以后每年随访一次;③VHL 综合征治疗后:应每 6 个月进行腹部和头部 CT 扫描 1 次,每年进行一次中枢神经系统的 MRI 检查、尿儿茶酚胺测定、眼科和听力检查。

第二节　肾盂肿瘤

肾盂癌发病高发年龄为 75～79 岁,很少在 40 岁以前发生,发病率随年龄增长而增加。我国平均发病年龄为 55 岁。男性发病率高于女性,男:女约为 2～3:1。肿瘤多为单侧发生。肾盂癌以尿路上皮癌最为多见,鳞状细胞癌和腺癌少见。

肾盂癌的患者发生膀胱癌的几率较高,因此如发现肾盂肿瘤则须常规进行膀胱检查。

一、尿路上皮肿瘤

尿路上皮癌是肾盂恶性上皮性肿瘤最常见的组织学类型,占肾盂肿瘤的85%。常为多灶性,20%以上的患者在诊断时已有多处而不是一处病变。近50%

的患者同时发生膀胱癌。在单侧肿瘤患者中仅有3%对侧形成肿瘤。

【病因】

1.巴尔干肾病　巴尔干肾病是一种退行性间质性肾病,多发于巴尔干半岛。巴尔干肾病患者罹患肾盂癌的概率要远高于一般人群,但两者膀胱癌的发病率并没有显著差异。肿瘤多为多中心,且双侧病变的发生率也较高。由于巴尔干肾病本身已造成了不同程度的肾损害,多数患者手术时需尽量采用保留肾单位的术式。

2.吸烟　与膀胱癌相似,吸烟是引发肾盂肿瘤的最重要的可变危险因素。吸烟者的发病率约为非吸烟者的3倍。其危险率随吸烟时间的长短、数量的增加而增加。即便是已戒烟的人群,其发病率也是无吸烟史的人群的2倍左右。

3.镇痛药　长期大量使用镇痛药,特别是非那西汀,是肾盂癌的另一危险因素。服用镇痛药的男性发生肾盂肿瘤的概率可增加4~8倍,女性为10~13倍。组织学上,滥用镇痛药可导致基底膜增厚和肾乳头瘢痕形成。肾乳头坏死和滥用镇痛药既是独立的危险因素,又可产生协同效应。两者同时发生,可使危险度增加20倍。

4.职业接触　几种职业及职业接触可增加肾盂肿瘤的发病率。具有最高危险率的职业是化工、石油化工、塑料工业,此外还有接触焦炭、煤、沥青及焦油。肿瘤发生与职业接触之间可有较长的时间间隔,达15年甚至更长。

5.其他　其他危险因素包括应用二氧化钍、环磷酰胺治疗,乳头坏死,尿路感染和结石等。

【病理】

1.组织分型

(1)乳头状型:肿瘤质脆,粉白色,有宽窄不同的蒂,多数标本可融合成直径＞1cm大小,表面细颗粒状或绒毛状。多个小肿瘤可融合成直径＞2cm的较大肿瘤,呈菜花状,充塞肾盂,使之扩张。此型向肾盂壁浸润性生长不明显,常推压肾盂肌层,形成弧形较清楚的边界。该型肿瘤常多灶性发生,甚至可出现几乎每一肾盏均见乳头状肿物。

(2)平坦型:肾盂局部黏膜增厚、粗糙、灰白色,病变处由于纤维组织增生、炎性细胞浸润,致使肾盂壁局部增厚、僵硬。

(3)结节肿块型:肿瘤呈球形突入肾盂,基底部向肾盂壁甚至肾实质浸润性生长,形成较大肿物,切面灰白色,颗粒状,质脆,有出血、坏死灶。部分病例癌瘤破坏,占据肾脏一半,甚至全肾。

2.转移方式　肾盂癌有多种转移方式,包括直接侵犯肾实质或周围组织、淋巴转移、血行转移和上皮种植。上皮种植既可发生于顺尿流方向,也可发生于逆尿流方向,但以前者最为常见。肾盂癌的淋巴转移主要取决于肿瘤的位置和浸润深度。最常见的血行转移部位为肝、肺和骨。在非常少见的情况下可出现肿瘤直接破入肾静脉或下腔静脉。

【临床表现】

1.血尿 为最常见的症状,可发生于 56%~98% 的患者。早期即可出现间歇无痛性血尿,可为肉眼或镜下血尿。镜下血尿常见于早期或分化良好的肿瘤。偶可出现蠕虫样血条。血尿严重程度与病变的良恶性无关。

2.疼痛 1/3 患者有腰部钝痛,疼痛的原因主要为继发于逐渐加重的尿路梗阻和肾盂积水。当血块通过输尿管部时可发生肾绞痛。

3.晚期症状 患者出现消瘦、体重下降、贫血、衰弱、下肢水肿、腹部肿物及骨痛等转移症状。如有膀胱刺激征,往往是伴发膀胱肿瘤。肿瘤局部扩散可能出现同侧精索静脉曲张、后腹膜刺激征。

4.约 15% 的患者可无症状,为偶然发现。

【诊断】

1.尿细胞学检查 上尿路肿瘤的尿细胞学检查阳性率低于膀胱癌。分化良好的肿瘤细胞学检查常呈阴性。对于尿细胞学检查异常伴尿路造影充盈缺损的患者,诊断仍须谨慎。细胞学检查对 1 级肿瘤诊断的准确性为 20%,2 级和 3 级肿瘤为 45%~75%。输尿管导管引流尿发现瘤细胞诊断上尿路肿瘤的准确率相对较高。为提高阳性率亦可应用等渗盐水冲洗。在监视下用特制的刷子,通过输尿管导管于病变处刷取标本送检,敏感性可达 91%,特异性为 88%,准确性为 89%。一般来说,该技术比较安全,并发症不多,但有出现上尿路严重出血和穿孔的风险,脱落的肿瘤细胞尿路种植的可能性也存在。高渗离子造影剂可影响尿细胞学检查的准确性,因此,应在尿路造影之前收集检查标本。

2.尿路造影 尿路造影是肾盂癌诊断的基本方法。无论是排泄性或逆行性尿路造影都可以发现充盈缺损,上尿路上皮肿瘤 50%~70% 可发现充盈缺损,不规则,和集合系统管壁相连。肾盂内肿瘤有时发生肾盏不显影,有 10%~30% 上尿路肿瘤引起梗阻,使集合系统不显影,这是肿瘤有浸润的表现。检查上尿路肿瘤时必须双侧同时检查,尤其应注意健侧有无可疑病变,对决定治疗方案有重要参考价值。在逆行性尿路造影时,造影剂应稀释为 1∶2~1∶3 浓度,过浓的造影剂可掩盖充盈缺损。

3.CT 可用于诊断和分期。尿酸结石有时可以在腹平片上不显影,但其 CT

值可＞100Hu(80～250Hu)，而尿路上皮癌平均 CT 值为 46Hu(10～70Hu)，易于鉴别。在与肾癌鉴别时，尿路上皮癌密度接近于肾实质，而肾癌密度则低于肾实质，CT 值相对低。但 CT 不能区分 Ta 和 T_1 期肿瘤。CT 对估计肿瘤的局限性、浸润范围及转移情况都有帮助，可能发现肾实质及输尿管周围软组织、静脉、淋巴结侵犯情况以及肝转移灶。

CT 尿路造影也逐渐应用于肾盂癌的影像学诊断，其对肾实质损害的评价有较高准确性。

随着技术的不断进展，CT 尿路造影三维成像和尿路造影有相似的价值。其发现肿瘤的准确性接近 100％，特异度为 60％，具有较好的阴性预测价值。这种方法的主要缺点在于患者接受射线剂量较大。

4.B 超　　B 超诊断上尿路上皮肿瘤价值有限，但可以区分尿路上皮肿瘤与阴性结石。对于超声检查示肾积水的患者，若临床怀疑肾盂癌，必须进一步行尿路造影检查。

5.MRI　　尚无优于 CT 的报道，但 MRI 水成像可代替逆行性尿路造影，尤其是尿路存在梗阻性病变时。MRI 亦有助于发现肿瘤是否侵入周围软组织器官以及淋巴结，对肿瘤的分期有重要意义。

6.输尿管镜　　可用于诊断上尿路肿瘤。在输尿管镜下取得的活检标本的病理结果与手术标本的病理结果有较好的一致性。但由于活检标本量较小，很难据此判断肿瘤的分期，需结合其他影像学资料进行综合分析。并非所有的患者均需行此检查。一般情况下，仅在尿路造影及其他影像学检查难于明确诊断，或行输尿管镜后可能改变治疗方案时，方采用此检查方法。由于检查时可能穿透输尿管，同时创伤尿路上皮黏膜，易于肿瘤种植，因此必须严格选择适应证。经皮肾镜一般不用于肾盂癌诊断，以免肿瘤种植。

需要注意的是，泌尿系统的肾盂、输尿管、膀胱和尿道都覆盖着尿路上皮，在解剖学上是既连续又分开的器官。尿路上皮接触的都是尿液，尿内如果有致癌物质，就可能引起任何部位的尿路上皮发生肿瘤。因此，尿路上皮肿瘤常为发生顺尿流方向多器官肿瘤。半数以上的肾盂癌可同时或先后发生对侧肾盂、输尿管、膀胱、尿道等一个或多个器官肿瘤。由此可见，在进行肾盂癌的检查时，一定要全面了解这个尿路的情况，避免遗漏病变。

【治疗】

肾盂癌应积极治疗。治疗应根据肿瘤的分期和分级。低分期低级肿瘤无论保守手术还是根治性手术疗效都好。中等分化肿瘤根治手术效果好。高分期肿瘤不论选择保守、根治手术都预后不良。G_1 肿瘤保留组织手术的复发率仅 7%，5 年生存率可达 75%，根治手术达 88%。G_2 肿瘤保留组织手术复发率为 28%，2 年生存率 46%，根治手术 2 年生存率 90%。低分化肿瘤保留组织手术后生存时间很短，不能发现复发。

1.**手术治疗**　根治性肾输尿管全切除术是传统的基本的治疗方法，开放或腹腔镜手术均可采用，亦可行腹腔镜联合开放手术（腹腔镜下行肾切除术和输尿管切除术，开放手术行远端输尿管和输尿管开口切除）。手术切除必须包括患肾、输尿管全长及输尿管开口处的膀胱壁。如果保留一段输尿管或其在膀胱的开口，肿瘤在残留输尿管或其开口的复发率可达 33%～75%。如果肿瘤位置接近肾上极或有侵犯肾上腺的表现（影像学或术中探查），须同时进行肾上腺切除术，因为在进展期肿瘤患者中肾上腺转移并不罕见。手术可以分两切口进行，不要切断输尿管，以免肿瘤转移。

在开放手术的同时，一般均行区域淋巴结清除术。一般认为上尿路肿瘤如果已有淋巴结转移，往往存在远处转移灶，淋巴结清除术可否提高生存率存在疑问。但如果是高分期分化不良的肾盂癌，淋巴结清除术可能有好处。淋巴结清扫的范围主要包括同侧肾门淋巴结、邻近的主动脉旁淋巴结和腔静脉旁淋巴结。

肾输尿管全切除术可以有效地提高患者的 5 年生存率，尤其是对于高级别浸润性病变的患者。但对局部进展期的患者疗效相对较差。

2.**保守手术**　适用于孤立肾、双侧病变或肾功能衰退者，尽可能保留原有功能。为避免肿瘤播散或种植，应选用开放手术而非腹腔镜手术。如果肿瘤侵犯肾实质，可同时行肾部分切除术。肾盂癌往往难于施行保守手术。术后复发率和肿瘤的分级相关：1 级肿瘤的复发率为 10%，2 级为 30%，3 级为 60%。

3.**内镜治疗**　主要适用于孤立肾、双侧病变及肾功能减退的患者。如患者健侧肾脏正常，患侧病变较小、分级低，亦可采用内镜治疗，但复发率较高。内镜下活检对确定肿瘤分级的准确性可达 78%～92%。可以通过肿瘤分级来估计肿瘤的浸润深度：85% 的 1 级、2 级肿瘤为 Ta 或 T_1 期，67% 的 4 级肿瘤为 T_2 或 T_3 期。输尿管镜下切除术对低分级低分期肿瘤的效果较好。对于浸润性病变，由于肿瘤的深度较深，进行切除时可导致严重出血或穿透输尿管，所以术前需谨慎评估病变。因此，高级别、高期别的患者应采取传统的开放或腹腔镜肾切除术。手术并发症为输尿管穿孔或狭窄。经皮肾镜治疗 2 级肿瘤后的生存率与开放手术相似，但对 3 级肿瘤则生存率不及开放手术。

4.**放射治疗**　在高级别的浸润性肿瘤，可在术后配合放疗，剂量一般为 37～

60Gy。局部放疗可降低局部肿瘤复发率,可能会提高生存率。对骨转移灶的局部放疗可达到减轻疼痛的目的。

5.化疗 腔内化疗可以有效地降低肿瘤复发率,主要适用于肾功能不良和双侧性多发浅表肿瘤、原位癌及局部切除后的辅助治疗。给药途径可采取经皮置管、置入 D-J 管逆行灌注等。可选用的药物有 BCG、丝裂霉素、多柔比星和噻替哌。主要的并发症为败血症、BCG 感染引起的全身症状、肾盂输尿管纤维化和梗阻等。对晚期肿瘤,可行全身化疗。化疗方案主要为 MVAC 方案(甲氨蝶呤、长春新碱、多柔比星、顺铂)。

6.动脉栓塞 对存在难以治疗的转移灶或其他疾病而不适于立即手术切除的肾盂癌患者,动脉栓塞可以减轻症状并延缓肿瘤发展。

7.随访 肾盂癌的 5 年生存率根据肿瘤分期的不同存在很大差异,此外,肿瘤的预后也和患者的年龄有一定关系。

由于尿路上皮癌具有多中心复发的倾向,因此定期随访非常重要,并且应特别注意其余尿路上皮器官发生肿瘤的可能性。常规的术后评估应包括对膀胱、同侧(如采取保留肾单位治疗)及对侧泌尿道,以及泌尿系外可能发生转移的器官。术后一年内每 3 个月须进行一次随访,内容包括查体、尿常规以及膀胱镜检查。尿细胞学检查可能对发现肿瘤复发,特别是高级别肿瘤,有一定的帮助。

约 1%~4%的患者可出现双侧病变,所以均须进行 IVU 或逆行性尿路造影以评估同侧及对侧尿路情况。B 超和 CT 可对肿瘤和隐性结石进行鉴别。如果造影出现充盈缺损,则需进一步行输尿管镜检查。检查的频率很大程度上取决于肿瘤的分级、分期,一般情况下,术后 2~3 年内每半年进行一次,之后可每年进行一次。

此外,还应行胸片、肝功酶学检查、骨扫描等评估有无远处转移。

二、鳞癌

肾盂鳞状细胞癌少见,占肾盂癌的 14%。其组织来源仍然是尿路上皮。一般认为与慢性炎症刺激或滥用止痛药物有关,常伴有肾盂肾炎、肾结石及肾盂黏膜白斑。鳞癌通常为中低分化,易于早期浸润及转移。肾结石患者或结石取出后仍然有经常性严重血尿者,应警惕肾盂鳞状细胞癌的存在。CT 对鳞癌的诊断很重要,因为鳞癌比尿路上皮癌更容易向外围扩展,并且可能合并结石。其 5 年生存率 0。

诊断和治疗同尿路上皮癌。

三、腺癌

肾盂腺癌少见,占肾盂癌的比例低于1%,主要见于妇女,与肾结石、梗阻和肾盂肾炎有关。单一性腺癌少见,常为肠型、黏液型或印戒细胞型混合存在。长期炎症刺激(结石和反复感染等)导致尿路上皮腺性化生,发生腺性或囊性肾盂炎是腺癌发生的原因和基础。大多数腺癌是高级别的,有广泛浸润,预后很差。

第三节　输尿管癌

近20年,输尿管移行细胞癌的发病率有升高的趋势。50%~73%发生在输尿管下1/3。与膀胱移行细胞癌和肾盂移行细胞癌的生物学特性相似。

输尿管鳞状细胞癌少见,占输尿管原发癌的4.8%~7.8%,多为男性,60~70岁多见。25%的患者有输尿管或肾盂结石。左右侧输尿管受累几率相同。65%发生在输尿管下1/3。一般认为与尿路上皮鳞状化生有关。发现的病例大多已经是临床Ⅲ~Ⅳ期。有报道最长存活期为3年,大多数患者1年内死亡。

输尿管腺癌更少见,多见于60~70岁。72%是男性,常合并肾盂或输尿管的其他恶性上皮成分,40%合并结石。

【临床表现】

输尿管癌输尿管癌最常见的症状是肉眼或镜下血尿,占56%~98%。其次是腰部疼痛,占30%,典型为钝痛,如果有血凝块等造成急性梗阻,可出现绞痛。另有约15%没有症状,在体检时发现。晚期还会出现消瘦、骨痛和厌食等症状。

【诊断】

输尿管癌患者早期无症状,后期主要表现为无痛性肉眼或镜下血尿。诊断主要依靠辅助检查。

(一)影像学表现

传统的方法是静脉肾盂造影,现在CT尿路造影的应用越来越广泛。CT尿路造影现在还能进行三维成像,在泌尿系统成像的效果与静脉造影相同。

输尿管移行细胞癌静脉造影主要表现为充盈缺损和梗阻。这要与血凝块、结石、肠气、压迫,脱落的肾乳头鉴别。结石可以通过超声或CT鉴别。其他的充盈缺损需要进一步行逆行尿路造影或输尿管镜来鉴别。评估对侧肾功能是重要的,因为存在双侧受累的可能,而且可以判断对侧肾功能,以选择治疗方法。

CT 和 MRI 可以帮助确定侵犯程度,是否存在淋巴结和远处转移,以判断临床分期。有研究显示,CT 判断 TNM 分期的准确度是 60%。

(二)输尿管镜检

通过静脉尿路造影或逆行尿路造影诊断的准确率是 75% 左右,联合输尿管镜检准确率能达到大约 85%～90%。55%～75% 的输尿管肿瘤与膀胱肿瘤是低级别和低分期,输尿管浸润性肿瘤较膀胱更常见。由于输尿管镜活检标本较小,所以在确定肿瘤的分期时,应该结合影像学确定肿瘤的形态和分级。

【治疗】

(一)内镜治疗

内镜治疗输尿管肿瘤的基本原则与膀胱肿瘤相同。单肾、双侧受累、肾功能不全或并发其他严重的疾病是内镜治疗的指征。对侧肾功能正常的患者,如果肿瘤体积小、级别低,也可以考虑内镜治疗。

1.输尿管镜　输尿管下段肿瘤可以通过硬镜逆行治疗,而上段肿瘤可以选择逆行或顺行,软镜更适合逆行治疗。

2.经皮肾镜　主要治疗输尿管上段肿瘤,可以切除较大的肿瘤,能够获得更多的标本以使分期更准确,经皮肾通道还可以用于辅助治疗。准确的穿刺是关键,穿刺中盏或上盏能顺利到达肿瘤位置。术后 4～14 天,再次通过造瘘口观察是否有残余肿瘤,如果没有,则在基底部再次取材,并用激光烧灼。没有肿瘤,则拔除肾造瘘管。如果需要进一步的辅助治疗,则更换 8F 的造瘘管。经皮通道破坏了泌尿系的闭合性,有肿瘤种植的风险,并发症也比输尿管镜多,主要有出血、穿孔、继发性肾盂、输尿管交界处梗阻等。

(二)开放手术

1.输尿管部分切除术　适应证:①输尿管中上段非浸润性 1 级/2 级肿瘤;②通过内镜不能完全切除的肿瘤;③需要保留肾单位的 3 级肿瘤。

通过影像学和输尿管镜确定肿瘤的大体位置,距离肿瘤 1～2cm 切除病变输尿管,然后端-端吻合。

2.末端输尿管切除　适应证:不能通过内镜完全切除的输尿管下段肿瘤。

方法:接近膀胱的下段和壁内段的输尿管可以通过膀胱外、膀胱内或内外联合的方式切除。整个下段切除,如果不能直接吻合膀胱,首先选择膀胱腰肌悬吊。如果缺损过长,可行膀胱翻瓣。

3.开放式根治性肾输尿管切除术　适应证:体积大、级别高的浸润性输尿管上段肿瘤。多发、体积较大、快速复发中等级别,非浸润性输尿管上段肿瘤的肿瘤也可以行根治性全切。范围包括:肾脏,输尿管全长和输尿管口周围膀胱黏膜。

(1)肾脏、肾周脂肪和肾周筋膜完全切除:传统上还包括同侧的肾上腺。如果肾上腺在术前影像学和手术中观察是正常的,可以保留。

(2)输尿管下段切除:包括壁内段,输尿管口和周围的膀胱黏膜。输尿管残端的肿瘤复发的风险是30%～75%。需要牢记:移行细胞癌可能种植在非尿路上皮表面,所以保持整个系统闭合是重要的,尤其对于级别高的肿瘤。

1)传统末端切除术:可以经膀胱、膀胱外或膀胱内外相结合。经膀胱对于完整的输尿管切除是最可靠的,包括输尿管口周围1cm的膀胱黏膜。

2)经尿道切除输尿管口:用于低级别的上段肿瘤中。患者截石位,经尿道切除输尿管口和壁内段输尿管,直到膀胱外间隙,这样避免再做一个切口。如果是腹腔镜手术就不用这种方法,因为需要另作一切口取出标本。这种方法破坏了尿路的完整性,有局部复发的可能。

3)脱套法:术前输尿管插管,输尿管尽量向远侧游离后切断,远端输尿管与导管固定,患者改为截石位,输尿管被牵拉脱套到膀胱,然后切除,但输尿管有被拉断的可能。

4)淋巴结切除术:根治性肾输尿管切除术应该包括局部淋巴结切除。对于中上段输尿管肿瘤,同侧的肾门淋巴结和主动脉旁和腔静脉旁淋巴结需要清除。是否进行局部淋巴结清除仍有争议,但这样做并不增加手术时间,也不会带来更多的并发症,还可能对患者的预后有利。

(三)腹腔镜根治性肾输尿管切除术

开放式根治性肾输尿管切除术是上尿路上皮癌的"金标准",但现在腹腔镜根治术被认为更适合。指征与开放手术相同,可以经腹腔、经腹膜后或手助式。与开放手术相比,术后恢复快、疼痛轻、住院时间短并且美观。所有的腹腔镜手术包括肾切除和输尿管切除两部分。始终需要注意肿瘤种植的风险。切口的选择也很重要,不仅只是取出标本还要满足末端输尿管的切除。

第四节　膀胱癌

膀胱癌是人类常见恶性肿瘤之一。据美国癌症协会统计,2006年在美国,膀胱癌在男性是继前列腺癌、肺癌和直肠癌以后排名第四位的恶性肿瘤,占男性恶性肿瘤的5%～10%;在女性排名第九位。在欧洲,意大利北部、西班牙和瑞士日内瓦男性发病率最高,为 30/10 万。我国膀胱癌的发病率也较高,且呈逐年最高趋势,近 15 年平均增长速度为 68.29%。

【病因】

膀胱癌病因还不清楚,比较明确的因素为接触化学致癌物质与内源性色氨酸代谢异常。

1.化学致癌物质　一些芳香胺类的化学物质,如 β-萘胺、4-氨基联苯、联苯胺和仪 α-萘胺,经皮肤、呼吸道或消化道吸收后,自尿液中排出其代谢产物如邻羟氨基酚作用于尿路上皮而引起肿瘤,因尿液在膀胱中停留时间最长,故膀胱发病率最高。这些致癌物质多见于染料工业、皮革业、金属加工及有机化学等相关工作,致癌力强度按前述顺序递减,人与该类物质接触后致发生癌的潜伏期为 5～50 年,多在 20 年左右。

2.内源性色氨酸代谢异常　色氨酸正常的最终代谢产物为烟酸,当有代谢障碍时则出现中间代谢产物积聚,如 3-羟犬尿氨酸原、3-羟邻氨基苯酸及 3-羟-2-氨基-苯乙酮等,这些中间产物均属邻羟氨基酚类物质,已在动物实验中证实诱发小鼠膀胱肿瘤。

3.其他　近年发现吸烟与膀胱肿瘤有明显关系,吸烟者比不吸者膀胱癌发病率高 4 倍;人工甜味品如糖精等可能有膀胱致癌作用,另外长期服用镇痛药非那西丁,或肾移植患者长期服用环孢素 A 等免疫抑制剂亦能增加发生膀胱肿瘤危险。

患埃及血吸虫病后,由于膀胱壁中血吸虫卵的刺激容易发生膀胱肿瘤。我国血吸虫病由日本血吸虫病所致,不引起这种病变。膀胱黏膜白斑病、腺性膀胱炎、结石、长期尿潴留、某些病毒感染以及药物环磷酰胺等也可能诱发膀胱肿瘤。

【病理】

(一)病理类型

尿路被覆的上皮统称为尿路上皮。传统上将尿路上皮称为移行上皮,但当前更多的文献主要采用尿路上皮的概念。

膀胱癌包括尿路上皮细胞癌、鳞状细胞癌和腺细胞癌,其次还有较少见的转移性癌、小细胞癌和癌肉瘤等。其中,膀胱尿路上皮癌最为常见,占膀胱癌的 90% 以上。膀胱鳞状细胞癌比较少见,占膀胱癌的 3%～7%。膀胱腺癌更为少见,占膀胱癌的比例<2%。生长方式一种是向膀胱腔内生长成为乳头状瘤或乳头状癌;另一种在上皮内浸润性生长,形成原位癌、内翻性乳头状瘤和浸润性癌。

1.上皮组织发生的肿瘤　主要包括尿路上皮性肿瘤,腺癌及鳞状上皮癌,98% 的膀胱肿瘤来自上皮组织,其中尿路上皮性肿瘤占 95%,故非特指情况下,膀胱肿瘤即为尿路上皮性肿瘤。

(1)尿路上皮性肿瘤:主要包括原位癌、乳头状瘤、乳头状癌及实体性癌。后两者可在一个肿瘤同时出现,称为乳头状实体性癌。

1)原位癌:是一个特殊的尿路上皮性肿瘤,开始时局限于尿路上皮内,形成稍突起的绒毛状红色片块,不侵犯基底膜,但细胞分化不良,细胞间的黏附性丧失,故细胞容易脱落而易于从尿中检查。原位癌的自然过程难以预测,有些长期无症状,不出现浸润,有些发展很快,从原位癌发展为浸润癌一般需 1～5 年,有长达 20 年的,因此有人认为原位癌存在两种形式,一种代表有浸润能力的实体性癌的前身,另一种却无浸润的能力,称为矛盾性癌,是良性的。

2)乳头状瘤:是一种良性肿瘤,组织学上可见肿瘤源起于正常膀胱黏膜,像水草样突入膀胱内,具有细长的蒂,其中可见清楚的纤维组织及血管的中心束。乳头状瘤有复发的特点,5 年内复发率为 60%,其中 48.6% 复发两次以上。

3)乳头状癌:在移行上皮性肿瘤中最常见。病理特点是各乳头粗短融合,瘤表面不光洁,坏死或有钙盐沉着,瘤基底宽或蒂粗短。有时乳头状癌长如小拳,但仍保留一蒂,对其他部位无浸润。此情况虽不多见,但应注意,以免作不必要的全膀胱切除术。

4)实体性癌:在移行上皮性肿瘤中最为恶性,表面不平,无明显乳头形成,肿瘤表面有溃物,溃物边缘高起,表面呈结节状,早期向深处浸润,故又称为浸润性癌。

(2)腺癌:又称腺样癌、黏液腺癌,属较少见的膀胱肿瘤。腺癌多见于膀胱三角区、侧壁及顶部。膀胱三角区的腺癌常起源于腺性膀胱炎或囊性膀胱炎。位于膀胱顶部的腺癌多起源于脐尿管残余,位置隐蔽,出现症状时往往已到晚期。膀胱也可以出现转移性腺癌,可来自直肠、胃、子宫内膜、卵巢、乳腺或前列腺等原发腺癌,比较罕见,有报告 5000 例尸检中占 0.26%。

(3)膀胱鳞状细胞癌:亦不多见,国内近年 12 篇膀胱肿瘤报告中占 0.58%～5.55%。膀胱的尿路上皮在各种刺激下能化生为鳞状上皮。有报告指出局灶性鳞状上皮化生可达 60%,但主要仍属尿路细胞癌,只有在肿瘤各部出现一致的病理改变时,才能诊断为鳞状细胞癌。国内有不少膀胱结石伴发膀胱癌的报道。一般说来,膀胱鳞状细胞癌比尿路上皮性癌恶性度高,发展快,浸润深,预后不良。

2.非上皮性膀胱肿瘤　为来自间叶组织的肿瘤,占全部膀胱肿瘤 2% 以下,包括血管瘤、淋巴管瘤、恶性淋巴瘤、平滑肌瘤或肉瘤、肌母细胞瘤、横纹肌肉瘤、嗜铬细胞瘤、恶性黑色素瘤、息肉、类癌、浆细胞瘤、纤维瘤、纤维肉瘤、黏液性脂肪肉瘤、癌肉瘤、组织细胞瘤、神经鞘瘤、软骨瘤、恶性畸胎瘤及皮样囊肿等。其中恶性淋巴瘤可能是全身性疾病;血管瘤可能与毗邻器官的血管瘤同时发生并有相连,使手术困难。横纹肌肉瘤起源于膀胱三角区或膀胱黏膜下组织,一方面向黏膜下层扩展,另一方面,肿瘤推顶着膀胱黏膜向膀胱内生长,形成小小叶状肿物,状如葡萄串,故又称为葡萄状肉瘤,但少数也可形成实块性肿瘤。显微镜下可见横纹肌样纤维及幼稚的胚样间叶细胞。

(二)分级

膀胱肿瘤的恶性程度以分级表示,目前普遍采用 WHO 分级法(WHO 1973,WHO/ISUP 1998,WHO 2004)。

1.WHO 1973 分级法　1973 年 WHO 的膀胱癌组织学分级法是根据癌细胞的分化程度,将其分为高分化、中分化和低分化 3 级,分别用 grade Ⅰ、Ⅱ、Ⅲ 表示。Ⅰ级肿瘤的分化好,移行上皮层多于 7 层,其结构及核的异型与正常稍有差异,偶见核分裂。Ⅱ级除上皮增厚外,细胞极性消失中等度核异型性出现,核分裂常见。Ⅲ级为不分化形,与正常上皮毫无相似之处,核分裂多见。膀胱癌的分级与膀胱癌的复发、浸润性成正比,Ⅰ、Ⅱ、Ⅲ 级膀胱癌发展为浸润癌的可能性为 10%、50%、80%。

2.WHO/ISUP 分级法　1998 年 WHO 和国际泌尿病理协会(ISUP)提出了非浸润性尿路上皮癌新分类法,2004 年 WHO 正式公布了这一新的分级法。新分类法中肿瘤的分类主要基于光镜下的显微组织特征,相关形态特征的细胞类型和组织构型。此分级法将尿路上皮肿瘤分为低度恶性倾向尿路上皮乳头状肿瘤(PUNLMP)、低分级和高分级尿路上皮癌。

低度恶性倾向尿路上皮乳头状瘤指乳头状尿路上皮损害,乳头状肿瘤细胞排列有序、结构轻度异常、细胞核轻度间变,可不考虑细胞层次的数目。低度恶性倾向尿路上皮乳头状瘤细胞层次明显多于乳头状瘤,和(或)细胞核轻微增大、染色质增多,有丝分裂像偶见,通常限于基底层。此种尿路上皮肿瘤虽然进展的风险很小,但不完全属于良性病变,仍有复发的可能。

我国《膀胱肿瘤诊疗指南 2007 年版》建议使用 WHO 2004 分级法,以便采用统一的标准诊断膀胱肿瘤,更好地反映肿瘤的危险倾向。

(三)分期

膀胱癌的分期指肿瘤浸润深度及转移情况。病理分期同临床分期,是判断膀胱肿瘤预后的最有价值的参数。

目前主要有两种分期方法,一种是美国的 Jewett-Strong-Marshall 分期法,另一种为国际抗癌联盟(UICC)的 TNM 分期法。目前普遍采用国际抗癌联盟的

2002 年第 6 版 TNM 分期法(表 2-2)。膀胱乳头状瘤限于其细胞和正常移行细胞无区别者,较少见,未列入临床和病理分期。

表 2-2 2002 年膀胱癌 TNM 分期

原发肿瘤(T)

TX 原发肿瘤无法评估

T_0 无原发肿瘤证据

Ta 非浸润性乳头状癌

Tis 原位癌:"平坦肿瘤"

T_1 肿瘤侵犯上皮下结缔组织

T_2 肿瘤侵犯肌层

　pT_{2a} 肿瘤侵犯浅肌层(内 1/2)

　pT_{2b} 肿瘤侵犯深肌层(外 1/2)

T_3 肿瘤侵犯膀胱周围组织

　pT_{3a} 显微镜下

　pT_{3b} 肉眼(膀胱外肿块)

T_4 肿瘤侵犯下列任何一器官:前列腺、子宫、阴道、盆腔、腹壁

　T_{4a}肿瘤浸润前列腺、子宫、阴道

　T_{4b}肿瘤侵犯盆腔、腹壁

区域淋巴结(N)*

NX 区域淋巴结无法评估

N_0 无区域淋巴结转移

N_1 单个淋巴结转移,最大直径≤2cm

N_2 单个淋巴结转移,最大直径>2cm,但≤5cm 或多个淋巴结转移,但无一最大直径>5cm 者

N_3 单个淋巴结转移,最大直径>5cm

远处转移(M)

MX 远处转移无法评估

M_0 无远处转移

M_1 有远处转移

　*区域淋巴结:为真性盆腔的淋巴结,即髂总动脉分叉以下的盆腔淋巴结。其分期中区域淋巴结转移的意义在于淋巴结的数量和大小,而不在于是单侧还是双侧转移。包括髂内动脉淋巴结、髂外动脉淋巴结、闭孔淋巴结、膀胱周围淋巴结、骶骨淋巴结(侧方、骶岬)和骶前淋巴结等。

膀胱癌可分为非肌层浸润性膀胱癌（Tis，Ta，T_1）和肌层浸润性膀胱癌肌层浸润性膀胱癌（T_2 以上）。局限于黏膜（Ta～Tis）和黏膜下（T_1）的非肌层浸润性膀胱癌（以往称为表浅性膀胱癌）占 75％～85％，肌层浸润性膀胱癌占 1.5％～25％。而非肌层浸润性膀胱癌中，大约 70％为 Ta 期病变，20％为 T_1 期病变，10％为膀胱原位癌。原位癌虽然也属于非肌层浸润性膀胱癌，但一般分化差，属于高度恶性的肿瘤，向肌层浸润性进展的概率要高得多。因此，应将原位癌与 Ta、T_1 期膀胱癌加以区别。

肿瘤分布在膀胱侧壁及后壁多见，三角区和顶部次之。膀胱肿瘤的转移途径包括经淋巴道、经血行、经直接扩散及瘤细胞直接种植等。

淋巴道转移是最常见的一种途径，膀胱癌可转移到髂内、髂外、闭孔淋巴结群，或可到髂总淋巴结。髂内及闭孔淋巴结或许是膀胱癌转移的第一站淋巴结。

经血行转移，常见于晚期病例，最多见于肝脏，其次为肺及骨骼，皮肤、肾上腺、肾、胰腺、心脏、睾丸、涎腺、卵巢、肌肉及胃肠均曾有报道，但均占少数。

直接扩散常出现于前列腺或后尿道。膀胱癌可延伸至膀胱外与盆腔粘连形成固定块，或蔓延至膀胱顶部的黏膜。

肿瘤细胞直接种植可以出现于手术过程中，术后在膀胱切口处或皮肤切口下发生肿块。膀胱内肿瘤的复发或出现多发性的肿瘤，有一部分也是由于肿瘤细胞种植所致。膀胱全切除术后尿道残端出现肿瘤也可能是手术种植的结果。

【临床表现】

1.血尿　绝大多数膀胱肿瘤患者的首发症状是无痛性血尿，如肿瘤位于三角区或其附近，血尿常为终末出现。如肿瘤出血较多时，亦可出现全程血尿。血尿可间歇性出现，常能自行停止或减轻，容易造成"治愈"或"好转"的错觉。血尿严重者因血块阻塞尿道内口可引起尿潴留。血尿程度与肿瘤大小、数目、恶性程度可不完全一致，非上皮肿瘤血尿情况一般不很明显。

2.膀胱刺激症状　肿瘤坏死、溃疡、合并炎症以及形成感染时，患者可出现尿频、尿急、尿痛等膀胱刺激症状。

3.其他　当肿瘤浸润达肌层时，可出现疼痛症状，肿瘤较大影响膀胱容量或肿瘤发生在膀胱颈部，或出血严重形成血凝块等影响尿流排出时，可引起排尿困难甚至尿潴留。膀胱肿瘤位于输尿管口附近影响上尿路尿液排空时，可造成患侧肾积水。晚期膀胱肿瘤患者有贫血、水肿、下腹部肿块等症状，盆腔淋巴结转移可引起腰骶部疼痛和下肢水肿。

【诊断】

成年人尤其年龄在 40 岁以上，出现无痛性血尿，特别是全程血尿者，都应想到泌尿系肿瘤，而首先应考虑膀胱肿瘤的可能。查体时注意膀胱区有无压痛，直肠指诊检查双手合诊注意有无触及膀胱区硬块及活动情况。膀胱肿瘤未侵及肌层时，此项检查常阴性，如能触及肿块，即提示癌肿浸润已深，病变已属晚期。

下列检查有助于筛选或明确诊断。

1.尿常规　有较长时间镜下血尿，相差显微镜分析提示血尿来源于下尿路者，应该警惕有无膀胱肿瘤的发生。由于膀胱肿瘤导致的血尿可为间歇性，故 1～2 次尿常规正常不能除外膀胱癌。

2.尿液脱落细胞检查　尿细胞学(UC)检查是膀胱癌的重要检测手段，特别是检出高级别肿瘤(包括原位癌)。细胞体积增大、胞核-胞质比例增高、核多形性、核深染和不规则以及核仁突起等是高级别膀胱癌的特征性所见。为了防止肿瘤细胞的自溶漏诊及增加阳性率，一般连续检查 3 天的尿液，留取尿液标本后应及时送检。

尿标本可取自患者自解尿液或膀胱冲洗液，多数资料证明自解尿液的阳性率要比膀胱冲洗液的阳性率低 20%，但前者无创，取材方便；后者有创，但可获取更多的肿瘤细胞，细胞的保存亦较完好。尿细胞学检查对高级别肿瘤的敏感度为 60%～90%，特异度为 90%～100%。对低级别肿瘤敏感度仅为 30%～60%，但特异度仍在 85% 以上。

总的说来，尿细胞学检查的敏感性随膀胱癌细胞分级、临床分期的增高而增高。尿细胞学检查对诊断 Cis 尤为重要，因 Cis 癌细胞黏附力差，易于脱落，膀胱镜检查不易发现。

3.瘤标检测　虽然有许多文献报道尿液中的瘤标可用于诊断膀胱癌，但目前尚无足够的临床资料证明这些标记物可取代膀胱镜检在膀胱肿瘤诊断中的作用。尽管如此，它们以快速、简便、非侵袭性及较敏感等优点在临床上仍有广阔的应用空间。

(1)以尿液中物质为检测对象的肿瘤标记物。

1)膀胱肿瘤抗原：膀胱肿瘤抗原(BTA)是膀胱肿瘤在生长过程中释放的蛋白水解酶降解基底膜的各种成分形成的胶原片段、糖蛋白和蛋白多糖等释放进入膀胱腔内形成的复合物。

有两种检测 BTA 方法：BTAstat 和 BTA-TRAK，前者为定性试验，后者为定量试验，均检测患者尿中补体因子 H-相关蛋白。由于所定阈值不一，其敏感度和特异度文献报道分别为 $50\%\sim80\%$ 和 $50\%\sim75\%$，随肿瘤级、期的增高而升高。膀胱有炎症和血尿时可出现假阳性。

2)核基质蛋白:核基质是充盈于细胞核内,除了核膜、染色质和核仁以外的三维网状结构,是细胞内部的结构支架,其主要成分为 RNA 和蛋白质。核基质蛋白(NMP)是核基质的主要组成部分,NMP22 属于 NMP 的一种,又称有丝分裂器蛋白,在细胞死亡后被释放,以可溶性复合物或片段的形式存在于人尿液中。采用酶联免疫吸附试验(ELISA)测定其浓度,敏感度为 $60\%\sim70\%$,特异度为 $60\%\sim80\%$。由于 NMP22 由已死亡和濒死尿路上皮细胞释放而来,故在尿路结石、炎症、血尿时可出现假阳性。

3)存活素:存活素(SV)也称尿液凋亡抑制蛋白,是一个具有潜在价值的肿瘤标志物。SV 在成人健康组织中不能被检测到,但在许多人类肿瘤中却表达丰富。据报道采用斑点印迹试验检测尿中存活素,敏感度为 $64\%\sim100\%$,特异度为 $78\%\sim93\%$,可用于膀胱癌的辅助诊断。

(2)以尿脱落细胞为检测目标的肿瘤标记物。

1)端粒酶:端粒酶是真核细胞染色体末端的一段特殊的 DNA 结构,在细胞分裂时,该区的端粒酶能复制 $40\sim200$ 个碱基对的 DNA 序列,随着每个细胞的分裂,体细胞的端粒进行性缩短,停止分化并衰老,端粒酶失活。许多恶性肿瘤细胞的无限增殖中端粒酶被激活以维持肿瘤细胞不断合成 DNA,其端粒酶活性远高于那些高度增殖的正常细胞的酶活性,正常体细胞内端粒酶无活性可测及。

各级膀胱上皮细胞癌患者尿中均有端粒酶活性表现,故检测端粒酶的 RNA 水平有助于诊断膀胱癌,但端粒酶活性与肿瘤的分期分级无关。本试验特异度较高,但敏感度和重复性差,结合细胞学检查,可以提高膀胱肿瘤的诊断准确率。

2)流式细胞光度术:流式细胞光度术(FCM)是测量细胞 DNA 含量异常的检查膀胱肿瘤细胞学方法。正常尿液内应没有非整倍体干细胞系,超二倍体细胞应少于 10%,非整倍体细胞超过 15% 则可诊断为肿瘤。非整倍体细胞增多与肿瘤恶性度成正比,采用 FCM 方法,能比较早期的诊断膀胱肿瘤。

3)UroVysion 试验:采用多色荧光原位杂交(FISH)探针,检测尿脱落细胞染色体异常,又称 FISH 试验。本试验可与尿细胞学检查相结合,除了保持很高的特异度之外,还大大提高了敏感度,用于诊断膀胱癌具有很好的前景,但费用昂贵,目前仅用于少数大的研究单位。

4.膀胱镜检查　膀胱镜检查对诊断具有决定性意义。膀胱镜检查应包括全程尿道和膀胱,检查膀胱时应边观察边慢慢充盈,对膀胱壁突起要区分真正病变还是黏膜皱褶。应避免过度充盈以免掩盖微小病变,如 Cis。绝大多数病例可通直接看到肿瘤生长的部位、大小、数目,以及与输尿管开口和尿道内口的关系,并可在肿瘤附近及远离之处取材,以了解有无上皮变异或原位癌,对决定治疗方案及预后很重要。取活检时须注意同时从肿瘤根部和顶部取材,分开送病检,因为顶部组织的恶性度一般比根部的高。若未见肿瘤,最后做膀胱反复冲洗,收集冲洗液连同检查前自解尿液送细胞学检查。

(1)移行上皮细胞肿瘤

1)乳头状瘤:乳头状瘤生长于膀胱黏膜上,初期可能仅仅表现为一红色小点,或有轻微隆起。逐渐长大后成为带有长蒂的肿瘤,顶端有数目不等的细长绒毛,像水草一样在膀胱冲洗液中飘动,呈橘黄色外观,可清晰地看到乳头内的血管分布。

2)乳头状癌:表浅乳头状癌呈深红色或灰色,蒂粗而短,限于固有膜或浅肌层,表面的乳头短而粗,充水时活动性差。浸润性乳头状癌呈团块状或结节状,暗红或褐色,表面无乳头或乳头融合,中间有坏死组织,基底部宽广,不活动,周围黏膜呈充血水肿、增厚等浸润表现。少数肿瘤表面可有钙盐沉着,是恶性度高的表现。在膀胱镜下分化较好的乳头状癌与乳头状瘤不易鉴别,确诊需靠病理检查。

3)浸润癌:呈褐色或灰白色,可覆盖有灰绿色脓苔或磷酸盐沉淀,表面有坏死、凹陷、溃疡、周边隆起、边缘不清、周围膀胱壁增厚、僵硬或有卫星灶。

4)原位癌:表现为局部黏膜发红,与黏膜充血和增生相似。

(2)腺癌:腺癌常位于膀胱的顶部,与其起源于脐尿管的残端有关。腺癌一般倾向于向膀胱外生长,故早期较难发现。进展期腺癌穿破膀胱黏膜后,特别是形成溃疡后才可被膀胱镜检发现。癌性溃疡边缘隆起,中心凹陷,周围有肿瘤浸润和炎性水肿,并伴有出血坏死,腺癌含有分泌黏液的细胞,故癌性溃疡底部常有黏液和炎性分泌物覆盖。

(3)鳞状细胞癌:鳞状细胞癌可呈现团块状、溃疡型、菜花状或广基乳头状肿块,表面不光滑,可有出血坏死。周围有充血水肿等炎症表现。伴有结石时可见结石区膀胱壁片状隆起或溃疡。

(4)非上皮细胞性肿瘤:这些肿瘤在临床上均少见,且表现各异。如畸胎瘤可表现为隆起的膀胱内肿块上长有毛发;血管瘤表现为膀胱壁上深红色或紫蓝色的肿块。

5.超声检查　超声检查能在膀胱适度充盈下清晰显示肿瘤的部位、数目、大小、形态及基底宽窄等情况,能分辨出 0.5cm 以上的膀胱肿瘤,同时还能检测上尿路是否有积水扩张,是目前诊断膀胱癌最为简便、经济、具较高检出率的一种诊断方法。

超声检查有经腹(TABUS)、经直肠(TRUS)和经尿道(TUUS)三种路径,其中TABUS最为简便易行,检查迅速,患者无痛苦,短时间内可多次重复检查,是膀胱癌术前诊断和分期、术后复查的首选方法,但TRUS和TUUS能更清晰显示膀胱癌部位及浸润程度,可对膀胱癌进行更为准确的分期。

超声诊断术前分期主要根据肿瘤侵入膀胱壁的深度以及是否有盆腔转移而定。浸润与肿瘤生长方式或形态以及基底部宽窄有一定关系,如乳头状向腔内凸出、蒂细小的肿瘤浸润浅,多属于T_1期;广基状肿瘤浸润深,多为T_3或T_4期。

彩色多普勒超声检查还可显示肿瘤基底部血流信号,但膀胱肿瘤血流征象对术前肿瘤分期、分级帮助不大。

超声检查漏诊、误诊的原因,多与肿瘤大小和发生部位有关,如小的隆起性病灶以及直径小于0.5cm的肿瘤,超声难以发现;位于膀胱顶部及前壁的肿瘤易受肠腔气体或腹壁多重反射等伪差干扰而遗漏,位于颈部的肿瘤不易与前列腺增生和前列腺癌相鉴别,故超声诊断多需与膀胱镜、CT等其他检查相结合。

6.X线　尿路平片(KUB平片)不能用于膀胱肿瘤的诊断,但可以了解有无伴发的泌尿系结石。静脉肾盂造影(IVU)可以了解有无上尿路同时发生的肿瘤,较大的膀胱肿瘤可见膀胱内的充盈缺损。

7.CT　CT检查能清晰地显示1cm以上的膀胱肿瘤,肿块较小时,常为乳头状,密度多均匀,边缘较光整。较大肿块者密度不均,中央可出现液化坏死,边缘多不规则,呈菜花状。CT薄层扫描能增加肿瘤的检出率。CT平扫CT值24.6～46.4Hu,增强后CT值为33.8～81.5Hu,呈轻至中度强化,强化无显著特异性。

CT扫描可分辨出肌层、膀胱周围的浸润,用于膀胱癌的分期诊断。CT对壁内浸润程度的区分不够满意,即对癌肿早期(T_1～T_{3a})分期的准确性受到一定限制,但当肿瘤突破膀胱向外侵犯时(T_{3b}期以上),能清晰显示周围脂肪层中的软组织块影,进一步侵犯前列腺及精囊时,可使膀胱精囊角消失,前列腺增大密度不均。输尿管内口受累时可出现输尿管扩张积水。CT还可清晰显示肿大淋巴结,大于10mm者被视为转移可能,但肿大淋巴结不能区分是转移还是炎症,有时需结合临床分析。采用多层螺旋CT容积扫描可进行三维重建从而可以多方位观察膀胱轮廓及肿块情况,对膀胱上下两极多方位观察膀胱轮廓及肿块情况,对膀胱上下两极的病变的分期具有明显的优越性。

CT对早期局限于膀胱壁内的＜1cm的肿块不易显示,易漏诊,需结合膀胱镜检查。另外,CT平扫有时因尿液充盈不够,也易掩盖病灶的检出,故若临床有血尿病史而平扫未发现问题者,需作增强扫描。在检查前必须让膀胱充盈完全并清洁肠道,若膀胱未完全充盈则很难判断膀胱壁是否有增厚。

CT仿真膀胱镜可获取与膀胱镜相似的视觉信息,是膀胱镜较好的替代和补充方法。施行CT仿真膀胱镜时,一种方法是将尿液引出,用气体充盈膀胱,然后进行扫描,将所获数据进行三维重建。采用CT仿真膀胱镜检查准确率为88%,CT仿真膀胱镜对>5mm的肿块能准确识别,并可以显示小至2mm的黏膜异常。CT仿真膀胱镜检查还可经静脉或经膀胱注入造影剂进行对比。

8.MRI　MRI诊断原则与CT相同。凸入膀胱的肿块和膀胱壁的局限性增厚在T_1WI上呈等或略高信号,T_2WI上呈低于尿液的略高信号,但小肿瘤有时被尿液高信号掩盖显示不满意。

MRI对肿瘤的分期略优于CT,判断膀胱肌壁受侵程度较CT准确。MRI虽不能区分T_1期和T_2期,但可区分T_2期与T_{3a}期,即可较好显示肌层的受累情况,对膀胱壁外受累及邻近器官受累情况亦优于CT。若T_2WI表现为肿瘤附着处膀胱壁正常低信号带连续性中断,表示肿瘤侵犯深肌层。若膀胱周围脂肪受侵,则T_1或T_2像上可见脂肪信号区内有低信号区,并可见膀胱壁低信号带已经断裂。但MRI显示淋巴结转移情况并不优于CT。

应用造影剂行MRI检查进行检查,可更好区分非肌层浸润性肿瘤与肌层浸润性肿瘤以及浸润深度,也可发现正常大小淋巴结有无转移征象。例如,应用铁剂作为增强剂可鉴别淋巴结有无转移:良性增大的淋巴结可吞噬铁剂,在T_2加权像上信号强度降低,而淋巴结转移则无此征象。最近有人评价钆增强MRI对膀胱癌分期的准确程度,MRI分期准确率为62%,32%出现分期过高,但在区分非肌层浸润性肿瘤与肌层浸润性肿瘤或区分肿瘤局限于膀胱与否方面,MRI分期准确率则分别提高到85%和82%。

9.5-氨基乙酰丙酸荧光膀胱镜检查(PDD)　5-氨基乙酰丙酸(5-ALA)荧光膀胱镜检查是通过向膀胱内灌注5-ALA产生荧光物质特异性地积聚于肿瘤细胞中,在激光激发下产生强烈的红色荧光,与正常膀胱黏膜的蓝色荧光形成鲜明对比,能够发现普通膀胱镜难以发现的小肿瘤、不典型增生或原位癌,检出率可以增加20%~25%。损伤、感染、化学或放射性膀胱炎、瘢痕组织等可以导致此项检查出现假阳性结果。

10.诊断性经尿道电切术　诊断性经尿道电切术(TUR)作为诊断膀胱癌的首选方法,已逐渐被采纳。如果影像学检查发现膀胱内有肿瘤病变,并且没有明显的膀胱肌层浸润征象,可以酌情省略膀胱镜检查,在麻醉下直接行诊断性TUR,这样可以达到两个目的,一是切除肿瘤,二是对肿瘤标本进行组织学检查以明确病理诊断、肿瘤分级和分期,为进一步治疗以及判断预后提供依据。

如果肿瘤较小,可以将肿瘤连带其基底的膀胱壁一起切除送病理检查;如果肿瘤较大,先将肿瘤的表面部分切除,然后切除肿瘤的基底部分,分别送病理检查,基底部分应达到膀胱壁肌层。肿瘤较大时,建议切取肿瘤周边的膀胱黏膜送病理检查,因为该区域有原位癌的可能。为了获得准确的病理结果,建议 TUR 时尽量避免对组织烧灼,以减少对标本组织结构的破坏,也可以使用活检钳对肿瘤基底部以及周围黏膜进行活检,这样能够有效地保护标本组织不受损伤。

【治疗】

膀胱癌复发或进展的倾向与分期、分级、肿瘤多发病灶、肿瘤大小和早期复发率有关。肿瘤分期分级高、多发、体积大和术后早期复发的患者,肿瘤复发和浸润进展的可能性大,因此需要根据肿瘤复发或进展的风险制订治疗方案。一般将膀胱肿瘤按肿瘤浸润深度分为非肌层浸润性膀胱癌(Tis,Ta,T_1)和肌层浸润性膀胱癌(T_2 以上),不同肿瘤的生物学行为有较大差异,因此治疗上应该区别对待。

(一)非肌层浸润性膀胱癌的治疗

非肌层浸润性膀胱癌又称之为表浅性膀胱癌,占全部膀胱肿瘤的 75%～85%,其中 Ta 占 70%、T_1 占 20%、Tis 占 10%。Ta 和 T_1 虽然都属于非肌层浸润性膀胱癌,但两者的生物学特性有显著不同,由于固有层内血管和淋巴管丰富,因此 T_1 容易发生肿瘤扩散。

1.手术治疗

(1)经尿道膀胱肿瘤切除术:经尿道膀胱肿瘤切除术(TURBT)既是非肌层浸润性膀胱癌的重要诊断方法,同时也是主要的治疗手段。经尿道膀胱肿瘤切除术有两个目的:一是切除肉眼可见的全部肿瘤,二是切除组织进行病理分级和分期。TURBT 术应将肿瘤完全切除直至露出正常的膀胱壁肌层。在肿瘤切除后,最好进行基底部组织活检,以便于病理分期和下一步治疗方案的确定。

TURBT 手术应注意以下几个问题:

1)闭孔神经反射及处理:膀胱肿瘤好发于膀胱侧壁。闭孔神经通过盆腔时与膀胱侧壁相连,支配着骨盆、膀胱、大腿内侧区域,电切时电流刺激闭孔神经,常出现突发性大腿内侧内收肌群收缩的神经反射,是膀胱穿孔的主要原因。一般TURBT 手术中采用的腰麻或硬膜外麻醉不能防止闭孔神经反射的发生,若将手术区受刺激部位的闭孔神经远端加以阻滞,可以有效阻滞其受到刺激后引起的兴奋传导,减弱或避免闭孔神经反射的发生。

在切除膀胱侧壁肿瘤时,应警惕闭孔反射的发生,膀胱不要充盈过多,采用最小有效的切割电流进行切割。肿瘤较小时,改用电凝摧毁肿瘤。手术时电切环稍伸出电切镜鞘,进行短促电切,以便发生闭孔反射时及时回收电切环。

必要时可行闭孔神经封闭,具体方法为:①经闭孔法:于患侧耻骨水平支下缘,耻骨结节外侧 2cm 处进针,针尖斜向患侧盆壁,缓慢进针,待针尖碰到盆壁后回抽无血即可注入局麻药。②耻骨上法(经腹壁法):在耻骨结节外上方 2～2.5cm 处、耻骨水平支上缘进针,针尖亦斜向骨盆壁,碰到盆壁回抽无血即可注射局麻药。③膀胱内直接注射法:该方法需有专用的注射针头,或自制一个能在膀胱镜下使用的注射针头。麻醉后置入膀胱镜,经膀胱镜置入膀胱注射针头,在肿瘤附近或在膀胱侧壁刺入针头 0.5～0.8cm,或碰到骨头感,回抽无血即可注入麻醉药。前两种方法患者取膀胱截石位,患侧小腿轻度外展,导尿排空膀胱。选用采用 7 号 10cm 注射针头或腰麻针头穿刺,其中耻骨上法因进针方向与闭孔神经行走方向垂直不易准确定位,效果较差,临床上少用;经闭孔法进针方向与神经走行方向一致,阻滞效果相对较好。若有脉冲针麻仪则可刺入针头后接通电流,同侧下肢有抽动,则表明针刺点准确;若无下肢抽动,需重新调整穿刺方向,直至下肢有抽动。麻醉药一般可选用 0.5%～1% 的利多卡因溶液,或 0.5% 罗哌卡因 10ml。

2)膀胱肿瘤的再次电切:有些学者认为首次 TURBT 时往往有 9%～49% 的肿瘤分期被低估,而再次电切可以纠正分期错误,亦可发现残存肿瘤,尤其是对于高复发和进展风险的肿瘤,如 T_1 肿瘤。

再次电切与首次电切的理想间隔时限尚未明确。大多数作者认为最好在首次电切后 2～6 周行再次电切,主要是经此间隔时间后,首次电切导致的炎症已消退。但也有少数作者认为不必等待 2 周以上。对于再次电切的手术部位并无一致意见。但大家公认应在首次电切部位进行,而且切除标本中应包含膀胱肌层组织。外观正常的膀胱黏膜不常规活检,仅当存在可疑的病变区域或尿细胞学检查为阳性时需行随机活检。

3)膀胱肿瘤合并良性前列腺增生症的同期手术:对于膀胱肿瘤合并良性前列腺增生症患者是否能同时开展电切手术,临床医师主要有两个方面的顾忌:一是患者能否耐受手术,这个问题需结合患者的内科情况及膀胱肿瘤大小、前列腺大小等综合考虑,大多数患者能够耐受同期施行手术。另一个更为关注的顾忌为同期手术是否会导致前列腺窝的肿瘤种植。国外曾有人报道同期开放手术导致前列腺手术创面肿瘤种植,前列腺窝的复发占复发的 34.8%,建议分期手术。但多数学者认为同期的 TUR 是安全的,前列腺电切创面表面覆有 1～4mm 厚的凝固层,无血液循环,肿瘤细胞不易种植。

　　但同期手术应由腔内操作技术熟练、经验丰富的医师施行。因同期手术风险大,高压下施行 TURP 手术时间不宜过长;切除膀胱肿瘤时谨慎操作,尽量避免膀胱穿孔,过早的膀胱穿孔会影响下一步的手术操作;术中密切观察下腹部变化,及时放液,避免压力过高导致膀胱内电切创面穿孔;中叶突入膀胱影响操作时,先切除部分中叶腺体,再切除肿瘤,这有利于膀胱肿瘤的彻底切除;TURP 结束后应常规再次检查膀胱肿瘤创面及膀胱颈部,警惕肿瘤被遗漏。施行 TURBT 时采用蒸馏水灌洗,肿瘤切除完成后反复冲洗,吸净组织块,尽可能减少肿瘤种植。

　　(2)经尿道激光手术:激光手术可以凝固,也可以气化,其疗效及复发率与经尿道手术相近。但术前需进行肿瘤活检以便进行病理诊断。激光手术对于肿瘤分期有困难,一般适合于乳头状低级别尿路上皮癌,以及病史为低级别、低分期的尿路上皮癌。目前临床上常用的激光有钬激光和绿激光等。

　　钬激光的脉冲时间极短(0.25ms),组织穿透深度限制在 0.5～1.0mm,热弥散少,对周围组织的热损伤范围小,气化切割效应较好,止血效果明显,使手术操作几乎在无血视野下进行。其切割、气化肿瘤过程中无电流产生,释放热量少,其手术过程中可达到较精确解剖层次,其止血及电凝效果被认为优于电切。切除肿瘤时,应先将肿瘤周围 1cm 范围黏膜及基底封闭,以减少术中肿瘤转移机会。

　　绿激光渗透组织深度仅 800μm,使热能被限制在表浅组织中很小的范围内,组织气化效果确切(组织温度达 100℃时,其内部会形成小气泡,气泡膨胀使组织基质分裂)。除气化作用,激光束在留下的组织上产生一条很薄的凝固带,深 1～2mm,可限制热能向深层组织扩散,防止损伤深层组织。绿激光对组织的气化切割、切开、止血同时完成,可达到非常精确的解剖层次。因为绿激光光束是侧向发射的,只要旋转光纤就可以做到使激光从组织上扫过,因此创面或周围无焦灼样外观,创面新鲜,无意外损伤。

　　(3)光动力学治疗:光动力学治疗(PDT)的机制是光照射后,光敏剂与分子氧反应,生成具有细胞毒性的自由基和活性单态氧,破坏细胞,并引起局部非特异性免疫反应和强烈的炎症反应,从而破坏肿瘤组织。PDT 主要适用于肿瘤多次复发,对化疗及免疫治疗无效的难治性膀胱癌及原位癌,或不能耐受手术行姑息治疗者。

　　最初用于膀胱癌光动力学治疗的光敏剂是 HPD,需做皮肤划痕试验,排泄较慢,易发生光毒反应,用药后须避光 1 个月以上。后来又有了 Porphines 等光敏剂,这些光敏剂均须经静脉或口服给药,无法克服皮肤光毒反应。新一代光敏剂

5-ALA 可膀胱局部灌注给药,避免皮肤光敏反应等不良反应的出现。

　　5-ALA 膀胱灌注的肿瘤光动力学治疗方法:将浓度为 3‰ 的 5-ALA 溶液 50ml 经尿管注入膀胱,尽量保留较长时间(4 小时以上),经尿道置入球形激光散射装置,激光功率设置为 3.9W,以波长为 633nm 激光行膀胱内照射 20 分钟左右。照射时一般采取全膀胱照射,以达到根治效果,必要时需辅助以 B 超来定位。为防止照射不均匀,还可用导光介质来充盈膀胱以使膀胱各区获得较一致的光量达到更好的治疗效果。照射过程中须保持膀胱容量的恒定及避免膀胱出血,否则容量改变及血液吸收激光均对照射量产生影响。在照射时可用激光测量器测量光的强度,总光量应为直射光量的 5 倍。膀胱照射后通常留置 Foley 导尿管,使膀胱松弛,有膀胱痉挛者可使用解痉药物。患者术后不需避光。

　　2.术后辅助治疗

　　(1)术后膀胱灌注化疗:TURBT 术后有 10%～67% 的患者会在 12 个月内复发,术后 5 年内有 24%～84% 的患者复发,以异位复发为主。复发的主要原因有:①原发肿瘤未切净;②术中肿瘤细胞脱落种植;③来源于原已存在的移行上皮增殖或非典型病变;④膀胱上皮继续受到尿内致癌物质的刺激。

　　非肌层浸润性膀胱癌 TURBT 术后复发有两个高峰期,分别为术后的 100～200 天和术后的 600 天。术后复发的第一个高峰期同术中肿瘤细胞播散有关,而术后膀胱灌注治疗可以大大降低由于肿瘤细胞播散而引起的复发。尽管在理论上 TURBT 术可以完全切除非肌层浸润的膀胱癌,但在临床治疗中仍有很高的复发概率,而且有些病例会发展为肌层浸润性膀胱癌。单纯 TURBT 术不能解决术后高复发和进展问题,因此建议所有的非肌层浸润性膀胱癌患者术后均进行辅助性膀胱灌注治疗。

　　1)TURBT 术后即刻膀胱灌注化疗:即 TURBT 术后 24 小时内完成化疗药物膀胱腔内灌注。对于低危非肌层浸润性膀胱癌患者可以术后行即刻灌注表柔比星或丝裂霉素等化疗药物,肿瘤复发的概率很低,因此即刻灌注后可以不再继续进行膀胱灌注治疗。但化疗药物对肿瘤细胞的杀伤作用都遵循一级动力学原理,即只能杀死(伤)大部分肿瘤细胞,而不是全部,故对相对高危的膀胱肿瘤患者,仍推荐采用维持膀胱灌注化疗的方案。另外,对于术中有膀胱穿孔,或多发膀胱肿瘤手术创面大的患者,为避免化疗药物吸收带来的不良反应,也不主张行即刻膀胱灌注化疗。

　　2)术后早期膀胱灌注化疗及维持膀胱灌注化疗:对于中危和高危的非肌层浸润性膀胱癌,术后 24 小时内即刻膀胱灌注治疗后,建议继续膀胱灌注化疗,每周 1

次,共4～8周,随后进行膀胱维持灌注化疗,每月1次,共6～12个月。研究显示,非肌层浸润性膀胱癌维持灌注治疗6个月以上时不能继续降低肿瘤的复发概率,因此建议术后维持膀胱灌注治疗6个月。但也有研究发现表柔比星维持灌注1年可以降低膀胱肿瘤的复发概率。灌注期间出现严重的膀胱刺激症状时,应延迟或停止灌注治疗,以免继发膀胱挛缩。

3)膀胱灌注化疗的药物:20世纪60年代即有膀胱内灌注塞替派可降低非肌层浸润性膀胱癌术后复发率的报道。此后新药不断出现,常用的包括:羟喜树碱(HCPT)、表柔比星(EPI)、阿霉素(ADM)、丝裂霉素(MMC)等,均有大量的文献报道。但这些药物临床应用的最佳剂量、灌注的频率、维持治疗的时间目前仍无最佳方案。化学药物灌注能降低肿瘤的复发率,但尚无研究表明其能阻止肿瘤的进展。不同于系统化疗,膀胱内灌注化疗药物的疗效与局部药物浓度成正比而不是与药物剂量,同时还依赖于药物与膀胱壁的接触时间,灌注药物的最佳pH、局部的浓度也尤为重要。

非肌层浸润性膀胱癌术后膀胱灌注方案的选择应根据具体情况而定。这些用药依据包括药物作用特点、细胞对化疗药物耐药性的特点及膀胱肿瘤的生物学性状等,如ADM、MMC等属于细胞周期非特异性(CCNSA)药物,其疗效呈剂量依赖性,因此,要求在患者能够耐受的前提下,药物浓度应足量。而HCPT、足叶乙苷(VP-16)等属细胞周期特异性药物(CCSA),其疗效呈时机依赖性,单次用药只能杀灭对药物较敏感的生长期细胞,不可能杀死全部肿瘤群细胞,因此,要求多次用药,而单次药物剂量不一定需要达到患者所能耐受的最大剂量,但要注意保证一定的用药时间,最好是与CCNSA药物联合应用。

关于化疗次数,多次灌注优于单次灌注。因为无论是CCNSA还是CCSA,对癌细胞的杀伤都服从于一级动力学原理,即只能按一定比例而不能全部杀死恶性肿瘤细胞。此外,还可能存在药物耐药性问题。单次灌注不可能达到消灭全部残留细胞的目的,虽然机体自身免疫能消除部分化疗后残留肿瘤细胞,但多一份残留细胞毕竟多一分复发的几率。所以,采用联合用药和重复用药,可以消灭不同生长周期的肿瘤细胞,也可逐次杀灭增殖不活跃的肿瘤细胞,提高化疗效果。

膀胱灌注化疗常用药物包括阿霉素、表柔比星、丝裂霉素、吡柔比星、羟喜树碱等。尿液的pH、化疗药的浓度与膀胱灌注化疗效果有关,并且药物浓度比药量更重要。化疗药物应通过导尿管灌入膀胱,膀胱内保留时间需依据药物说明书可选择0.5～2小时。灌注前不要大量饮水,避免尿液将药物稀释。表柔比星的常用剂量为50～80mg,丝裂霉素为20～60mg,吡柔比星为30mg,羟喜树碱为10～

20mg。其他的化疗药物还包括吉西他滨等。膀胱灌注化疗的主要不良反应是化学性膀胱炎,程度与灌注剂量和频率相关,TURBT 术后即刻膀胱灌注更应注意药物的不良反应。多数不良反应在停止灌注后可以自行改善。

4)化疗药物的耐药性:虽然可供选择的膀胱腔内化疗药物较多,但并非每一患者都对这些药物敏感。那彦群使用肿瘤细胞原代培养技术和 MTT 比色法测定了 24 例膀胱癌组织对灌注化疗药物的敏感性,结果显示不同个体对化疗药物的敏感性存在明显差异,如 ADM、MMC、HCPT 和顺铂对不同个体膀胱癌细胞的抑制率分别为 $0\sim95.1\%$、$0\sim85.7\%$、$0\sim99.0\%$ 和 $0\sim56.8\%$,相同的组织学类型和分化程度的膀胱癌对同一药物的敏感性差别也很大。

肿瘤细胞对化疗药物的耐受性有可能是固有的,亦有可能是在治疗过程中获得的,后者往往为多药耐药性(MDR)。MDR 是指肿瘤细胞接触一种抗肿瘤药物后,不仅对该药产生耐药性,而且对其他结构及作用机制不同的药物也产生交叉耐药性。

因而对不同个体应用同一种药物治疗具有一定的盲目性,为提高膀胱肿瘤的化疗效果,对不同患者应用采取个体化疗方案。有条件的单位可以直接用从患者机体取材的肿瘤细胞做原代培养,这种方法最大优点是肿瘤细胞刚刚离体,生物学性状尚未发生很大变化,能较真实地反映整个肿瘤细胞群体的特性及不同供体的个体差异,在一定程度上能代表体内状态,检测结果能用于指导临床。在选择灌注药物时,选择肿瘤细胞最敏感的药物如同采用细菌学培养加药物敏感实验指导抗生素应用一样。有作者报道用 MTT 法测定膀胱癌对 4 种化疗药物的敏感性,并对据此进行的化疗效果进行随访,结果药敏组的单位时间复发率显著低于使用 MMC 的对照组($P<0.05$)。

肿瘤细胞对不同的化疗药物的耐受机制也是不一样的,可以充分利用这个特点选择合理的化疗药物。如 ADM 属抗生素类抗癌剂,对原位癌效果较好,但反复使用易诱导 P-gp、MRP 等表达,并产生经典的 MDR,许多原发性耐药现象也包括对 ADM 耐药。因此,治疗时要充分考虑耐药性问题,有条件者可通过免疫组织化学方法检测 P-gp 和 MRP 的表达情况,阳性者避免使用 ADM。治疗后复发者不宜再采用该药及经典耐药机制中耐药谱中的药物,如表阿霉素、长春新碱、VP-16等。而 MMC 为烷化剂,对高分级和有肌层浸润的膀胱癌效果较好。膀胱肿瘤细胞对 MMC 亦可产生耐药性,其耐药机制多与谷胱甘肽 S-转移酶 π 活性增强、DT 黄递酶和 P450 还原酶减少等有关,不同于 P-gp 等介导的经典耐药机制。因此,对 MMC 治疗失败的病例,再次治疗必须更换治疗方案。但在经典的 MDR 现象中,

MMC 仍敏感,故用 ADM 等治疗失败的患者亦可考虑选用 MMC 治疗。

由于肿瘤细胞对药物耐药具有不确定性,因此,为提高治疗效果,许多学者提倡采用联合用药行膀胱腔内灌注。联合用药的依据可根据肿瘤细胞增殖周期动力学特点、药物作用机制及常见的耐药谱特点等建立。Sekine 经临床观察,认为序贯采用 MMC 和 ADM 行膀胱腔内灌注是治疗膀胱原位癌的首选方案。对反复化疗失败的患者,可以采用 BCG 治疗。学者单位采用 MMC 和 HCPT 联合序贯膀胱灌注治疗,也取得了较好的疗效。

(2)术后膀胱灌注免疫治疗

1)卡介苗(BCG):BCG 为膀胱腔内灌注的常用生物制剂,为一种活的生物菌,具有一定的抗原性、致敏性和残余毒性,对表浅、无肌层浸润的膀胱肿瘤和原位癌效果较好。其抗肿瘤的机制仍不十分清楚,目前比较明确的有两点:①BCG 与膀胱黏膜接触后引起膀胱黏膜的炎症反应,从而激发局部的细胞免疫反应,形成有胶原纤维包绕的成纤维细胞、巨噬细胞、淋巴细胞团,干扰肿瘤细胞生长。②BCG 对黏膜上皮细胞及肿瘤细胞具有直接细胞毒作用。Michael 等通过体内外实验研究发现 BCG 黏附于移行上皮肿瘤细胞及体外培养的膀胱癌细胞株 T24、MBT22,并被这些细胞摄入,随后通过细菌增殖使细胞溶解,或生成某些有毒产物对细胞产生毒性作用。

BCG 膀胱灌注适合于高危非肌层浸润性膀胱癌的治疗,可以预防膀胱肿瘤的进展。但 BCG 不能改变低危非肌层浸润性膀胱癌的病程,而且由于 BCG 灌注的不良反应发生率较高,对于低危非肌层浸润膀胱尿路上皮癌不建议行 BCG 灌注治疗。对于中危非肌层浸润膀胱尿路上皮癌而言,其术后肿瘤复发概率为 45%,而进展概率为 1.8%,因此,中危非肌层浸润膀胱尿路上皮癌膀胱灌注的主要目的是防止肿瘤复发,一般建议采用膀胱灌注化疗,某些情况也可以采用 BCG 灌注治疗。

BCG 膀胱灌注的剂量:BCG 治疗一般采用 6 周灌注诱导免疫应答,再加 3 周的灌注强化以维持良好的免疫反应。BCG 灌注用于治疗高危非肌层浸润膀胱尿路上皮癌时,一般采用常规剂量(120~150mg);BCG 用于预防非肌层浸润膀胱尿路上皮癌复发时,一般采用低剂量(60~75mg)。研究发现采用 1/4 剂量(30~40mg)BCG 灌注治疗中危非肌层浸润膀胱尿路上皮癌时,其疗效与全剂量疗效相同,不良反应却明显降低。不同 BCG 菌株之间的疗效没有差别。BCG 灌注一般在 TURBT 术后 2 周开始。BCG 维持灌注可以使膀胱肿瘤进展概率降低 37%。需维持 BCG 灌注 1~3 年(至少维持灌注 1 年),因此有文献建议在 3、6、12、18、24、36 个月时重复 BCG 灌注,以保持和强化疗效。

BCG膀胱灌注的主要不良反应为膀胱刺激症状和全身流感样症状,少见的不良反应包括结核败血症、前列腺炎、附睾炎、肝炎等。因此,TURBT术后膀胱有开放创面或有肉眼血尿等情况下,不能进行BCG膀胱灌注,以免引起严重的不良反应。有免疫缺陷的患者,如先天性或获得性免疫缺陷综合征(AIDS)、器官移植患者或其他免疫力低下的患者,均不宜行BCG的治疗,因为不会产生疗效。活动性结核患者也不宜应用BCG灌注治疗,以免引起病情恶化。

2)免疫调节剂:一些免疫调节剂与化疗药物一样可以预防膀胱肿瘤的复发,包括干扰素(IFN)、白细胞介素-2(IL-2)、钥孔戚血蓝素(KLH)等。

IFN是一种糖蛋白,为膀胱内灌注最常采用的生物制剂,能够上调宿主的免疫反应,具有抗病毒、抗增生及免疫调节等作用。膀胱内应用重组IFN可以通过增加免疫细胞在膀胱壁内的浸润而增加NK细胞和细胞毒性T淋巴细胞的细胞毒性作用,即既有增强全身免疫系统的功能,又有增强膀胱内局部免疫的功能。目前国外多采用IFN-α进行膀胱内灌注,推荐使用剂量为107～108U/次。膀胱内应用IFN-α的毒副作用相对轻微,发生率为27%,主要是类似流感症状的发热、寒战、疲乏和肌肉疼痛等。

IL-2是另一种常用的免疫调节剂。通常采用腔内灌注或肿瘤部位注射的方式亦取得了较好的疗效,但是使用的剂量及方案还有待于规范。

(3)复发肿瘤的灌注治疗:膀胱肿瘤复发后,一般建议再次TURBT治疗。依照TURBT术后分级及分期,按上述方案重新进行膀胱灌注治疗。对频繁复发和多发者,建议行BCG灌注治疗。

(4)TIG3膀胱癌的治疗:TIG3膀胱癌通过BCG灌注治疗或膀胱灌注化疗,有50%可以保留膀胱。建议先行TURBT术,对术后病理诊断分级为G3而标本未见肌层组织的病例,建议2～6周后再次行TURBT术获取肌层组织标本。无肌层浸润者,术后行BCG灌注治疗或膀胱灌注化疗药物。对于2周期BCG灌注治疗或6个月膀胱灌注化疗无效或复发的病例,建议行膀胱根治性切除术。

(二)肌层浸润性膀胱癌的治疗

1.根治性膀胱切除术　　根治性膀胱切除术同时行盆腔淋巴结清扫术,是肌层浸润性膀胱癌的标准治疗,可以提高浸润性膀胱癌患者生存率,避免局部复发和远处转移。该手术需要根据肿瘤的病理类型、分期、分级、肿瘤发生部位、有无累及邻近器官等情况,结合患者的全身状况进行选择。文献报道浸润性膀胱癌患者盆腔淋巴结转移的可能性为30%～40%,淋巴结清扫范围应根据肿瘤范围、病理类型、浸润深度和患者情况决定。

(1)根治性膀胱切除术的指征:根治性膀胱切除术的基本手术指征为 $T_2 \sim$ T_{4a},$N_{0\sim x}$,M_0 浸润性膀胱癌,其他指征还包括高危非肌层浸润性膀胱癌 TIG3 肿瘤,BCG 治疗无效的 Tis,反复复发的非肌层浸润性膀胱癌,保守治疗无法控制的广泛乳头状病变等,以及保留膀胱手术后非手术治疗无效或肿瘤复发者和膀胱非尿路上皮癌。

(2)根治性膀胱切除术的手术方法及范围:根治性膀胱切除术的手术范围包括膀胱及周围脂肪组织、输尿管远端,并行盆腔淋巴结清扫术;男性应包括前列腺、精囊,女性应包括子宫、附件和阴道前壁。如果肿瘤累及男性前列腺部尿道或女性膀胱颈部,则需考虑施行全尿道切除。对于性功能正常的年龄较轻男性患者,术中对周围神经血管的保护可以使半数以上患者的性功能不受影响,但术后需严密随访肿瘤复发情况及 PSA 变化情况。

手术过程中的淋巴结清扫为预后判断提供重要的信息。目前主要有局部淋巴结清扫、常规淋巴结清扫和扩大淋巴结清扫三种。局部淋巴结清扫仅切除闭孔内淋巴结及脂肪组织;扩大淋巴结清扫的范围包括主动脉分叉和髂总血管(近端)、股生殖神经(外侧)、旋髂静脉和 Cloquet 淋巴结(远端)、髂内血管(后侧),包括闭孔、两侧坐骨前、骶骨前淋巴结,清扫范围向上达到肠系膜下动脉水平;常规淋巴结清扫的范围达髂总血管分叉水平,其余与扩大清扫范围相同。有学者认为扩大淋巴结清扫对患者有益,可以提高术后的 5 年生存率,但该方法仍存在争议。阳性淋巴结占术中切除淋巴结的比例(淋巴结密度)可能是淋巴结阳性高危患者的重要预后指标之一。

目前根治性膀胱切除术的方式可以分为开放手术和腹腔镜手术两种。与开放手术相比,腹腔镜手术具有失血量少、术后疼痛较轻、恢复较快的特点,但手术时间并不明显优于开放性手术,而且腹腔镜手术对术者的操作技巧要求较高。近来机器人辅助的腹腔镜根治性膀胱切除术可以使手术更精确和迅速,并减少出血量。

(3)根治性膀胱切除术的生存率:随着手术技术和随访方式的改进,浸润性膀胱癌患者的生存率有了较大的提高。根治性膀胱切除术围术期的死亡率为 $1.8\% \sim 2.5\%$,主要死亡原因有心血管并发症、败血症、肺栓塞、肝功能衰竭和大出血等。患者的总体 5 年生存率为 $54.5\% \sim 68\%$,10 年生存率为 66%。若淋巴结阴性,T_2 期的 5 年和 10 年生存率分别为 89% 和 78%,T_{3a} 期为 87% 和 76%,T_{3b} 期为 62% 和 61%,T_4 期为 50% 和 45%。而淋巴结阳性患者的 5 年和 10 年生存率只有 35% 和 34%。

2.保留膀胱的手术   对于身体条件不能耐受根治性膀胱切除术,或不愿接受根治性膀胱切除术的浸润性膀胱癌患者,可以考虑行保留膀胱的手术。施行保留膀胱手术的患者需经过细致选择,对肿瘤性质、浸润深度进行评估,正确选择保留膀胱的手术方式,并辅以术后放射治疗和化学治疗,且术后需进行密切随访。

浸润性膀胱癌保留膀胱的手术方式有两种:经尿道膀胱肿瘤切除术(TURBT)和膀胱部分切除术。对于多数保留膀胱的浸润性膀胱癌患者,可通过经尿道途径切除肿瘤。但对于部分患者应考虑行膀胱部分切除术:肿瘤位于膀胱憩室内、输尿管开口周围或肿瘤位于经尿道手术操作盲区的患者,有严重尿道狭窄和无法承受截石位的患者。近来有学者认为对于 T_2 期患者,初次 TURBT 术后 4～6 周内再次行 TURBT 并结合化疗与放疗有助于保全膀胱。

浸润性膀胱癌患者施行保留膀胱手术的 5 年生存率为 58.5%～69%,T_2 期的 3 年生存率为 61.2%,T_3 期的 3 年生存率为 49.1%。

3.尿流改道术　浸润性膀胱肿瘤患者行膀胱全切术后常需行永久性尿流改道术。目前尿流改道术尚无标准治疗方案,有多种尿流改道的手术方法在临床上应用,包括不可控尿流改道、可控尿流改道、膀胱重建等。手术方式的选择需要根据患者的具体情况,如年龄、伴发病、预期寿命、盆腔手术及放疗史等,并结合患者的要求及术者经验认真选择。保护肾功能、提高患者生活质量是治疗的最终目标。神经衰弱、精神病、预期寿命短、肝或肾功能受损的患者对于有复杂操作的尿流改道术属于禁忌证。

(1)不可控尿流改道:即采取最直接的路径,将尿液引流至体外。常用的方法为回肠膀胱术,手术方式简单、安全、有效,主要缺点是需腹壁造口、终身佩戴集尿袋。经过长期随访,患者出现肾功能损害约为 27%,造瘘口并发症发生率约为 24%,输尿管回肠吻合口并发症发生率约为 14%,死亡率约为 1.0%。伴有短肠综合征、小肠炎性疾病、回肠受到广泛射线照射的患者不适于此术式。对预期寿命短、有远处转移、姑息性膀胱全切、肠道疾患无法利用肠管进行尿流改道或全身状态不能耐受其他手术者可采取输尿管皮肤造口术。

(2)可控尿流改道

1)可控贮尿囊:该术式繁多,但主要由相互关系密切的三部分组成。首先利用末段回肠及盲升结肠等,切开重组成大容量、低压力、顺应性及调节性强的贮尿囊;将输尿管与贮尿囊行抗逆流的吻合,形成输入道,这是防止上行性输尿管肾积水、上尿路感染以及保护肾功能的重要步骤;最后是利用末端回肠或阑尾形成有足够长度和阻力的抗失禁输出道。除了需建成单向活瓣结构外,保持贮尿囊内低压是防止逆流的重要因素。在多种术式中值得推荐的是使用缩窄的末段回肠作输出道的回结肠贮尿囊,使用原位阑尾作输出道的回结肠贮尿囊以及去带盲升结肠贮尿囊。

可控贮尿囊适用于:①预期寿命较长、能耐受复杂手术;②双侧肾脏功能良好可保证电解质平衡及废物排泄;③无上尿路感染;④肠道未发现病变;⑤能自行导尿。此术式适于男女患者,能自行插管导尿,不需佩戴腹壁集尿器,因此患者有较高的生活质量。

随访发现该术式早、晚期并发症发生率分别为 12% 和 37%。晚期并发症主要有输尿管狭窄或梗阻、尿失禁、导尿困难和尿路结石,代谢并发症也比较常见。正确的病例选择、术前指导以及选用合适的肠段和早期治疗,可以减少大多数患者的这些并发症。主要缺点是需要腹壁造口。

2)利用肛门控制尿液术式:利用肛门括约肌控制尿液的术式包括:尿粪合流术,如输尿管乙状结肠吻合术、结肠直肠吻合术,由于这种术式易出现逆行感染、高氯性酸中毒、肾功能受损和恶变等并发症,现已很少用;尿粪分流术,比较常用的方法为直肠膀胱、结肠腹壁造口术,该方法简单,能建立一个相对低压、可控的直肠储尿囊,现在仍为许多医院所采用。采用肛门括约肌控制尿液的术式患者肛门括约肌功能必须良好。

(3)膀胱重建或原位新膀胱:原位新膀胱术由于患者术后生活质量高,近 10 年内已被很多的治疗中心作为尿流改道的首选术式。此术式主要优点是不需要腹壁造口,患者可以通过腹压或间歇清洁导尿排空尿液。缺点是夜间尿失禁和需要间歇性的自我导尿。早、晚期并发症发生率分别为 20%～30% 和 30%,主要由输尿管与肠道或新膀胱与尿道吻合口引起。另一缺点是尿道肿瘤复发,约为 4%～5%,如膀胱内存在多发原位癌或侵犯前列腺尿道则复发率高达 35%,因此术前男性患者须常规行前列腺尿道组织活检,女性行膀胱颈活检,或者术中行冷冻切片检查,术后应定期行尿道镜检和尿脱落细胞学检查。

原位新膀胱主要包括回肠原位新膀胱术、回结肠原位新膀胱术、去带回盲升结肠原位新膀胱术。一些学者认为回肠收缩性少、顺应性高,可达到好的控尿率,黏膜萎缩使尿液成分重吸收减少,手术操作不甚复杂,比利用其他肠道行原位新膀胱术更为优越。乙状结肠原位新膀胱易形成憩室和有癌变的危险,因此不适合作为长期的尿流改道,在其他改道术失败时可选用。胃原位新膀胱仅见个案报道和小样本病例报道,远期疗效需要进一步观察,一般主张在肠道严重缺损、骨盆接受过放疗或其他疾病无法利用肠道时可选用。

原位新膀胱的先决条件是完整无损的尿道和外括约肌功能良好,术中尿道切缘阴性。一般来说,任何形式的可控性尿流改道,都要求患者有正常的肾功能。因为肾功能差的患者在无论使用小肠或结肠行可控性尿流改道术后均会出现严重的代谢紊乱。而回肠膀胱术,则是在患者肾功能较差的情况下唯一可以考虑的尿流改道手术。前列腺尿道有侵犯、膀胱多发原位癌、骨盆淋巴结转移、高剂量术前放疗、复杂的尿道狭窄以及不能忍受长期尿失禁的患者为原位新膀胱术的禁忌证。

4.膀胱癌化疗 尽管在确诊时只有 20% 的患者属晚期,但大多数早期或浸润性膀胱癌患者最终都会复发或发生转移,其中 50% 左右的浸润性膀胱癌患者在 2 年内将发生远处转移,5 年生存率为 36%～54%。对于 T_3～T_4 和(或)$N+M_0$ 膀胱癌高危者,5 年生存率仅为 25%～35%。化疗是唯一能延长这些晚期患者的生存时间并改善其生活质量的治疗方法,可使多数患者的预计生存时间由 3～6 个月延长至 1 年左右,少数患者可获得长期生存。

(1)新辅助化疗:对于可手术的 T_2～T_{4a} 期患者,术前可行新辅助化疗。新辅助化疗的主要目的是控制局部病变,使肿瘤降期,降低手术难度和消除微转移灶,提高术后远期生存率,其优点体现在:①在新辅助化疗期间如治疗有效可连续应用,而化疗无效或有进展的情况下可中断治疗或行膀胱切除术;②手术前的化学治疗可能降低肿瘤分期,从而降低手术的难度;③新的辅助化疗在应用系统的、足量的化学治疗而不需考虑影响膀胱切除术的术后恢复的困难,患者在术前经常能耐受较大剂量强度的和更多周期的化学治疗;④新辅助化疗对较早的微小转移有疗效,有可能减少后继的转移癌的发生率。

新辅助化疗后,患者死亡率可下降 12%～14%,5 年生存率提高 5%～7%,远处转移率降低 5%,对于 T_3～T_{4a} 患者,其生存率提高可能更明显。新辅助化疗还被用做保留膀胱的手段,但这一方法备受争议。新辅助化疗的疗程尚无明确界定,但至少要用 2～3 个周期基于顺铂的联合化疗。

(2)辅助化疗:辅助化疗是在手术后选择性给予化疗的策略,包括较早期的膀胱切除术及后继的化疗。通过病理检查膀胱切除术后标本而给患者危险度分层指导后继的辅助化疗,对于临床 T_2 或 T_3 期患者,根治性膀胱切除术后病理若显示淋巴结阳性或为 pT_3,术前未行新辅助化疗者术后可采用辅助化疗。膀胱部分切除患者术后病理若显示淋巴结阳性或切缘阳性或为 pT_3,术后亦可采用辅助化疗。对的低危险患者(Ta 和 T_1～T_2)不必行辅助化疗。辅助化疗可以推迟疾病进展,预防复发,但各项对于辅助化疗的研究由于样本量小、统计及方法学混乱,因此结果备受争议。

(3)对于临床 T_{4a} 及 T_{4b} 患者,若 CT 显示淋巴结阴性或发现不正常淋巴结经活检阴性,可行化疗或化疗＋放疗,或手术＋化疗(仅限于选择性 cT_{4a} 患者)。CT 显示有肿大淋巴结经活检阳性的,则行化疗或化疗＋放疗。

(4)转移性膀胱癌应常规行全身系统化疗,尤其是无法切除、弥漫性转移、可测量的转移病灶。身体状况不宜或不愿意接受根治性膀胱切除术者也可行全身系统化疗＋放疗。

(5)动脉导管化疗:通过对双侧髂内动脉灌注化疗药物达到对局部肿瘤病灶的治疗作用,对局部肿瘤效果较全身化疗好,常用于新辅助化疗。文献报道,动脉导管化疗＋全剂量放疗的完全缓解率可达 78％～91％,动脉导管化疗作为辅助化疗效果不佳。化疗药物可选用 MTX/CDDP 或单用 CDDP 或 5-FU＋ADM＋CDDP＋MMC 等。

(6)化疗方案:晚期膀胱癌的化疗始于 20 世纪 60～70 年代,早期多为单药化疗,其中以顺铂(DDP)和甲氨蝶呤(MTX)应用最多,有效率相对较高。DDP 单药治疗晚期膀胱癌的 Ⅱ 期临床研究显示有效率(RR)为 35％左右,但是大部分病例为部分缓解(PR),完全缓解(CR)只有 5％～16％。单药还包括长春碱(VLB)、阿霉素(ADM)、长春新碱(VCR)、5-氟尿嘧啶(5-FU)、环磷酰胺(CTX)以及丝裂霉素(MMC)等,有效率一般在 10％～20％左右,CR 均小于 10％,但肿瘤缓解时间很少超过 3～4 个月。在过去几年中涌现出一些新的化疗药物,其中一些对尿路上皮细胞癌较敏感,如紫杉醇、多西紫杉醇、吉西他滨以及异环磷酰胺等,但临床资料表明,其疗效仍不及联合化疗方案。

由于单药化疗的有效率并不高,而且肿瘤缓解时间、生存时间均较短,从 20 世纪 80 年代开始多已采用联合化疗方案来治疗晚期膀胱癌,一些新开发出的化疗药物亦用于联合化疗方案。

(1)M-VAC(甲氨蝶呤、长春碱、阿霉素、顺铂)方案:是传统上膀胱尿路上皮癌标准一线治疗方案。甲氨蝶呤 $30mg/m^2$ 第 1、15、22 天静脉滴注,长春碱 $3mg/m^2$ 第 2、15、22 天静脉滴注,阿霉素 $30mg/m^2$ 第 2 天静脉滴注,顺铂 $70mg/m^2$ 第 2 天静脉滴注,每 4 周重复,共 2～6 个周期。两项随机前瞻性研究已经证实 M-VAC 方案效果明显好于单种药物化疗效果。多项研究显示此方案的 CR 为 15％～25％,有效率为 50％～70％,中位生存时间为 12～13 个月。

尽管 M-VAC 方案有效率较高,但是其毒性反应也较大,主要为骨髓抑制、黏膜炎、恶心、呕吐、脱发以及肾功能损害等,粒细胞缺乏性发热的发生率为 25％,2/3 级黏膜炎为 50％,化疗相关死亡发生率高达 3％左右。Saxman 等对接受 M-VAC 方案化疗的患者做了长期随访后发现,患者的长期存活率并不理想,6 年的无病存活率只有 3.7%。

(2)GC(吉西他滨和顺铂)方案:此联合化疗方案被认为是目前标准一线治疗方案,可被更多患者选用。吉西他滨 $800\sim1000m/m^2$。第 1、8、15 天静脉滴注,顺铂 $70mg/m^2$。第 2 天静脉滴注,每 $3\sim4$ 周重复,共 $2\sim6$ 个周期。研究显示 GC 方案的 CR 为 15%,PR 为 33%,中位疾病进展时间为 23 周,总生存时间为 54 周,较 M-VAC 方案耐受性好。

目前唯一已完成的将新联合化疗方案与传统标准化疗方案进行比较的Ⅲ期临床研究由 vonder Maase 等在 2000 年完成,该研究将 GC 方案与 M-VAC 方案进行了比较,共有来自 19 个国家 99 个中心的 405 例晚期膀胱癌患者入组,GC 组 203 例,M-VAC 组 202 例,两组分别接受标准剂量的 GC 方案和 M-VAC 方案化疗,两方案均为每 4 周重复一次,结果两组的 RR 分别为 49%、46%,CR 均为 12%,中位疾病进展时间均为 7.4 个月,中位总生存时间分别为 13.8、14.8 个月,两组间的这些指标均无统计学差异。但毒性反应 M-VAC 组明显高于 GC 组,两组 3/4 级中性粒细胞减少分别为 82%、71%,粒细胞缺乏性发热分别为 14%、2%,3/4 级感染分别为 12%、1%,3/4 级黏膜炎分别为 22%、1%,脱发分别为 55%、11%,M-VAC 组的化疗相关死亡率高达 3%,而 GC 组只有 1%。由于严重的毒性反应,M-VAC 组需要住院的患者数、住院天数以及治疗费用均要高于 GC 组。

该Ⅲ期临床研究表明 GC 方案与 M-VAC 方案在有效率、疾病进展时间、总生存时间等方面均相近,但前者毒性反应及化疗相关死亡率明显低于后者,因此 GC 方案取代了 M-VAC 方案成为晚期膀胱癌新的标准化疗方案,并得以广泛应用。

(3)其他化疗方案:TC(紫杉醇和顺铂)方案,TCa(紫杉醇和卡铂)方案,DC(多西紫杉醇和顺铂)3 周方案,GT(吉西他滨和紫杉醇)方案,以及 CMV(甲氨蝶呤联合长春碱和顺铂)方案和 CAP(环磷酰胺联合阿霉素和顺铂)方案。GCT(吉西他滨联合顺铂和紫杉醇)方案,GCaT(吉西他滨联合卡铂和紫杉醇)方案和 ICP(异环磷酰胺联合顺铂和紫杉醇)方案等三种化疗方案毒副作用大,临床很少应用。

5.膀胱癌放疗　肌层浸润性膀胱癌患者在某些情况下,为了保留膀胱不愿意接受根治性膀胱切除术,或患者全身条件不能耐受根治性膀胱切除手术,或根治性手术已不能彻底切除肿瘤以及肿瘤已不能切除时,可选用膀胱放射治疗或化疗＋放射治疗。但对于肌层浸润性膀胱癌,单纯放疗有效率大约只有 $20\%\sim40\%$,患者的总生存期短于根治性膀胱切除术。

(1)根治性放疗:膀胱外照射方法包括常规外照射、三维适形放疗及强调适形放疗。单纯放射治疗靶区剂量通常为 $60\sim66Gy$,每天剂量通常为 $1.8\sim2Gy$,整个疗程不超过 6～7 周。目前常用的放疗日程为:①50～55Gy,分 25～28 次完成(＞4 周);②64～66Gy,分 32～33 次完成(＞6.5 周)。放疗的局部控制率约为 30％～50％,肌层浸润性膀胱癌患者 5 年总的生存率约为 40％～60％,肿瘤特异生存率为 35％～40％,局部复发率约为 30％。

临床研究显示,基于顺铂的联合放化疗的反应率为 60％～80％,5 年生存率为 50％～60％,有 50％的患者可能保留膀胱,但目前尚缺乏长期的随机研究结果。一项大规模的Ⅱ期临床研究提示联合放化疗与单纯放疗相比能提高保留膀胱的可能性。对于保留膀胱的患者应密切随访,出现复发时应积极行补救性的膀胱根治性切除术。

欧洲文献报道,T_1/T_2 期小肿瘤患者可通过膀胱切开(行或未行膀胱部分切除)显露肿瘤后置入放射性碘、铱、钽或铯行组织内近距离照射,再联合外照射和保留膀胱的手术,从而达到治疗目的。根据肿瘤分期不同,5 年生存率可达 60％～80％。

(2)辅助性放疗:根治性膀胱切除术前放疗无明显优越性。膀胱全切或膀胱部分切除手术未切净的残存肿瘤或术后病理切缘阳性者,可行术后辅助放疗。

(3)姑息性放疗:通过短程放疗(7Gy×3 天;3～3.5Gy×10 天)可减轻因膀胱肿瘤巨大造成无法控制的症状,如血尿、尿急、疼痛等。但这种治疗可增加急性肠道并发症的危险,包括腹泻和腹部痉挛疼痛。

第五节　前列腺癌

【概述】

前列腺癌发病率有明显的地理和种族差异,引起前列腺癌的危险因素尚未明确,但是其中一些已经被确认。最重要的因素之一是遗传。外源性因素会影响从所谓的潜伏型前列腺癌到临床型前列腺癌的进程。这些因素的确仍然在讨论中,但高动物脂肪饮食是一个重要的危险因素。其他危险因素包括维生素 E、硒、木脂素类、异黄酮的低摄入。阳光暴露与前列腺癌发病率呈负相关,阳光可增加维生素 D 的水平,可能是前列腺癌的保护因子。在前列腺癌低发的亚洲地区,绿茶的饮用量相对较高,绿茶可能为前列腺癌的预防因子。总之,遗传是前列腺癌发展成临床型的重要危险因素,而外源性因素对这种危险可能有重要的影响。

【诊断】

1.前列腺癌的症状　早期前列腺癌通常没有症状,但肿瘤侵犯或阻塞尿道、膀胱颈时,则会发生类似下尿路梗阻或刺激症状,严重者可能出现急性尿潴留、血尿、尿失禁。骨转移时会引起骨骼疼痛、病理性骨折、贫血、脊髓压迫导致下肢瘫痪等。

2.前列腺癌的诊断 临床上大多数前列腺癌患者通过前列腺系统性穿刺活检可以获得组织病理学诊断。然而,最初可疑前列腺癌通常由前列腺直肠指检或血清前列腺特异性抗原(PSA)检查后再确定是否进行前列腺活检。

直肠指检联合 PSA 检查是目前公认的早期发现前列腺癌最佳的初筛方法。

(1)直肠指检(DRE)大多数前列腺癌起源于前列腺的外周带,DRE 对前列腺癌的早期诊断和分期都有重要价值。

注意事项:考虑到 DRE 可能影响 PSA 值,应在 PSA 抽血后进行 DRE。

(2)前列腺特异性抗原(PSA)检查 PSA 作为单一检测指标,与 DRE、TRUS 比较,具有更高的前列腺癌阳性诊断预测率,同时可以提高局限性前列腺癌的诊断率和增加前列腺癌根治性治疗的机会。

前列腺特异性抗原(PSA)检查风险防范如下。

1)PSA 检查时机:50 岁以上男性每年应接受例行 DRE、PSA 检查。对于有前列腺癌家族史的男性人群,应该从 45 岁开始进行每年 1 次的检查。对 50 岁以上有下尿路症状的男性进行常规 PSA 和 DRE 检查,对于有前列腺癌家族史的男性人群,应该从 45 岁开始定期检查、随访。对 DRE 异常、有临床征象(如骨痛、骨折等)或影像学异常等的男性应进行 PSA 检查。

注意事项:PSA 检测应在前列腺按摩后 1 周,直肠指检、膀胱镜检查、导尿等操作 48h 后,射精 24h 后,前列腺穿刺 1 个月后进行。PSA 检测时应无急性前列腺炎、尿潴留等疾病。

2)PSA 结果的判定:血清总 PSA(tPSA)>4.0ng/ml 为异常。对初次 PSA 异常者建议复查。当 tPSA 为 4~10ng/ml 时,发生前列腺癌的可能性>25% 左右。血清 PSA 受年龄和前列腺大小等因素的影响,这构成了进行前列腺癌判定的灰区,在这一灰区内应参考以下 PSA 相关变数。

游离 PSA(fPSA):fPSA 和 tPSA 作为常规同时检测。fPSA 是提高 tPSA 水平处于灰区的前列腺癌检出率的有效方法。当血清 tPSA 为 4~10ng/ml 时,fPSA 水平与前列腺癌的发生率呈负相关。推荐 fPSA/tPSA>0.16 为正常参考值(或临界值)。

PSA 密度(简称 PSAD):即血清总 PSA 值与前列腺体积的比值。前列腺体积是经直肠超声测定计算得出。PSAD 正常值<0.15,PSAD 有助于区分前列腺增生症和前列腺癌。当患者 PSA 在正常值高限或轻度增高时,用 PSAD 可指导医师决定是否进行活检或随访。

PSA 速率(简称 PSAV):即连续观察血清 PSA 水平的变化,前列腺癌的 PSAV 显著高于前列腺增生和正常人。其正常值为每年<0.75ng/ml。如果 PSAV 每年>0.75ng/ml,应怀疑前列腺癌的可能。PSAV 比较适用于 PSA 值较低的年轻患者。在 2 年内至少检测 3 次 PSA,PSAV 计算公式为[(PSA2－PSA1)＋(PSA3－PSA2)]/2。

(3)经直肠超声检查(TRUS):在 TRUS 引导下在前列腺以及周围组织结构寻找可疑病灶,并能初步判断肿瘤的体积大小。但 TRUS 对前列腺癌诊断特异性较低,发现一个前列腺低回声病灶要与正常前列腺、BPH、PIN、急性或慢性前列腺炎、前列腺梗死和前列腺萎缩等鉴别。

注意事项:在 TRUS 引导下进行前列腺的系统性穿刺活检,是前列腺癌诊断的主要方法。

(4)前列腺穿刺活检:前列腺系统性穿刺活检是诊断前列腺癌最可靠的检查。前列腺穿刺活检风险防范如下。

1)前列腺穿刺时机:因前列腺穿刺出血影响影像学临床分期。因此,前列腺穿刺活检应在 MRI 之后,在 B 超等引导下进行。

2)前列腺穿刺指征:直肠指检发现结节,任何 PSA 值;B 超发现前列腺低回声结节或 MRI 发现异常信号,任何 PSA 值;PSA>10ng/ml,任何 f/tPSA 和 PSAD 值;PSA4～10ng/ml,f/tPSA 异常或 PSAD 值异常。

3)前列腺穿刺针数:10 针以上穿刺的诊断阳性率明显高于 10 针以下,并不明显增加并发症。

4)重复穿刺:第 1 次前列腺穿刺阴性结果,在以下情况需要重复穿刺:

第 1 次穿刺病理发现非典型性增生或高级别 PIN;PSA>10ng/ml,任何 f/tPSA 或 PSAD;PSA4～10ng/ml,复查 f/tPSA 或 PSAD 值异常,或直肠指检或影像学异常;PSA4～10ng/ml,复查 f/tPSA、PSAD、直肠指检、影像学均正常,严密随访,每 3 个月复查 PSA,如 PSA 连续 2 次>10ng/ml 或每年 PSAV>0.75/ml,应再穿刺。

重复穿刺的时机:2 次穿刺间隔时间尚有争议,目前多为 1～3 个月。

重复穿刺次数:对 2 次穿刺阴性结果,属上述①至④情况者,推荐进行 2 次以上穿刺。

如果 2 次穿刺阴性,并存在前列腺增生导致的严重排尿症状,可行经尿道前列腺切除术,将标本送病理进行系统切片检查。

(5)前列腺癌的其他影像学检查

1)计算机断层(CT)检查:CT 对早期前列腺癌诊断的敏感性低于磁共振(MRI),前列腺癌患者进行 CT 检查的目的主要是协助临床医师进行肿瘤的临床分期。

注意事项:对于肿瘤邻近组织和器官的侵犯及盆腔内转移性淋巴结肿大,CT 的诊断敏感性与 MRI 相似。

2)磁共振(MRI/MRS)扫描:MRI 检查可以显示前列腺包膜的完整性、是否侵犯前列腺周围组织及器官,MRI 还可以显示盆腔淋巴结受侵犯的情况及骨转移的病灶。在临床分期上有较重要的作用。

风险防范:MRI 检查在鉴别前列腺癌与伴钙化的前列腺炎、较大的良性前列腺增生、前列腺瘢痕、结核等病变时常无法明确诊断。因此影像学检查 TRUS、CT、MRI 等在前列腺癌的诊断方面都存在局限性,最终明确诊断还需要前列腺穿刺活检取得组织学诊断。

3)前列腺癌的核素检查(ECT):前列腺癌的最常见远处转移部位是骨骼。ECT 可比常规 X 线片提前 3～6 个月发现骨转移灶,敏感性较高但特异性较差。

风险防范:一旦前列腺癌诊断成立,建议进行全身骨显像检查(特别是在 PSA>20,GS 评分>7 的病例),有助于判断前列腺癌准确的临床分期。

(6)病理分级:在前列腺癌的病理分级方面,推荐使用 Gleason 评分系统。前列腺癌组织分为主要分级区和次要分级区,每区的 Gleason 分值为 1.5,Gleason 评分是把主要分级区和次要分级区的 Gleason 分值相加,形成癌组织分级常数。

分级标准如下。

Gleason 1:癌肿极为罕见。其边界很清楚,膨胀型生长,几乎不侵犯基质,癌腺泡很简单,多为圆形,中度大小,紧密排列在一起,其胞质和良性上皮细胞胞质极为相近。

Gleason 2:癌肿很少见,多发生在前列腺移行区,癌肿边界不很清楚,癌腺泡被基质分开,呈简单圆形,大小可不同,可不规则,疏松排列在一起。

Gleason 3:癌肿最常见,多发生在前列腺外周区,最重要的特征是浸润性生长,癌腺泡大小不一,形状各异,核仁大而红,胞质多呈碱性染色。

Gleason 4:癌肿分化差,浸润性生长,癌腺泡不规则融合在一起,形成微小乳头状或筛状,核仁大而红,胞质可为碱性或灰色反应。

Gleason 5:癌肿分化极差,边界可为规则圆形或不规则状,伴有浸润性生长,生长形式为片状单一细胞型或者粉刺状癌型,伴有坏死,癌细胞核大,核仁大而红,胞质染色可有变化。

前列腺癌分期:前列腺癌分期的目的是指导选择治疗方法和评价预后。通过 DRE、PSA、穿刺活检阳性针数和部位、骨扫描、CT、MRI 以及淋巴结切除来明确分期。2002 年 AJCC 的 TNM 分期系统(表 2-3)。

表 2-3　前列腺癌 TNM 分期(AJCC,2002 年)

原发肿瘤(T)	
临床	病理(pT)*
Tx 原发肿瘤不能评价	pT$_2$ * 局限于前列腺
T$_0$ 无原发肿瘤的证据	pT$_{2a}$ 肿瘤限于单叶≤1/2
T$_1$ 不能被扪及和影像无法发现的临床隐匿性肿瘤	pT$_{2b}$ 肿瘤超过单叶的 1/2 但限于该单叶
T$_{1a}$ 偶发肿瘤体积＜所切除组织体积的 5%	pT$_{2c}$ 肿瘤侵犯两叶
T$_{1b}$ 偶发肿瘤体积＞所切除组织体积的 5%	pT$_3$ 突破前列腺
T$_{1c}$ 穿刺活检发现的肿瘤(如由于 PSA 升高)	pT$_{3a}$ 肿瘤突破前列腺
T$_2$ 局限于前列腺内的肿瘤	pT$_{3b}$ 肿瘤侵犯精囊
T$_{2a}$ 肿瘤限于单叶的 1/2(≤1/2)	pT$_4$ 侵犯膀胱和直肠
T$_{2b}$ 肿瘤超过单叶的 1/2,但限于该单叶(1/2～1)	
T$_{2c}$ 肿瘤侵犯两叶	
T$_3$ 肿瘤突破前列腺包膜**	
T$_{3a}$ 肿瘤侵犯包膜(单侧或双侧)	
T$_{3b}$ 肿瘤侵犯精囊	
T$_4$ 肿瘤固定或侵犯除精囊外的其他邻近组织结构,如膀胱颈、尿道外括约肌、直肠、肛提肌和(或)盆壁	
区域淋巴结(N)***	
Nx 区域淋巴结不能评价	pNx 无区域淋巴结取材标本
N$_0$ 无区域淋巴结转移	pN$_0$ 无区域淋巴结转移
N$_1$ 区域淋巴结转移(1 个或多个)	pN$_1$ 区域淋巴结转移(1 个或多个)
远处转移(M)****	
Mx 远处转移无法评估	

续表

原发肿瘤(T)	
临床	病理(pT)*

M_0 无远处转移

M_1 有远处转移

　M_{1a} 有区域淋巴结以外的淋巴结转移

　M_{1b} 骨转移(单发或多发)

　M_{1c} 其他器官组织转移(伴或不伴骨转移)

　$*$：穿刺活检发现的单叶或两叶肿瘤,但临床无法扪及或影像不能发现的定为 T_1T_{1c}

　$**$：侵犯前列腺尖部或前列腺包膜但未突破包膜的定为 T_2,非 T_3

　$***$：不超过 0.2cm 的转移定为 pN_1M_1

　$****$：当转移多于 1 处,为最晚的分期

1)T 分期表示原发肿瘤的局部情况,主要通过 DRE 和 MRI 来确定,前列腺穿刺阳性活检数目和部位、肿瘤病理分级和 PSA 可协助分期。

2)N 分期表示淋巴结情况,只有通过淋巴结切除才能准确地了解淋巴结转移情况。N 分期对准备采用根治性疗法的患者是重要的,分期低于 T_2、PSA<20ng/ml 和 Gleason 评分<6 的患者淋巴结转移的机会小于 10%。

3)M 分期主要针对骨骼转移,骨扫描,MRI、X 线检查是主要的检查方法。尤其对病理分化较差(Gleason 评分>7)或 PSA>20ng/ml 的患者,应常规行骨扫描检查。

【治疗及风险及防范】

1.观察等待治疗　观察等待治疗的指征:①低危前列腺癌(PSA 4~10ng/ml,GS≤6,临床分期≤T_{2a})和预期寿命短的患者;②晚期前列腺癌患者:仅限于因治疗伴随的并发症大于延长生命和改善生活质量的情况。

对临床局限性前列腺癌($T_{1~3}$,Nx 或 N_0,Mx 或 M_0)适合根治性治疗的患者,如选择观察等待治疗,患者必须了解并接受局部进展和转移的危险。

风险防范:对于观察等待的病人密切随访,每 3 个月复诊,检查 PSA、DRE,必要时缩短复诊间隔时间和进行影像学检查。对于 DRE、PSA 检查和影像学检查进展的患者可考虑转为其他治疗。

2.前列腺癌根治性手术治疗　根治性前列腺切除术(简称根治术)是治疗局限性前列腺癌最有效的方法,有 3 种主要术式,即传统的经会阴、经耻骨后及腹腔镜

前列腺癌根治术。

(1)适应证:根治术用于可能治愈的前列腺癌。手术适应证要考虑肿瘤的临床分期、预期寿命和健康状况。

风险防范:尽管手术没有硬性的年龄界限,但应告知患者,70岁以后伴随年龄增长,手术合并并发症及死亡率将会增加。

1)临床分期:适应于局限前列腺癌,临床分期 $T_1 \sim T_{2c}$ 的患者。对于 T_3 期的前列腺癌尚有争议,有主张对 T_{2c} 和 T_3 给予新辅助治疗后行根治术,可降低切缘阳性率。

2)预期寿命:预期寿命≥10年者则可选择根治术。

3)健康状况:前列腺癌患者多为高龄男性,手术并发症的发生率与身体状况密切相关。因此,只有身体状况良好,没有严重的心肺疾病的患者适应根治术。

4)PSA或Gleason评分高危患者的处理:对于 PSA>20 或 Gleason 评分≥8 的局限性前列腺癌患者符合上述分期和预期寿命条件的,根治术后可给予其他辅助治疗。

(2)手术禁忌证

1)患有显著增加手术危险性的疾病者,如严重的心血管疾病、肺功能不良等。

2)患有严重出血倾向或血液凝固性疾病者。

3)已有淋巴结转移(术前通过影像学或淋巴活检诊断)或骨转移者。

4)预期寿命不足10年者。

(3)手术方法和标准:国内推荐开放式耻骨后前列腺癌根治术和腹腔镜前列腺癌根治术。

1)耻骨后前列腺癌根治术:术野开阔,操作简便易行,可经同一入路完成盆腔淋巴结切除,达到根治目的。

改良式盆腔淋巴结切除术:下腹正中切口,整块切除髂动脉、髂静脉前面、后面及血管之间的纤维脂肪组织,下至腹股沟管,后至闭孔神经后方。可疑淋巴结转移者可进行冷冻切片病理学检查。

根治性前列腺切除术:手术切除范围包括完整的前列腺、双侧精囊和双侧输精管壶腹段、膀胱颈部。

保留神经的禁忌证:术中发现肿瘤可能侵及神经血管束。

2)腹腔镜前列腺癌根治术:其疗效与开放性手术类似,优点是损伤小、术野及解剖结构清晰,术中和术后并发症少。腹腔镜手术切除步骤和范围同开放性手术。

手术时机:一旦确诊为前列腺癌并符合上述根治性手术条件者应采取根治术。

经直肠穿刺活检者应等待 6～8 周,可减降低手术难度和减少并发症。经尿道前列腺切除术者应等待 12 周再行手术。

手术并发症:目前围术期病死率为 0～2.1%,主要并发症有术中严重出血、直肠损伤、术后阴茎勃起功能障碍、尿失禁、膀胱尿道吻合口狭窄、尿道狭窄、深部静脉血栓、淋巴囊肿、尿瘘、肺栓塞。腹腔镜前列腺癌根治术还可能出现沿切口种植转移、转行开腹手术、气体栓塞、高碳酸血症、继发出血等并发症。

3.前列腺癌外放射治疗(EBRT)

(1)前列腺癌常规外放射治疗风险防范

1)照射范围的界定:先确定肿瘤体积、靶体积和治疗体积。具体方法是通过患者固定系统,应用 MRI 或 CT 影像来确定目标及周边正常器官范围,并用计算机辅助治疗计划系统计算出中央面肿瘤及周边正常组织的剂量分布。

2)照射剂量:前列腺癌局部照射剂量分别为 $<55Gy$、$55～60Gy$、$60～65Gy$、$60～70Gy$ 及 $>70Gy$,随着照射剂量的递增,局部复发率明显降低。

3)照射技术:单独照射前列腺及其周围区域时用前、后及两侧野的四野盒式照射技术。照射野下界位于坐骨结节下缘,侧野后界包括直肠前壁。若精囊、周边组织受侵及淋巴结转移需全骨盆照射,分两步,先用前后两野照射全盆腔,照射野的上界为 $L_5～S_1$,下界位于坐骨结节下缘,两侧界在真骨盆缘外 $1～2cm$。常规分割照射每周 5 次,每次剂量为 $1.8～2.0Gy$,总量为 $45Gy$。超分割照射每天照射 2 次,每次剂量 $1.15～1.3Gy$。骨盆放疗结束后再缩小照射范围至前列腺区,总量达 $65～80Gy$。利用合金铅板保护直肠、肛门括约肌、小肠、膀胱、尿道。

(2)3D-CRT 及 IMRT 风险防范

1)适形放疗(3D-CRT)的优点为最大限度地减少对周围正常组织及器官的照射,提高肿瘤局部的照射剂量及靶区的照射总量。提高肿瘤局部控制率,减少并发症。

IMRT 是 3D-CRT 技术的新扩展。应用螺旋 CT 薄层扫描,绘出患者靶区和正常组织的几何模型并建立数字重建图,使外照射的剂量达到更高的适形程度。靶区边缘也可达到标准照射剂量。IMRT 可使照射剂量达 $81～86.4Gy$,但对直肠及膀胱的不良反应无明显增加。

2)照射范围界定:先确定等中心点,画出皮肤标记线,进行 CT 断层扫描,再将影像合成视觉三维立体解剖图像,经 CT 模拟机模拟,由医师进行 3D 放射剂量分析。

3)照射剂量分析:肿瘤照射剂量可由剂量-体积直方图(DVH)进行评估。若肿瘤很大,可先进行新辅助内分泌治疗,待肿瘤体积缩小再进行放疗。

前列腺癌外放疗并发症:放疗可能出现泌尿系统和肠道系统不良反应及性功能障碍。放疗引起的不良反应因单次剂量和总剂量、放疗方案和照射体积的不同而异。

泌尿系统不良反应包括尿道狭窄、膀胱瘘、出血性膀胱炎、血尿、尿失禁等;胃肠不良反应包括暂时性肠炎、直肠炎引起的腹泻、腹部绞痛、直肠不适和直肠出血、小肠梗阻等,需要手术治疗的严重乙状结肠和小肠损伤、会阴部脓肿、肛门狭窄或慢性直肠出血的发生率低于1%。放射性急性皮肤不良反应为红斑、皮肤干燥和脱屑,主要发生于会阴和臀部的皮肤皱褶处。其他不良反应包括耻骨和软组织坏死,下肢、阴囊或阴茎水肿等,发生率均低于1%。放疗后性功能障碍发生率低于根治性手术患者。

4.前列腺癌近距离照射治疗

(1)风险防范:近距离照射治疗包括腔内照射、组织间照射等,是将放射源密封后直接放入人体的天然腔内或放入被治疗的组织内进行照射。

(2)适应证:参考美国近距离照射治疗协会(ABS)标准。

1)同时符合以下 3 个条件为单纯近距离照射治疗的适应证。临床分期为 $T_1 \sim T_{2a}$ 期;Gleason 分级为 2~6;PSA<10ng/ml。

2)符合以下任一条件为近距离照射治疗联合外放疗的适应证:临床分期为 T_{2b}、T_{2c};Gleason 分级 8~10;PSA>20ng/ml;周围神经受侵;多点活检病理结果阳性;双侧活检病理结果为阳性;MRI 检查明确有前列腺包膜外侵犯。

多数学者建议先行外放疗再行近距离照射治疗以减少放疗并发症。

3)Gleason 评分为 7 或 PSA 为 10~20ng/ml 者则要根据具体情况决定是否联合外放疗。

4)近距离照射治疗(或联合外放疗)联合内分泌治疗的适应证:前列腺体积>60ml,可行新辅助内分泌治疗使前列腺缩小。

(3)禁忌证

1)绝对禁忌证:预计生存期少于 5 年;TURP 后缺损较大或预后不佳;一般情况差;有远处转移。

2)相对禁忌证:腺体>60cm³;既往有 TURP 史;中叶突出;严重糖尿病;多次盆腔放疗及手术史。

注意事项:每个患者行粒子种植后都应进行剂量学评估,通常用 CT 进行评估。粒子种植后过早进行 CT 检查会由于前列腺水肿和出血而显示前列腺体积增大,此时做出的剂量评估会低估前列腺所受剂量。因此,建议种植后 4 周行剂量评估最合适。如果发现有低剂量区,则应及时做粒子的补充再植;如果发现大范围的低剂量区,则可以考虑行外放疗。

(4)技术和标准:行粒子种植治疗的所有患者在种植前均应制定治疗计划,根据三维治疗计划系统给出预期的剂量分布。通常先用经直肠超声(TRUS)确定前列腺体积,再根据 TRUS 所描绘的前列腺轮廓和横断面来制定治疗计划,包括种植针的位置、粒子的数量和活度。术中应再次利用 TRUS 作计划,根据剂量分布曲线图放置粒子,同时在粒子种植过程中也应利用经直肠实时超声来指导操作,随时调整因置入针的偏差而带来的剂量分布的改变。需要指出的是,前列腺靶区处方剂量所覆盖的范围应包括前列腺及其周边 3～8mm 的范围。因此前列腺靶区约是实际前列腺体积的 1.75 倍。

(5)并发症:并发症包括短期并发症和长期并发症。通常将 1 年内发生的并发症定义为短期并发症,而将 1 年以后发生的并发症定义为长期并发症。这些并发症主要涉及尿路、直肠和性功能等方面。

1)短期并发症:尿频、尿急及尿痛等尿路刺激症状,排尿困难和夜尿增多。大便次数增多及里急后重等直肠刺激症状、直肠炎(轻度便血、肠溃疡甚至于前列腺直肠瘘)等。

2)长期并发症:以慢性尿潴留、尿道狭窄、尿失禁为常见。

前列腺癌近距离照射治疗是继前列腺癌根治术及外放疗外的又一种有望根治局限性前列腺癌的方法,疗效肯定、创伤小,尤其适合于不能耐受前列腺癌根治术的高龄前列腺癌患者。

5.试验性前列腺癌局部治疗　和根治性前列腺癌手术和放疗相比较,其对临床局限性前列腺癌的治疗效果,还需要更多的长期临床研究加以评估和提高。

(1)前列腺癌的冷冻治疗(CSAP):CSAP 被认为是治疗临床局限性前列腺癌可以考虑的选择。与放疗相比较,其优点是无放射危险、直肠损伤率较低,早期文献报道治疗后排尿功能障碍和阳痿的发生率较高,随着技术和经验的不断改进,并发症发生率明显降低。

1)CSAP 适应证:局限性前列腺癌不适合做外科手术或预期寿命<10 年的局限性前列腺癌;血清 PSA<20ng/ml;Gleason 评分<7;前列腺体积≤40ml,以保证有效的冷冻范围;如前列腺体积>40ml,先行新辅助内分泌治疗使腺体缩小。姑息性局部治疗及挽救性局部治疗用于已发生转移的前列腺癌的姑息性局部治疗,以控制局部肿瘤的发展、缓解由其引起的症状以及前列腺癌放疗后局部复发的挽救性治疗手段。

2)CSAP 的并发症:CSAP 的常见并发症包括勃起功能障碍、组织脱落、尿失禁、盆腔痛、尿潴留、直肠瘘、膀胱出口梗阻等。

(2)前列腺癌的高能聚焦超声(HIFU)治疗:多用于年龄较大、预期寿命＜10年的局限前列腺癌。

HIFU 的并发症包括尿潴留、尿失禁、勃起功能障碍等。

(3)组织内肿瘤射频消融(RITA):RITA 是将针状电极直接刺入肿瘤部位,通过射频消融仪测控单元和计算机控制,将大功率射频能量通过消融电极传送到肿瘤组织内,利用肿瘤组织中的导电离子和极化分子按射频交变电流的方向作快速变化,使肿瘤组织本身产生摩擦热。当温度达到 60℃ 以上时,肿瘤组织产生不可逆的凝固性坏死,以达到治疗目的。

6.前列腺癌内分泌治疗　前列腺细胞在无雄激素刺激的状况下将会发生凋亡。任何抑制雄激素活性的治疗均可被称为雄激素去除治疗。

雄激素去除主要通过以下策略。①抑制睾酮分泌:手术去势或药物去势(黄体生成素释放激素类似物,LHRH-a);②阻断雄激素与受体结合:应用抗雄激素药物竞争性封闭雄激素与前列腺细胞雄激素受体的结合。两者联合应用可达到最大限度雄激素阻断的目的。其他策略包括抑制肾上腺来源雄激素的合成,以及抑制睾酮转化为双氢睾酮等。

内分泌治疗的目的:降低体内雄激素浓度、抑制肾上腺来源雄激素的合成、抑制睾酮转化为双氢睾酮或阻断雄激素与其受体的结合,以抑制或控制前列腺癌细胞的生长。

内分泌治疗的方法包括:①去势;②最大限度雄激素阻断;③间歇内分泌治疗;④根治性治疗前新辅助内分泌治疗;⑤辅助内分泌治疗。

(1)适应证

1)转移前列腺癌,包括 N_1 和 M_1 期(去势、最大限度雄激素阻断、间歇内分泌治疗)。

2)局限早期前列腺癌或局部进展前列腺癌,无法行根治性前列腺切除术或放射治疗(去势、最大限度雄激素阻断、间歇内分泌治疗)。

3)根治性前列腺切除术或根治性放疗前的新辅助内分泌治疗(去势、最大限度雄激素阻断)。

4)配合放射治疗的辅助内分泌治疗(去势、最大限度雄激素阻断)。

5)治愈性治疗后局部复发,但无法再行局部治疗(去势、最大限度雄激素阻断、间歇内分泌治疗)。

6)治愈性治疗后远处转移(去势、最大限度雄激素阻断、间歇内分泌治疗)。

7)雄激素非依赖期的雄激素持续抑制(去势)。

(2)去势治疗

1)手术去势:手术去势可使睾酮迅速且持续下降至极低水平(去势水平)。主要的不良反应是对患者的心理影响。

2)药物去势:黄体生成素释放激素类似物(LHRH-a)是人工合成的黄体生成素释放激素。

注意事项:在注射 LHRH-a 后,睾酮水平逐渐升高,在 1 周时达到最高点(睾酮一过性升高),然后逐渐下降,至 3～4 周时可达到去势水平,但有 10% 的患者睾酮不能达到去势水平。LHRH-a 已成为雄激素去除的标准治疗方法之一。

风险防范:由于初次注射 LHRH-a 时有睾酮一过性升高,故应在注射前 2 周或当日开始,给予抗雄激素药物至注射后 2 周,以对抗睾酮一过性升高所导致的病情加剧。对于已有骨转移脊髓压迫的患者,应慎用 LHRH-a,可选择迅速降低睾酮水平的手术去势。

3)雌激素:雌激素作用于前列腺的机制包括下调 LHRH 的分泌,抑制雄激素活性,直接抑制睾丸间质细胞功能,以及对前列腺细胞的直接毒性。

最常见的雌激素是已烯雌酚。

风险防范:口服已烯雌酚 1mg/d、3mg/d 或 5mg/d,可以达到与去势相同的效果,但心血管方面的不良反应明显增加。尽管应用小剂量已烯雌酚(如 1mg/d),且同时应用低剂量华法林(1mg/d)或低剂量阿司匹林(75～100mg/d)预防,但是心血管方面的不良反应发生率仍较高,因此,在应用时应慎重。雌激素是经典的内分泌治疗方法之一。

(3)最大限度雄激素阻断(MAB)

1)目的:同时去除或阻断睾丸来源和肾上腺来源的雄激素。

2)方法:常用的方法为去势加抗雄激素药物。

3)结果:合用非类固醇类抗雄激素药物的雄激素 MAB 方法,与单纯去势相比可延长总生存期 3～6 个月,平均 5 年生存率提高 2.9%,对于局限性前列腺癌,应用 MAB 疗法时间越长,PSA 复发率越低。而合用比卡鲁胺的 MAB 疗法,相对于单独去势可使死亡风险降低 20%,并可相应延长无进展生存期。

(4)根治术前新辅助内分泌治疗(NHT)

1)目的:在根治性前列腺切除术前,对前列腺癌患者进行一定时间的内分泌治疗,以缩小肿瘤体积、降低临床分期、降低前列腺切缘肿瘤阳性率,进而提高生存率。

2)适应证:适合于 T_2、T_{3a} 期。

3)方法:采用 LHRH-a 和抗雄激素的 MAB 方法,也可单用 LHRH-a、抗雄激素药物或雌二醇氮芥,但 MAB 方法疗效更为可靠。时间 3~9 个月。

4)结果:新辅助治疗可能降低临床分期,可以降低前列腺切缘肿瘤的阳性率,降低局部复发率,大于 3 个月的治疗可以延长无 PSA 复发的存活期,而对总存活期的作用需更长时间的随访。

5)风险防范:新辅助治疗不能减少淋巴结和精囊的浸润。

(5)间歇内分泌治疗(IHT):在雄激素缺如或低水平状态下,能够存活的前列腺癌细胞通过补充的雄激素获得抗凋亡潜能而继续生长,从而延长进展到激素非依赖的时间。

IHT 的优点包括提高患者生活质量,可能延长雄激素依赖时间,可能有生存优势,降低治疗成本。

IHT 的临床研究表明,在脱离治疗期间患者生活质量明显提高,如性欲恢复等。可使肿瘤细胞对雄激素依赖时间延长,而对病变进展或生存时间无大的负面影响。IHT 更适于局限性病灶及经过治疗局部复发者。

间歇内分泌治疗及风险防范如下。

1)IHT 的停止治疗标准:推荐停药标准为 PSA≤0.2ng/ml 后,持续 3~6 个月。

2)间歇治疗后重新开始治疗的标准:报道不一,国内推荐当 PSA>4ng/ml 后开始新一轮治疗。

3)IHT 适应证:局限前列腺癌,无法行根治性手术或放疗;局部晚期患者(T_3~T_4 期);转移前列腺癌;根治术后病理切缘阳性;根治术或局部放疗后复发。

4)IHT 的意义及潜在风险:可能保持前列腺癌细胞的激素依赖性,延缓前列腺癌细胞进展到非激素依赖性的进程,从而可能延长患者的生存期。

治疗潜在的风险:是否可加速雄激素依赖性向非激素依赖性的发展;在治疗的间歇期病灶是否会进展。

(6)前列腺癌的辅助内分泌治疗(AHT):AHT 是指前列腺癌根治性切除术后或根治性放疗后,辅以内分泌治疗。

1)目的是治疗切缘残余病灶、残余的阳性淋巴结、微小转移病灶,提高长期存活率。

2)方式:最大限度雄激素全阻断(MAB);药物去势;抗雄激素,包括甾体类和非甾体类;手术去势。

3)时机:多数主张术后或放疗后即刻开始。

AHT 治疗风险防范:AHT 治疗主要针对切缘阳性,pT_3,$pN+$及$\leqslant pT_2$ 期伴高危因素的患者,但能否提高患者的生存率尚无一致结论。治疗时机及时限的选择应综合考虑患者的病理分期、治疗不良反应和费用等。

【预后及随访】

1.治愈性治疗后随访的指标及风险防范

(1)血清 PSA 水平的变化:监测血清 PSA 水平的变化是前列腺癌随访的基本内容。

1)根治性前列腺切除术后 PSA 的监测:成功的根治性前列腺切除术 3 周后应该不能检测到 PSA。

风险防范:PSA 持续升高说明体内有产生 PSA 的组织,也即残留的前列腺癌病灶。在根治性前列腺切除术后,连续 2 次血清 PSA 水平超过 0.2ng/ml 提示前列腺癌生化复发。

2)放射治疗后 PSA 的监测:放疗后腺体仍然存在,PSA 水平下降缓慢。放疗后 PSA 最低值是生化治愈的标志,也是一个重要的预后判断因素。

风险防范:放疗后 PSA 水平达到最低值后连续 3 次 PSA 增高被认为是放疗后前列腺癌生化复发的标志,复发时间被认为是放疗后 PSA 达到最低值和第 1 次 PSA 升高之间的时间中点。研究表明,临床复发一般在生化复发 6～18 个月或之后出现。

研究提示 PSA 动力学可能是重要的预后判断指标。在根治性前列腺切除术和放射治疗后 PSA 倍增时间(PSADT)短于 3 个月与前列腺癌特异性死亡率关系密切,对于这样的病人可以考虑进行补救性内分泌治疗。

(2)直肠指检(DRE):DRE 被用于判断是否存在前列腺癌局部复发,在治愈性治疗后如果前列腺区有新出现的结节应该怀疑局部复发。

风险防范:PSA 和 DRE 是根治性前列腺切除术和放疗后随访中的一线检查方法。

(3)经直肠超声和活检:生化复发者前列腺活检阳性率为 54%,DRE 异常者前列腺活检阳性率为 78%。

风险防范:根治术后如果 PSA>0.5ng/ml、DRE 发现局部结节或经直肠超声检查发现局部低回声病变,建议进行前列腺窝活检。

(4)骨扫描与腹部 CT/MRI:在生化复发的早期,骨扫描与腹部 CT 或 MRI 的临床意义有限。骨扫描与腹部 CT/MRI 可以用于 PSA 水平＞20ng/ml、PSADT ≤6 个月或 PSA 速率大于每个月 0.75ng/ml 者。

风险防范:如果病人有骨骼疼痛,应该进行骨扫描,不必考虑血清 PSA 水平。

2.前列腺癌治愈性治疗后复发诊治风险防范

(1)根治术后复发诊治风险防范

1)根治术后生化复发(PSA 复发)的定义:将血清 PSA 水平连续 2 次≥0.2ng/ml 定义为生化复发(EAU)。

2)根治术后临床复发的评估方法:根治术后局部复发的可能性在以下几种情况时＞80%:术后 3 年才发生 PSA 上升;PSADT≥11 个月;Gleason 评分≤6;病理分期≤pT_{3a}。

前列腺癌根治术后广泛转移的可能性在以下几种情况时＞80%:术后 1 年内发生 PSA 上升;PSADT 在 4～6 个月;Gleason 评分在 8～10 分;病理分期≥T_{3b}。

风险防范:如果 DRE 发现异常硬结,则应进一步行直肠超声检查及其引导下的穿刺活检。

3)根治术后复发的治疗:局部复发可能性大者可选用观察等待治疗或挽救性放疗,广泛转移可能性大者可选用内分泌治疗。

注意事项:如果已明确临床局部复发应选用挽救性放疗,如已临床广泛转移则应采用内分泌治疗。

观察等待治疗:适应于低危患者,PSA 生化复发的早期。

注意事项:因为此类患者疾病发展很慢,从生化复发到临床复发或转移的中位时间为 8 年,从发生转移到死亡的中位时间为 5 年。

挽救性放疗:根治术后生化复发患者如排除了肿瘤的远处转移可给予挽救性放疗。

接受挽救性放疗病人的条件包括:预期寿命＞10 年;身体一般情况好;仅生化复发,无临床复发或转移;临床前列腺窝局部复发。局部复发的患者应在血清 PSA 水平≤1.5ng/ml 时采用针对前列腺床的挽救性放疗,总剂量达 64～66Gy。

内分泌治疗:生化复发且有很高的临床广泛转移倾向的患者应尽早采用内分泌治疗。

风险防范:如果患者已发生临床转移或根治术前 PSA＞20ng/ml、Gleason 评分＞7、广泛手术切缘阳性或肿瘤有包膜外侵犯,应尽早采用内分泌治疗。可采用最大限度雄激素阻断、间歇性内分泌治疗、单纯去势或抗雄激素药物单药治疗。

（2）前列腺癌放射治疗后复发诊治风险防范

1）前列腺癌放射治疗后复发的概念：前列腺癌放射治疗后复发包括生化复发、临床局部复发和远处转移。生化复发是肿瘤进展发生临床局部复发和远处转移的前兆。

放疗后生化复发（PSA 复发）的定义：生化复发是指放疗后 PSA 值降至最低点后的连续 3 次 PSA 升高，复发的确切时间是 PSA 最低值与第 1 次升高时间之间的中点。

放疗后临床复发的概念：放疗后临床复发，包括局部复发和远处转移。局部复发是指 CT、MRI、骨扫描等影像学检查排除淋巴结或远处转移，经过前列腺穿刺证实的放疗后前列腺癌复发。远处转移是指影像学检查发现远处播散的证据。

2）放疗后复发的治疗：生化复发的患者通过恰当的诊断评估后，针对不同的患者选择观察等待治疗或其他合适的治疗方法。

风险防范：局部复发的患者可以选用挽救性治疗、内分泌治疗等。远处转移的患者则只能选用内分泌治疗。

观察等待治疗：适应于低危前列腺癌患者，在根治性放疗后生化复发早期，且 PSA 上升缓慢者，可考虑采用观察等待治疗。

挽救性治疗：适应于预期寿命＞10 年、复发时临床分期≤T_2 期、活检 Gleason 评分＜7 分、挽救术前 PSA＜10ng/ml 的患者。

注意事项：由于放疗引起的纤维化、粘连及组织平面的闭塞，挽救性前列腺癌根治手术难度较大。挽救性前列腺癌根治术是否行盆腔淋巴结清扫，目前无统一意见，但不少作者仍主张常规进行。

内分泌治疗如下。

适应证：放疗后生化复发；放疗后临床局部复发，但患者不适合或不愿意接受挽救性治疗；放疗后远处转移。

内分泌治疗的时机：对于生化复发后采用早期或延迟内分泌治疗。相关证据表明，早期内分泌治疗的效果优于延迟内分泌治疗。

3）激素非依赖性前列腺癌治疗风险防范：激素非依赖前列腺癌的概念：经过持续内分泌治疗后病变复发、进展的前列腺癌，包括雄激素非依赖性前列腺癌（AIPC）和激素难治性前列腺癌（HRPC）。

内分泌治疗是目前前列腺癌的主要治疗方法，大多数患者起初都对内分泌治疗反应，但经过中位时间 14～30 个月或以后，几乎所有患者病变都将逐渐发展为激素非依赖前列腺癌。在激素非依赖发生的早期有些患者对二线内分泌治疗仍无反应或二线内分泌治疗过程中病变继续发展的则称为激素难治性前列腺癌（HRPC）。

激素非依赖前列腺癌的治疗如下：

维持睾酮去势水平：持续药物去势治疗或行手术去势。

二线内分泌治疗：适应于雄激素非依赖前列腺癌（AIPC），对二线内分泌治疗仍有反应的患者。

激素难治性前列腺癌（HRPC）化疗方案风险防范：以多烯紫杉醇为基础的化疗方案，多烯紫杉醇，$75mg/m^2$，每 3 周 1 次，静脉用药，加用泼尼松 5mg，2/d，口服，共 10 个周期。以米托蒽醌为基础的化疗方案，米托蒽醌，$12mg/m^3$，每 3 周 1 次，静脉用药，同时联合泼尼松治疗，可在一定程度控制疾病进展，提高生活质量，特别是减轻疼痛。其他可选择的化疗方案有：雌二醇氮芥＋长春碱；雌二醇氮芥＋VP16。

激素非依赖前列腺癌的骨转移治疗风险防范如下：

注意事项：对于有骨转移的激素非依赖前列腺癌的治疗目的主要是缓解骨痛，预防和降低骨相关事件（SREs）的发生，提高生活质量，提高生存率。

双膦酸盐（唑来膦酸）：唑来膦酸是第三代双膦酸盐，具有持续缓解骨痛、降低骨相关事件的发生率、延缓骨并发症发生时间的作用。是目前治疗和预防激素非依赖前列腺癌骨转移的首选方法。

放射治疗：体外放射治疗可改善局部和弥漫性骨痛。

注意事项：因前列腺癌患者发生多处骨转移的机会较高，因此体外放射治疗的范围和剂量越大，不良反应越大。放射性核素对前列腺癌骨转移导致的多灶性骨痛有一定疗效。[89]锶和[153]钐是常用的放射性核素，[89]锶比[153]钐发出的 β 射线能量高，但半衰期短。Ⅲ期临床研究显示单独应用[89]锶或[153]钐可以显著减少新发骨转移灶，降低骨痛症状，减少镇痛药用量。最常见的不良反应为骨髓抑制。

镇痛药物治疗：世界卫生组织（WHO）已经制定了疼痛治疗指南，也适用于前列腺癌骨转移患者。

注意事项：镇痛治疗必须符合这一指南，规律服药（以预防疼痛），按阶梯服药：从非阿片类药物至弱阿片类，再至强阿片类药物的逐级上升，还要进行适当的辅助治疗（包括神经抑制药、放疗、化疗、手术等）。

第三章　尿石症

第一节　肾结石

一、肾结石的病因与发病机制

尿路结石是泌尿系统的常见疾病之一。随着我国经济的发展和饮食结构的改变,我国尿路结石的发病率呈逐年上升的趋势。近 20 年来,微创技术的发展使得尿路结石的治疗发生了革命性的进步。尿路结石按部位可分为上尿路(肾和输尿管)结石和下尿路(膀胱和尿道)结石。其中上尿路结石约占 80%。

我国尿路结石总的发病率为 1%～5%。结石的发生率与患者的性别、年龄、种族、体重指数、职业、水的摄入量、水质、气候和地理位置有关。

尿路结石多发于中年男性,男女比约为(2～3):1。男性的高发年龄为 30～50 岁,女性有两个发病高峰,35 岁和 55 岁,近年来女性的尿路结石发病率有增高趋势。肥胖患者容易患尿酸结石和草酸钙结石,可能与胰岛素抵抗造成低尿 pH 和高尿钙有关。从事高温作业的人员尿路结石的发病率高,与其出汗过多、机体水分丢失有关。南方地区和沿海诸省市区的发病率可高达 5%～10%,在这些地区,尿路结石患者可占泌尿外科住院患者的 50% 以上,这与日照时间长、机体产生较多 Vit D_3 和高温出汗水分丢失有关。水的硬度高低与尿路结石的发生率之间没有定论,但大量饮水确实可以降低尿路结石发生的风险。经济发达地区居民饮食中蛋白和碳水化合物比例较高,其肾结石的发生比例较高。

(一)肾结石的种类

肾结石由基质和晶体组成,晶体占 97%,基质只占 3%。由于结石的主要成分为晶体,通常按照结石的晶体成分将肾结石主要分为含钙结石、感染性结石、尿酸结石和胱氨酸结石 4 大类。不同成分的结石的物理性质、影像学表现不同。结石可以由单一成分组成,也可以包含几种成分。

(二)肾结石的病因

肾结石的形成原因非常复杂。包括四个层面的因素:外界环境、个体因素、泌尿系统因素以及尿液的成石因素。外界环境包括自然环境和社会环境,流行病学中提到的气候和地理位置属于自然环境,而社会经济水平和饮食文化属于社会环境。个体因素包括:种族和遗传因素、饮食习惯、代谢性疾病和药物等。泌尿系统因素包括肾损伤、泌尿系统梗阻、感染、异物等。上述因素最终都导致尿液中各种成分过饱和、抑制因素的降低、滞留因素和促进因素的增加等机制,导致肾结石的形成。

与肾结石形成有关的各种代谢性因素包括:尿 pH 异常、高钙血症、高钙尿症、高草酸尿症、高尿酸尿症、胱氨酸尿症、低枸橼酸尿症等。其中常见的代谢异常疾病有:甲状旁腺功能亢进、远端肾小管性酸中毒、痛风、长期卧床、结节病、皮质醇增多或肾上腺功能不全、甲状腺功能亢进或低下、急性肾小管坏死恢复期、多发性骨髓瘤、小肠切除、Crohn 病、乳-碱综合征等。

药物引起的肾结石占所有结石的 1% 左右。药物诱发结石形成的原因有两类。一类为能够诱发结石形成的药物,包括钙补充剂、维生素 D、维生素 C(每天超过 4g)、乙酰唑胺(利尿剂)等,这些药物在代谢的过程中导致了其他成分结石的形成。另一类为溶解度低的药物,在尿液浓缩时析出形成结石,药物本身就是结石的成分,包括磺胺类药物、氨苯蝶啶、茚地那韦(抗病毒药物)等。

尿路梗阻、感染和异物是诱发肾结石的主要局部因素,而梗阻、感染和结石等因素可以相互促进。各种解剖异常导致的尿路梗阻是肾结石形成的重要原因,临床上容易引起肾结石的梗阻性疾病包括机械性梗阻和非机械性梗阻两大类。其中机械性梗阻原因包括:肾小管扩张(髓质海绵肾)、肾盏盏颈狭窄(包括肾盏憩室、肾盏扩张)、肾盂输尿管连接部狭窄、马蹄肾及肾旋转不良、重复肾盂输尿管畸形、输尿管狭窄(包括炎症性、肿瘤、外压性因素)、输尿管口膨出等。非机械性梗阻原因包括:神经源性膀胱、膀胱输尿管反流和先天性巨输尿管等。反复发作的泌尿系统感染、肾盂肾炎是导致感染性肾结石的常见原因。

了解结石的成分和病因,对于肾结石的治疗和预防有重要的指导意义。

二、肾结石的临床表现

(一)症状

肾结石的临床表现多样。常见症状是腰痛和血尿,部分患者可以排出结石,此外还可以出现发热、无尿、肾积水、肾功能不全等表现。不少患者没有任何症状,只在体检时偶然发现。应当注意,无症状并不意味着患者的肾功能正常。

1.疼痛 40%～50%的肾结石患者有腰痛症状,发生的原因是结石造成肾盂梗阻。通常表现为腰部的酸胀、钝痛。如肾结石移动造成肾盂输尿管连接部或输尿管急性梗阻,肾盂内压力突然增高,可造成肾绞痛。肾绞痛是上尿路结石的典型症状,表现为突然发作的脊肋角和腰部的刀割样疼痛,常伴有放射痛,受累部位为同侧下腹部、腹股沟、股内侧,男性可放射到睾丸和阴茎头,女性患者放射至阴唇。发作时,患者表情痛苦、坐卧不宁、辗转反侧、排尿困难、尿量减少,可以出现面色苍白、出冷汗、恶心、呕吐、低热等症状,甚至脉搏细速、血压下降。肾绞痛发作持续数分钟或数小时,经对症治疗可缓解,也可以自行缓解,缓解后可以毫无症状。肾绞痛可呈间歇性发作。部分患者疼痛呈持续性,伴阵发性加重。

2.血尿 血尿是肾结石的另一常见临床表现,常常在腰痛后发生。血尿产生的原因是结石移动或患者剧烈运动导致结石对集合系统的损伤。约80%患者可出现血尿,但大多数患者只表现为镜下血尿,其中只有10%左右的患者表现为全程肉眼血尿。部分患者可以只出现无痛性全程肉眼血尿,需要与泌尿系统肿瘤等其他疾病进行鉴别诊断。

3.排石 患者尿中排除结石时,可以确诊尿路结石诊断。应收集排出的结石并进行成分分析,以发现可能的代谢因素,利于结石的治疗和预防。排石常在肾绞痛发作后出现,也可以不伴有任何痛苦。

4.发热 肾绞痛时可能伴或不伴低热。由于结石、梗阻和感染可互相促进,肾结石造成梗阻可继发或加重感染,出现腰痛伴高热、寒战。部分患者可表现为间断发热。感染严重时可造成败血症。出现发热症状时,需要引起高度重视,及早进行抗感染、引流尿液处理,以预防全身严重感染的发生。

5.无尿和急性肾功能不全 双侧肾结石、功能性或解剖性孤立肾结石阻塞造成尿路急性完全性梗阻,可以出现无尿和急性肾后性肾功能不全的表现,如水肿、恶心、呕吐、食欲减退等。出现上述情况,需紧急处理,引流尿液。无尿患者可以伴或不伴腰痛。

6.肾积水和慢性肾功能不全　　单侧肾结石造成的慢性梗阻常不引起症状,长期慢性梗阻的结果可能造成患侧肾积水、肾实质萎缩。孤立肾或双侧病变严重时可发展为尿毒症,出现贫血、水肿等相应临床表现。

(二)体征

肾结石造成肾绞痛、钝痛时,临床表现为"症状重、体征轻"。典型的体征是患侧肾区叩击痛。脊肋角和腹部压痛可不明显,一般不伴腹部肌紧张。肾结石慢性梗阻引起巨大肾积水时,可出现腹部包块。

三、肾结石的诊断

(一)肾结石的诊断原则

1.诊断依据　　为病史、症状、体征、影像学检查和实验室检查。

2.通过诊断需要明确　　是否存在结石、结石的位置、数目、大小、形态、可能的成分、肾脏功能、是否合并肾积水、是否合并尿路畸形、是否合并尿路感染、可能的病因以及既往治疗等情况。这些因素都在肾结石的治疗和预防方法选择中起重要作用。

3.鉴别诊断　　肾结石应当与泌尿系统结核、各种可能出现肾脏钙化灶的疾病、各种引起上尿路梗阻的疾病相鉴别。

(二)病史

对于所有怀疑尿路结石诊断者,都应当全面采集病史,包括家族史、个人史和既往结石症状的发作和治疗等。25%的肾结石患者存在结石家族史。了解患者的居住和工作环境、饮食习惯、水摄入量,以及是否存在痛风、甲状旁腺功能亢进、远端肾小管性酸中毒、长期卧床、结节病、维生素 D 中毒、皮质醇增多或肾上腺功能不全、甲状腺功能亢进或低下、急性肾小管坏死恢复期、多发性骨髓瘤等各种代谢性疾病。既往结石发作情况、排石情况、治疗方法及结局、结石成分分析结果等。

(三)影像学检查

明确肾结石的主要影像学检查为 B 超、泌尿系统平片(KUB)及静脉尿路造影(IVU)和腹部 CT。通过影像学检查不但要明确是否存在肾结石,还需明确肾结石的位置、数目、大小、形态、可能的成分、是否合并肾积水、是否合并尿路畸形等情况。当然,诊断肾结石的同时,还应当明确尿路其他部位是否存在结石。磁共振、逆行造影、顺行造影和放射性核素检查在肾结石及其相关诊断中也有一定的作用。

1.B 超　　由于 B 超简便、快捷、经济、无创,对肾结石的诊断准确性较高,是

《CUA尿路结石诊疗指南》推荐的检查项目。B超可以发现2mm以上的肾结石，包括透X线的尿酸结石。B超还可以了解是否存在肾积水。肾结石的B超表现为肾脏集合系统中的强回声光团伴声影，伴或不伴肾盂肾盏扩张。肾结核的钙化在B超上的部位在肾实质，同时可能发现肾实质的破坏和空洞。但B超检查的不足之处是对于输尿管结石的诊断存在盲区，对肾功能的判断不够精确，对肾脏的钙化和结石的鉴别存在一定困难。

2.泌尿系统平片　KUB是《CUA尿路结石诊疗指南》推荐的常规检查方法。摄片前需要排空肠道，摄片范围包括全泌尿系统，从11胸椎至耻骨联合。90%左右的肾结石不透X线，在KUB平片上可显示出致密影。KUB平片可初步判断肾结石是否存在，以及肾结石的位置、数目、形态和大小，并且初步地提示结石的化学性质。在KUB平片上，不同成分的结石显影程度从高到低依次为：草酸钙、磷酸钙和磷酸镁铵、胱氨酸、含钙尿酸盐结石。纯尿酸结石和黄嘌呤结石能够透过X线，在KUB平片上不显影，称为透X线结石或阴性结石。胱氨酸结石的密度低，在KUB平片上的显影比较浅淡。应当注意，KUB片上致密影的病因有多种，初诊时不能只根据KUB平片确诊肾结石，更不能只凭KUB就进行体外碎石、手术等治疗。需要结合B超、静脉尿路造影或CT等与肾结核钙化、肿瘤钙化、腹腔淋巴钙化、胆囊结石等其他致密影相鉴别。KUB可用于肾结石治疗后的复查。

3.静脉尿路造影　又称静脉肾盂造影（IVP）。IVU是《CUA尿路结石诊疗指南》推荐的检查方法。在非肾绞痛发作期，KUB/IVU是诊断尿路结石的"金标准"。IVU应与KUB平片联合进行，通常在注射造影剂后10分钟和20分钟摄片。通过IVU可了解肾盂肾盏的解剖结构，确定结石在集合系统的位置，还可以了解分侧肾功能，确定肾积水程度，并与其他KUB平片上可疑的致密影相鉴别。KUB平片上不显影的尿酸结石在IVU片上表现为充盈缺损。如一侧肾脏功能受损严重而不显影时，延迟至30分钟以上拍片常可以达到肾脏显影的目的，也可应用大剂量造影剂进行造影。应当注意，肾绞痛发作时，急性尿路梗阻可能会导致患侧尿路不显影或显影不良，对分肾功能的判断带来困难，应尽量避免在肾绞痛发作时行IVU。

在使用造影剂时，应当注意以下问题：①使用前应进行造影剂过敏试验，对于有过敏史或可能存在造影剂过敏风险时，可在检查前应用糖皮质激素和（或）抗组胺药物，并且避免使用离子型造影剂。②静脉使用造影剂可能导致肾脏灌注减低和肾小管损害。使用造影剂3日内血清肌酐增高超过$44\mu mol/L$，如无其他合理解释，则考虑出现造影剂损害。危险因素包括：血清肌酐异常、脱水、超过70岁、糖尿病、充血性心衰、应用非甾体类抗炎药物或氨基糖苷类药物（应停药 24 小时以上）等。应当避免在 48 小时内重复使用造影剂。③糖尿病患者如服用二甲双胍,造影剂可能会加重其乳酸酸中毒。应在造影后停服二甲双胍 48 小时,如肾功能异常,还应在造影前停服 48 小时;如怀疑出现乳酸酸中毒,应检测血 pH、肌酐和乳酸。④未控制病情的甲状腺功能亢进者,禁用含碘造影剂。

4.逆行造影　通过膀胱镜进行输尿管逆行插管进行造影,为有创检查,不作为肾结石的常规检查手段。在 IVU 尿路不显影或显影不良或对造影剂过敏、不能明确 KUB 片上致密影的性质又无条件行 CT 检查时,可行逆行造影。逆行造影可以清晰直观地显示上尿路,判定是否同时存在肾盂输尿管连接部狭窄等解剖因素。传统的逆行插管双曝光已很少应用。

5.顺行造影　已行肾穿刺造瘘者,可通过造瘘管顺行造影了解集合系统的解剖以及与结石的关系。

6.CT　CT 是《CUA 尿路结石诊疗指南》可选检查方法。CT 在尿路结石诊断中的应用越来越普及。螺旋 CT 平扫对肾结石的诊断准确、迅速,其准确率在 95% 以上,高于 KUB 和 IVU,能够检出其他影像学检查中可能遗漏的小结石。而且不需要肠道准备、不必使用造影剂、不受呼吸的影响。CT 片上结石的不同的 CT 值可以反映结石的成分、硬度及脆性,可以为体外碎石等治疗方法的选择提供参考。增强 CT 能够显示肾脏积水的程度、观察肾实质的血供和造影剂的排泌情况、测算肾实质的体积,从而反映肾脏的形态和功能。CT 还能明确肾脏的解剖、结石的空间分布和周围器官的解剖关系,指导经皮肾镜等治疗。此外,CT 还可以发现其他腹腔内的病变。CT 增强及三维重建可以进行 CT 尿路显像(CTU),可以代替 IVU。由于 CT 的诸多优势,有逐步代替 KUB/IVU 成为尿路结石的首选检查方法的趋势。

7.磁共振(MR)　MR 对尿路结石的诊断不敏感,结石在 MR 的 T_1、T_2 加权像上都表现为低信号。但磁共振水成像(MRU)能够了解上尿路梗阻的形态,而且不需要造影剂即可获得与静脉尿路造影同样的效果,不受肾功能改变的影响。适合于对造影剂过敏者、肾功能受损者、未控制的甲亢患者以及儿童和妊娠妇女等。

8.放射性核素检查　肾图和肾动态显像可以评价肾功能,并不受肾功能异常的影响,在肾功能异常时可以进行该检查。肾动态显像可以了解肾脏血流灌注状况、测定分肾肾小球滤过率以及判断是否存在尿路梗阻以及梗阻性质等信息,因此对手术方案的选择以及手术疗效的评价具有一定价值。此外,甲状旁腺 99m Tc-MIBI(^{99}锝-甲氧异丁基异腈)显像是甲状旁腺功能亢进的定位诊断的最佳检查方法。

(四)实验室检查

通过实验室检查可以辅助结石的诊断、了解患者的肾功能、是否合并感染、是否合并代谢性疾病等。

1.尿常规　尿常规可以提供多种信息,在肾结石诊断中具有非常重要的意义。全部结石患者都应行尿常规检测。肾结石患者在绞痛发生后和运动后常出现镜下血尿。尿 WBC 增多和亚硝酸盐阳性表明结石合并细菌感染。尿 pH 与某些结石有关,如尿酸和胱氨酸在酸性尿中容易产生,用碱化尿液的方法进行溶石治疗时需要监测尿 pH;感染性结石患者的尿液呈碱性;如晨尿 pH 过高超过 5.8,应怀疑远端肾小管酸中毒的可能。尿中出现各种成分的结晶有助于结石的诊断。

2.尿培养及细菌敏感药物试验　尿 WBC 增多者,应行此项检查,以指导临床进行敏感抗生素的选择。

3.血常规　肾绞痛时可伴血 WBC 短时轻度增高。结石合并感染或发热时,血 WBC 可明显增高。结石导致肾功能不全时,可有贫血表现。

4.血生化检查　血清肌酐、尿素氮和肾小球滤过率反映总肾功能。肾功能不全时可出现高血钾或二氧化碳结合力降低。远端肾小管酸中毒时,可出现低钾血症和血氯增高。甲状旁腺功能亢进时骨溶解增加,可导致血碱性磷酸酶增高。

5.尿液代谢因素的检测　24 小时尿的尿量、钙、磷、镁、钠、钾、氯、草酸、枸橼酸、磷酸、尿酸、尿素、胱氨酸等。标本最好留两次。标本中加入适量盐酸可以预防尿液储存过程中析出草酸钙和磷酸钙沉淀,避免维生素 C 氧化成草酸,并预防尿液中细菌生长而改变尿液某些成分。在酸化尿液中尿酸和胱氨酸发生沉淀,如需检测其中的尿酸和胱氨酸,则必须加碱使其尿酸盐沉淀溶解。添加了叠氮化钠的尿液可以进行尿酸盐分析;由于尿液存放一段时间后其 pH 可能发生改变,检测尿 pH 值时需要收集新鲜晨尿。

6.血液代谢因素的有关检查　包括血钙、磷、钾、氯、尿酸、白蛋白等。测定血钙可以发现甲状旁腺功能亢进或其他导致高钙血症的原因,测定白蛋白可以矫正结合钙对血钙浓度的影响。如血钙浓度≥2.60mmol/L,应怀疑甲状旁腺功能亢进的可能,可以重复测定血钙并测定甲状旁腺激素(PTH)水平。尿酸结石患者血尿酸可能增高。肾小管酸中毒可以表现为低钾血症、高氯性酸中毒。

7.尿酸化试验　早餐后服用氯化铵 0.1g/kg 体重,饮水 150ml,上午九点开始每小时收集尿液测定 pH 并饮水 150ml,共进行 5 次。如尿 pH≤5.4 则不存在肾小管酸中毒。

8.结石成分分析 自发排出的结石、手术取石和体外碎石排出的结石应进行结石成分分析,以明确结石的性质,为溶石治疗和预防结石复发提供重要依据,还有助于缩小结石代谢异常的诊断范围。结石成分分析方法包括物理方法和化学方法两类。物理分析法比化学分析法精确,常用的物理分析法是 X 线晶体学和红外光谱法。红外光谱法既可分析各种有机成分和无机成分,又可分析晶体和非晶体成分,所需标本仅为 1mg。化学分析法的主要缺点是所需标本量较多,而且分析结果不很精确,但该法简单价廉,可以基本满足临床需要。

四、肾结石的治疗

(一)肾结石的治疗原则
1.肾结石治疗的总体原则是:解除痛苦、解除梗阻、保护肾功能、有效祛除结石、治疗病因、预防复发。

2.保护肾功能是结石治疗的中心。

3.具体的治疗方法需要个体化,根据患者的具体情况选择适宜的治疗方法。

影响肾结石治疗的因素多样,包括患者的具体病情和医疗条件两大类。其中患者的病情包括:结石的位置、数目、大小、形态、可能的成分、发作的急缓、肾脏功能、是否合并肾积水、是否合并尿路畸形、是否合并尿路感染、可能的病因、患者的身体状况以及既往治疗等情况,都影响结石治疗具体方法的选择。此外,医疗因素包括医生所掌握的治疗结石的技术和医院的医疗条件、仪器设备,也影响了结石的治疗方法的选择。

肾结石的治疗主要包括以下内容:严重梗阻的紧急处理、肾绞痛的处理、合理有效祛除结石、病因治疗等方面。

(二)严重梗阻的紧急处理
结石引起的梗阻,如果造成肾积脓、肾功能不全、无尿等严重情况,危及患者生命,需要紧急处理。

梗阻合并感染可造成肾积脓、高热、甚至感染中毒性休克。体外冲击波碎石后输尿管"石街"形成时,容易造成急性梗阻感染。患者具有明显的腰部疼痛,体征出现明显肾区叩痛、腰大肌压迫症阳性,血白细胞明显增高。如广谱抗生素不能控制感染,需要紧急行超声或 CT 引导下经皮肾穿刺造瘘,充分引流,同时根据血培养或脓液的细菌培养、药物敏感试验结果,选择敏感抗生素。此时留置输尿管导管或双猪尾管亦有一定效果,但由于脓液黏稠,引流可能不充分,甚至脓液堵塞管腔。

如未能留置双猪尾管,或留置双猪尾管 3 日体温仍得不到有效控制,此时需行肾穿刺造瘘。如引流及时充分,感染通常可以得到控制。待病情稳定后,再处理结石。

孤立肾或双肾肾后性完全梗阻,可造成少尿、无尿、甚至肾功能不全及尿毒症。有时患者并无明显疼痛,以无尿、恶心呕吐等症状就诊,影像学检查发现肾积水,如患者无感染表现,可行留置输尿管双猪尾管引流,如逆行插管失败,行超声引导肾穿刺造瘘。如病变为双侧,通常急诊只需处理肾实质好的一侧即可。如为急性肾后性梗阻,影像学显示肾实质厚度正常,梗阻解除后肾功能可能恢复,不必行急诊血液透析,待肾功能恢复后再处理结石。如为慢性梗阻,影像学显示肾脏萎缩、肾实质结构紊乱,则肾功能是否能恢复及恢复的程度,需要持续引流观察,而且,在这种情况下,通常需要行双侧肾脏引流。如充分持续引流肾功能不恢复,则按照慢性肾功能不全处理。应当注意,在急性肾后性梗阻解除后,可出现多尿期,一般持续 2～4 天,尿量可能每日超过 4000ml,需要注意维持水电解质平衡。

(三)肾绞痛的治疗

肾绞痛是泌尿外科的常见急症,需紧急处理。结石导致肾绞痛的原因通常为较小结石移动到肾盂输尿管连接部或进入输尿管所导致的上尿路急性梗阻。肾绞痛治疗前应与其他急腹症相鉴别。肾绞痛的主要治疗方法为药物镇痛、解痉。

肾绞痛急性发作期可以适当限制水的入量,利尿剂的应用和大量饮水可以加重肾绞痛的发作。

肾绞痛的镇痛药物的使用遵循三级镇痛原则。一级镇痛药物为非甾体类镇痛抗炎药物。常用药物有双氯芬酸钠(扶他林,50mg,口服)、布洛芬(芬必得,0.3g,口服)和吲哚美辛栓(消炎痛,100mg,肛塞)等,具有中等程度的镇痛作用。双氯芬酸钠还能够减轻输尿管水肿,双氯芬酸钠 50mg 口服每日 3 次可明显减少肾绞痛的反复发作。但双氯芬酸钠会影响肾功能异常者的肾小球滤过率,但对肾功能正常者不会产生影响。二级药物为非吗啡类中枢镇痛剂,常用药物为:曲马朵(50mg,口服),该药无呼吸抑制作用,无便秘,耐受性和依赖性很低。三级镇痛药物为较强的阿片类受体激动剂,具有较强的镇痛和镇静作用。常用药物有:布桂嗪(50～100mg,肌内注射)、盐酸哌替啶(杜冷丁,50mg,肌内注射)、盐酸吗啡(5mg,皮下或肌内注射)等。阿片类药物具有眩晕、恶心、便秘、呼吸抑制等副作用,对于慢性肺通气功能障碍、支气管哮喘患者禁用。该类药物可加重肾绞痛患者的恶心呕吐,在治疗肾绞痛时避免单独使用阿片类药物,一般需要配合硫酸阿托品、氢溴酸山莨菪碱(654-2)等解痉类药物一起使用。

解痉药物包括:①M 型胆碱受体阻滞剂,常用药物有:硫酸阿托品(0.3～

0.5mg,皮下、肌肉或静脉注射)和氢溴酸山莨菪碱(654-2,10mg,口服、肌肉或静脉注射),可以松弛输尿管平滑肌、缓解痉挛。青光眼患者禁用该类药物;②黄体酮(20mg,肌内注射)可以抑制平滑肌的收缩而缓解痉挛,对止痛和排石有一定的疗效,尤其适用于妊娠妇女肾绞痛者;③钙离子拮抗剂,硝苯地平(心痛定,10mg,口服或舌下含化),对缓解肾绞痛有一定的作用;④α受体阻滞剂(坦索罗辛 0.2mg 口服、多沙唑嗪 4mg 口服等),近期国内外的一些临床报道显示,α受体阻滞剂在缓解输尿管平滑肌痉挛,治疗肾绞痛中具有一定的效果。

此外,针灸也有一定解痉止痛效果,常用穴位有肾俞、京门、三阴交或阿是穴等。

如经上述治疗肾绞痛不缓解,则可进行留置输尿管引流或急诊体外碎石、输尿管镜手术取石等处理。

(四)排石治疗

祛除肾结石的方法包括排石、溶石、体外冲击波碎石(ESWL)、输尿管镜碎石、经皮肾镜取石(PCNL)、腹腔镜或开放手术取石等方法。20 年来,由于各种微创方法的不断发展和推广,ESWL、输尿管镜碎石、PCNL 等技术的应用越来越普及,大多数肾结石可以通过上述微创方法得到有效治疗。传统的开放手术在肾结石的治疗中应用已逐步减少,但对那些需要同时解决解剖异常的结石患者,仍为一种有效治疗。具体采用何种方法治疗肾结石,主要取决于结石的大小、位置、数目、形态、成分。对于某位患者来说,应选择损伤相对更小、并发症发生率更低的治疗方式。此外,还要考虑肾脏功能、是否合并肾积水、是否合并尿路畸形、是否合并尿路感染、可能的病因、患者的身体状况以及既往治疗等情况。

【排石】

排石治疗的适应证为:肾结石直径≤6mm、未导致尿路梗阻或感染、疼痛症状可以得到有效控制。直径≤4mm 的结石自然排石率为 80%,再辅以排石药物,可进一步提高排石率。直径≥7mm 的结石自然排石率很低。

排石治疗的措施有:①每日饮水 3000ml 以上,保持 24 小时尿量 2000ml,且饮水量应 24 小时内均匀分配;②服用上述非甾体类药物或 α 受体阻滞剂、钙离子拮抗剂;③服用利湿通淋的中药,主要药物为车前子,常用成药有排石颗粒、尿石通等;常用的方剂如八正散、三金排石汤和四逆散等;④辅助针灸疗法,常用穴位有肾俞、中脘、京门、三阴交和足三里等。

较小肾盏结石可长期滞留,无临床表现。应严密观察,定期复查。如果结石增大、或引起的严重症状、或造成肾积水或肾盏扩张、继发感染时,应行其他外科治疗。

【溶石】

溶石治疗是通过化学的方法溶解结石或结石碎片,以达到完全清除结石的目的,是一种有效的辅助治疗方式,常作为体外冲击波碎石、经皮肾镜取石、输尿管镜碎石及开放手术取石后的辅助治疗。主要用于尿酸结石和胱氨酸结石的治疗。溶石手段包括口服药物、增加尿量、经肾造瘘管注入药物等。其他结石也可尝试溶石治疗。

1.尿酸结石

(1)碱化尿液:口服枸橼酸氢钾钠 $6 \sim 10mmol$,每日 3 次,使尿液 pH 达到 $6.5 \sim 7.2$。尿液 pH 过高可能导致感染性结石的发生。

(2)大量饮水,使 24 小时尿量超过 $2000 \sim 2500ml$。

(3)口服别嘌醇 300mg,每日 1 次,减少尿尿酸排出。

(4)减少产生尿酸的食品的摄入,如动物内脏等,每日蛋白质入量限制在 $0.8g/(kg \cdot d)$。

(5)经皮溶石可选用三羟甲基氨基甲烷(THAM)液。

2.胱氨酸结石

(1)碱化尿液:口服枸橼酸氢钾钠或碳酸氢钠,使尿液 pH 维持在 7.0 以上。

(2)大量饮水,使 24 小时尿量超过 3000ml,且饮水量在 24 小时内保持均匀分配。

(3)24 小时尿胱氨酸排出高于 3mmol 时,可应用硫普罗宁(α-巯基丙酰甘氨酸)或卡托普利。

(4)经皮溶石可选用 0.3mol/L 或 0.6mol/L 的三羟甲基氨基甲烷(THAM)液,以及乙酰半胱氨酸。

3.感染性结石　磷酸镁铵和碳酸磷灰石能被 10% 的肾溶石酸素(pH $3.5 \sim 4$)及 Suby 液所溶解。具体的方法是在有效的抗生素治疗的同时,溶石液从一根肾造瘘管流入,从另一根肾造瘘管流出。溶石时间的长短取决于结石的负荷,完全性鹿角形结石往往需要比较长的时间才能被溶解。冲击波碎石后结石的表面积增加,增加了结石和溶石化学液的接触面积,有利于结石的溶解。该疗法的最大优点是不需麻醉即可实施,因此,也可作为某些高危病例或者不宜施行麻醉和手术的病例的治疗选择。口服药物溶石的方案:①短期或长期的抗生素治疗。②酸化尿液:口服氯化铵 1g,每日 $2 \sim 3$ 次,或者甲硫氨酸 500mg,每日 $2 \sim 4$ 次。③对于严重感染者,使用尿酶抑制剂,如乙酰羟肟酸或羟基脲。建议使用乙酰羟肟酸 250mg,每日

2次,服用3～4周。如果患者能耐受,则可将剂量增加到250mg,每日3次。

【有效祛除结石】

祛除结石适应证包括结石直径≥7mm、结石造成尿路梗阻、感染、肾功能损害等。祛除结石的方法包括:体外冲击波碎石 ESWL、输尿管镜碎石、经皮肾镜取石 PCNL、手术取石等。CUA 尿路结石诊疗指南对这些方法的选择提出了推荐性意见。下面分别对这些方法进行介绍。

1.体外冲击波碎石(ESWL) 20世纪80年代初体外冲击波碎石的出现,为肾结石的治疗带来了革命性变化。其原理是将液电、压电、超声或电磁波等能量,会聚到一个焦点上,打击结石,实现不开刀治疗肾结石。曾经 ESWL 几乎用于治疗全部肾结石,包括鹿角形肾结石。但随着经验积累,人们发现了 ESWL 的各种并发症,如肾被膜下血肿、肾破裂、肾萎缩、输尿管"石街"形成、肾积脓、大结石的治疗时间长等。20多年来,随着临床经验的积累和碎石机技术的发展,对 ESWL 的适应证、治疗原则及并发症的认识有了新的改变。第三代碎石机与早期碎石机相比,碎石效率提高,更安全,费用降低,而且更灵巧,还实现了多功能化。现代体外碎石机可具备 X 线定位和 B 超定位双重方式。由于 ESWL 具有创伤小、并发症少、可门诊进行等优点。

(1)ESWL 的适应证:直径≥7mm 的肾结石。对于直径 7～20mm 大小的各种成分的肾结石,并且不合并肾积水和感染者,ESWL 是一线治疗。对于直径＞20mm 的肾结石,ESWL 虽然也能够成功碎石,但存在治疗次数多时间长、排石问题多等缺点,采用 PCNL 能够更快更有效地碎石。ESWL 可与 PCNL 联合应用于较大肾结石。

(2)ESWL 的禁忌证:妊娠妇女、未纠正的出血性疾病、未控制的尿路感染、结石远端存在尿路梗阻、高危患者如心力衰竭和严重心律失常、严重肥胖或骨骼畸形、腹主动脉瘤或肾动脉瘤、泌尿系活动性结核等。

(3)治疗过程和复查:现代碎石机都采用干式碎石方式,患者平卧在碎石机上碎石。对于痛觉敏感或精神紧张者,可给予静脉镇痛药物。儿童患者,可给予全身麻醉。碎石后患者可出现血尿。可给予排石药物进行辅助。应收集尿液中的结石,进行结石成分分析。患者停止排石2～3天复查 KUB,以观察碎石效果,严密观察是否形成输尿管"石街"。残余结石较大者,可再次行 ESWL。残余结石较小者,应进行跟踪随访。

(4)ESWL 治疗次数和治疗时间间隔:ESWL 治疗肾结石一般不超过3～5次(具体情况依据所使用的碎石机而定),如结石较大或硬度较大,应该选择经皮肾镜取石术。ESWL 治疗肾结石的间隔时间目前无确定的标准,公认不能短于 1 周。通过研究肾损伤后修复的时间,现认为两次 ESWL 治疗肾结石的间隔以 10～14 天为宜。

(5)影响 ESWL 效果的因素:碎石效率除了与碎石机的效率有关,还与结石的大小、数目、位置和硬度有关。

1)结石的大小:结石越大,需要再次治疗的可能性就越大。直径＜20mm 的肾结石应首选 ES-WL 治疗;直径＞20mm 的结石和鹿角形结石可采用 PCNL 或联合应用 ESWL。若单用 ESWL 治疗,建议于 ESWL 前插入双 J 管,防止"石街"形成阻塞输尿管。

2)结石的位置:肾盂结石容易粉碎,肾中盏和肾上盏结石的疗效较下盏结石好。对于下盏漏斗部与肾盂之间的夹角为锐角、漏斗部长度较长和漏斗部较窄者,ESWL 后结石的清除不利。可结合头低脚高位进行体位排石。

3)结石的成分:磷酸铵镁和二水草酸钙结石容易粉碎,尿酸结石可配合溶石疗法进行 ESWL,一水草酸钙和胱氨酸结石较难粉碎。

4)解剖异常:马蹄肾、异位肾和移植肾结石等肾脏集合系统的畸形会影响结石碎片的排出,可以采取辅助的排石治疗措施。

5)ESWL 的效果还与操作医生的经验有关:由于通常碎石治疗需要持续 30 分钟左右,患者可以发生体位的变化,所以在碎石过程中,操作者需要经常校正碎石机焦点以对准结石,并且根据监测的碎石效果,调整碎石机的能量输出和打击次数。ESWL 是一项非常专业的技术,需要经过培训的泌尿外科医师进行操作。

(6)ESWL 并发症:ESWL 可能出现肾绞痛、肾被膜下血肿、肾破裂、局部皮肤淤斑、输尿管"石街"形成、肾积脓、败血症等。长期并发症有肾萎缩。

对于出现肾绞痛的患者,按前述药物治疗方法进行治疗。局部皮肤淤斑可以自愈,一般不需处理。

如患者出现较剧烈的腰部胀痛,怀疑肾被膜下血肿、肾破裂时,行 CT 检查明确。确诊者,严密监测腰部症状、体征、血红蛋白和影像学,通常卧床休息 1～2 周,对症治疗好转。对于不能控制的出血,可行选择性肾动脉栓塞。

输尿管"石街"形成、肾积脓、败血症者,应紧急行肾穿刺造瘘,同时应用敏感抗生素,为避免这几种并发症,重点在于预防。尽量不对直径＞20mm 的肾结石行 ESWL 治疗,如需进行 ESWL,事先留置输尿管支架管。对于感染性结石,有发热历史、或尿 WBC 增高者,ESWL 前预防性应用抗生素,并持续到碎石后至少 4 天。

2.经皮肾镜取石　经皮肾镜取石术(PCNL)于 20 世纪 80 年代中期开始在欧

美一些国家开展。它是通过建立经皮肾操作通道,击碎并取出肾结石。由于可以迅速有效的祛除肾结石,很快得到推广。但是,早期的 PCNL 由于并发症较多、碎石效率低,经历了数年的低谷。随着各种肾镜的改进、激光、超声气压弹道碎石技术的开发,PCNL 在 20 世纪 90 年代以来,得到了更广泛的应用。1997 年国外学界提出微创经皮肾镜取石术(MPCNL),以减少手术并发症与肾实质的损伤,但仅用于治疗直径<2cm 的肾结石、小儿肾结石或需建立第二个经皮肾通道的病例。我国学者从 1992 年开始采用"经皮肾微造瘘、输尿管镜碎石取石术",随着手术技巧日趋熟练与腔镜设备的改进,1998 年提出有中国特点的微创经皮肾镜取石术,并逐步在全国推广应用,使经皮肾镜取石技术的适应证不断扩大,并应用于大部分ESWL 和开放手术难以处理的上尿路结石。近年来大宗回顾性临床报道表明此方法较标准 PCNL 更易掌握和开展,成功率高,并发症较国外技术低。现在,经皮肾镜取石技术在肾结石的治疗中发挥着越来越重要的作用。

(1)PCNL 适应证:各种肾结石都可经 PCNL 治疗,对于直径>2cm 的肾结石和>1.5cm 的肾下盏结石是一线治疗(无论是否伴有肾积水)。还包括:ESWL 难以击碎的直径<2cm 的肾结石、肾结石合并肾积水者,胱氨酸结石,有症状的肾盏或憩室内结石,蹄铁形肾结石,移植肾合并结石,各种鹿角形肾结石等。

(2)禁忌证

1)凝血异常者:未纠正的全身出血性疾病;服用阿司匹林、华法林等抗凝药物者,需停药 2 周,复查凝血功能正常才可以进行手术。

2)未控制的感染:合并肾积脓者,先行肾穿刺造瘘,待感染控制后,行Ⅱ期PCNL。

3)身体状态差,严重心脏疾病和肺功能不全,无法承受手术者。

4)未控制的糖尿病和高血压者。

5)脊柱严重后凸或侧凸畸形、极度肥胖或不能耐受俯卧位者为相对禁忌证,可以采用仰卧、侧卧或仰卧斜位等体位进行手术。

(3)PCNL 技术特点:PCNL 技术的核心是建立并维持合理的经皮肾通道。合理的经皮肾通道的基本组成为:皮肤-肾皮质-肾乳头-肾盏-肾盂。皮肤穿刺点多选在腋后线,经肾的背外侧少血管区域(Brodel 线)进入肾实质,出血的风险较低。至于穿刺肾的上、中、下盏,要便于操作、能最大限度地取出肾结石。

PCNL 分为Ⅰ期和Ⅱ期。Ⅰ期 PCNL 是建立通道后马上进行碎石,适用于各种肾结石;Ⅱ期 PCNL 是在建立通道 5~7 天后再行碎石,适用于合并感染、肾后性肾功能不全者需要引流者;Ⅰ期操作出血明显或残余结石者。Ⅰ期的优点是:一次操作、患者痛苦小、住院时间短、费用低,结石是否合并肾积水都可进行。缺点是:容易出血、视野不清,由于窦道未形成,操作鞘脱出后容易失败。Ⅱ期手术的优点是:窦道已经形成,出血少、视野清晰。缺点是患者治疗时间长,对于不积水的肾结石不易建立通道,而且由非手术医生建立的皮肾通道可能不是最佳通道,不利于术者操作。

通道的大小可以 F14~F30。一般将 F14~F20 称为微造瘘 mPCNL,F22~F24 称为标准通道,F26~F30 称为大通道。大多数肾结石可以通过单个通道治疗,对于复杂肾结石可以建立两个或多个通道。

(4)术前准备

1)影像学检查:术前需要进行必要的影像学检查,包括 KUB/IVP 加 CT 平扫,或 KUB 加 CT 增强。术前需要明确肾结石的数目、大小、分布,并对肾脏双周围器官的解剖进行仔细评估,以选择最佳穿刺通道,以避免并发症的发生。

2)控制感染:尿常规异常、与结石有关的发热者,需要控制感染。治疗前应根据尿培养药敏试验选择敏感的抗生素,即使尿培养阴性,手术当天也应选用广谱抗生素预防感染。

3)签署患者知情同意书:虽然 PCNL 是一种微创手术,但它仍然存在一定风险,手术前应将残余结石、出血、周围器官损伤、情况严重时需中转开放手术、甚至需要行肾切除等情况以书面的形式告知患者及其家属。

(5)Ⅰ期 PCNL 手术步骤

1)麻醉:连续硬膜外麻醉,或蛛网膜下腔麻醉联合连续硬膜外麻醉,或全麻。

2)留置输尿管导管:膀胱镜下留置 F5~F7 输尿管导管,作用是:①向肾盂内注水造成人工"肾积水",利于经皮肾穿刺,对于不积水的肾结石病例更有作用;注入造影剂使肾盂肾盏显影,指导 X 线引导穿刺针;②指导肾盂输尿管的位置;③碎石过程中防止结石碎块进入输尿管;④碎石过程中,通过输尿管导管加压注水,利于碎石排出。

3)体位:多采用俯卧位,但俯卧位不便于施行全麻。也可采用侧卧位、斜侧卧位。

4)定位:建立经皮肾通道需要 B 超或 X 线定位。X 线的优点是直观;缺点是有放射性,而且不能观察穿刺是否损伤周围脏器。B 超的优点是无辐射、可以实时监测穿刺避免周围脏器损伤、熟练掌握后穿刺成功快;术中还能明确残余结石位置,指导寻找结石,提高结石取净机会;缺点是不够直观,需要经过特殊培训才能掌握。

5)穿刺:穿刺点可选择在 12 肋下至 10 肋间腋后线到肩胛线之间的区域,穿刺经后组肾盏入路,方向指向肾盂。对于输尿管上段结石、肾多发性结石以及合并输尿管肾盂的接合处 UPJ 狭窄需同时处理者,可首选经肾后组中盏入路,通常选 11 肋间腋后线和肩胛下线之间的区域作穿刺点。穿刺上、下组肾盏时,须注意可能会发生胸膜和肠管的损伤。穿刺成功后,有尿液溢出。将导丝经穿刺针送入肾盂。该导丝在 PCNL 中具有重要作用,在随后的操作中,必须保持导丝不脱出。撤穿刺针,记住穿刺针的方向和穿刺深度。

6)扩张:用扩张器沿导丝逐级扩张至所需要的管径。扩张器进入的方向要与穿刺针进入的方向一致。扩张器进入的深度不能超过穿刺针进入的深度。否则,进入过深容易造成肾盂壁的损伤、或穿透对侧肾盂壁,造成出血,而且无法用肾造瘘管压迫止血。扩张器可使用筋膜扩张器、Amplatz 扩张器、高压球囊扩张器或金属扩张器扩张,具体使用哪种扩张器以及扩张通道的大小,必须根据医师的经验以及当时具备的器械条件决定。扩张成功后,将操作鞘置入肾盏。

7)腔内碎石与取石:较小结石可直接取出,较大结石可利用钬激光、气压弹道、超声、液电器械等击碎。碎石过程中需保持操作通道通畅,避免肾盂内压力增高,造成水中毒或菌血症。碎石可用冲洗和钳取方式取出。带吸引功能的超声气压弹道碎石器可在碎石同时吸出结石碎片,使肾内压降低,尤其适用于体积较大的感染性结石患者。根据情况决定是否放置双J管。手术结束时留置肾造瘘管可以压迫穿刺通道、引流肾集合系统、减少术后出血和尿外渗,有利于再次处理残石,而且不会增加患者疼痛的程度和延长住院的时间。有些医生尝试术后不留置造瘘管,对于初学者不适用。

8)术后处理:监测生命体征和引流液颜色,防治水中毒、感染等。术后 1 日复查 KUB,如无残余结石,可于术后 1~2 日拔除肾造瘘管。如存在残余结石,根据情况进行 Ⅱ 期 PCNL、或多通道 PCNL、或联合 ESWL、残余尿酸胱氨酸结石可通过造瘘管进行溶石治疗。

(6)常见并发症及其处理

1)肾实质出血:是 Ⅰ 期经皮肾镜操作的常见并发症。通常为静脉性出血。术中肾实质出血常可通过操作鞘压迫控制,如术中出血严重,应停止手术,用气囊导管压迫控制,择期行 Ⅱ 期手术。术后出血可夹闭肾造瘘管,通常出血可得到控制。如出血较多,需要及时输血。动脉性出血较严重,如出血不能得到控制、血红蛋白进行性下降者,可行动脉造影检查,必要时行选择性肾动脉栓塞,若出血凶险难以控制,应及时改开放手术,以便探查止血,必要时切除患肾。

2)邻近脏器损伤:肋间穿刺可能损伤胸膜、肝、脾,利用超声引导穿刺可以避免。一旦发现患者出现胸痛、呼吸异常、怀疑气胸或液气胸,应立即停止手术,留置肾造瘘管并保持引流通畅,留置胸腔闭式引流。穿刺位点偏下或偏前,可能损伤肠管。重在预防和及时发现,并做出符合外科原则的处理。

3)集合系统穿孔:操作中器械移动幅度过大、碎石器械损可造成集合系统穿孔,如保持操作通道通畅,小的穿孔可不必处理。如穿孔造成出血、水吸收等应停止手术,放置输尿管支架管及肾造瘘管,充分引流。择期行Ⅱ期手术。

4)稀释性低钠血症:手术时间过长、高压灌注造成水吸收过多所致。停止手术,急查电解质,予高渗盐水、利尿、吸氧等治疗可缓解。

5)感染和肾周积脓:重在预防,术前控制泌尿系统感染,肾积水明显者予充分引流。手术后保持输尿管导管、肾造瘘管通常非常重要,并予抗生素治疗。

(7)开展 PCNL 注意事项:PCNL 是一项技术要求很高的操作,需要术者具有相当的专业技术和经验,应在有条件的医院施行。开展 PCNL 前,应利用模拟器械、动物手术等进行模拟训练。开展手术早期宜选择简单病例,如:单发肾盂结石合并中度以上肾积水,患者体形中等,无其他伴随疾病。复杂或体积过大的肾结石手术难度较大,应在经验丰富的医生指导下手术。合并肾功能不全者或肾积脓先行经皮肾穿刺造瘘引流,待肾功能改善及感染控制后再Ⅱ期取石。完全鹿角形肾结石可分期多次多通道取石,但手术次数不宜过多(一般单侧取石不超过 3 次),每次手术时间不宜过长,需视患者耐受程度而定。

3.输尿管肾镜碎石　虽然直径<2cm 的肾结石首选 ESWL 治疗,但随着输尿管镜技术的发展,近年来利用逆行输尿管肾镜(RIRS)成功治疗肾结石,与 ESWL 相比,RIRS 虽然是有创治疗,但其碎石效果精确、彻底。RIRS 主要利用软输尿管镜。软输尿管镜型号 F7.5 左右,容易达到肾盂。为了观察到全部肾盏,需要 X 线透视辅助。

(1)适应证:直径<2cm 的肾结石。尤其适用于 ESWL 定位困难的、X 线阴性肾结石,ESWL 治疗效果不好的嵌顿性肾下盏结石和坚韧结石(如一水草酸钙结石、胱氨酸结石等),极度肥胖、严重脊柱畸形建立 PCNL 通道困难者,不能停用抗凝药物者及肾盏憩室内结石。

(2)禁忌证:不能控制的全身出血性疾病。未控制的泌尿道感染。严重的心肺功能不全,无法耐受手术。严重尿道狭窄及输尿管狭窄。严重髋关节畸形,截石位困难。

(3)术前准备:术前准备与 PCNL 相似,主要内容包括通过 KUB/IVP 和 CT

精确定位结石,术前控制尿路感染,预防性应用抗生素等。

(4)操作方法:采用逆行途径,向输尿管插入导丝,经输尿管硬镜或者软镜镜鞘扩张后,软输尿管镜沿导丝进入肾盂并找到结石。使用200μm软激光传导光纤,利用钬激光将结石粉碎成易排出的细小碎粒。部分较大碎石可利用镍制套石网篮取出。使用输尿管软镜配合200μm可弯曲的(钬激光)纤维传导光纤,可以到达绝大多数的肾盏。盏颈狭窄者,可以利用钬激光光纤切开狭窄的盏颈,再行碎石。

钬激光配合200μm的纤维传导光纤,是目前逆行输尿管软镜治疗肾结石的最佳选择。综合文献报道,结石清除率为71%～94%。逆行输尿管软镜治疗肾结石可以作为ESWL和PCNL的有益补充。

(5)逆行输尿管软镜治疗肾结石的影响因素

1)结石的大小:结石的大小与碎石后清除率成负相关。对于大的肾结石,手术的时间和风险会相应增加。直径>2cm的肾结石,碎石时间常常需要1小时以上,术者和患者应有充分的思想准备并密切配合。

2)肾盂肾下盏夹角:当肾盂肾下盏夹角过小,例如<90°时,将会影响输尿管镜末端的自由转向,从而影响激光光纤抵达部分结石,影响碎石效果。

3)软输尿管肾镜的技术要求非常高,需要术者具备相当的腔镜操作经验。

(6)并发症及其处理:近期并发症包括败血症、“石街”形成、输尿管损伤、尿路感染等,发生率5%～9%。

输尿管撕脱为较严重的并发症,可采用自体肾移植或肠代输尿管治疗。重在预防。导丝的应用和X线透视辅助对预防输尿管撕脱有帮助。如操作中发现输尿管阻力大或发现输尿管裂伤明显,应及时终止手术。

发现输尿管穿孔,可留置输尿管支架管2周。

远期并发症主要是输尿管狭窄,发生率约1%,与所用器械和术者经验显著有关。

4.开放手术或腹腔镜手术取石　近年来,随着体外冲击波碎石和腔内泌尿外科技术的发展,特别是经皮肾镜和输尿管镜碎石取石术的广泛应用,开放性手术在肾结石治疗中的运用已经显著减少。在某些医院,肾结石病例中开放手术仅占1%～5.4%。但是,开放性手术取石在某些情况下仍具有极其重要的临床应用价值。

(1)适应证

1)ESWL、PCNL、URS手术或治疗失败,或上述治疗方式出现并发症须开放手术处理。

2)骨骼系统异常不能摆 ESWL、PCNL、URS 体位者。

3)肾结石合并解剖异常者,如肾盂输尿管连接部狭窄、漏斗部狭窄、肾盏憩室等。这些解剖异常需要在取石同时进行处理。

4)异位肾、马蹄肾等不易行 ESWL、PCNL、URS 等手术者。

5)同时需要开放手术治疗其他疾病。

6)无功能肾需行肾切除。

7)小儿巨大肾结石,开放手术简单,只需一次麻醉。

(2)手术方法:包括肾盂切开取石术、肾盂肾实质联合切开取石术、无萎缩性肾实质切开取石术、无功能肾切除术和肾脏部分切除术、肾盂输尿管连接部成形术等。这些手术方式现在基本可以通过腹腔镜手术来完成。一般来说,腹腔镜手术比开放手术出血少、并发症少、住院时间短、恢复快,但手术时间较长。腹腔镜手术需要经过专门培训,还需要完善的设备支持。

【特殊情况的治疗】

1.鹿角形肾结石　鹿角形肾结石是指充满肾盂和至少 1 个肾盏的结石。部分性鹿角状结石仅仅填充部分集合系统,而完全性鹿角状结石则填充整个肾集合系统。新发的鹿角形肾结石都应该积极地治疗,患者必须被告知积极治疗的益处与相关的风险。在大多数的情况下,PCNL 应作为首选的治疗手段;若肾解剖正常,体积小的鹿角形肾结石可考虑单用 ESWL 治疗,碎石前应先保证充分的引流;若结石无法通过合理次数的微创技术处理,可考虑采用开放手术。

鹿角形肾结石以单通道的经皮肾取石术有时无法清除所有结石,可以建立第二、第三条微创经皮肾通道,进行多通道碎石取石术。多通道的建立时间,通常在第一通道变为成熟通道的基础上才可以进行,一般在Ⅰ期手术后 5～7 日。对于操作熟练者如手术顺利,可一期进行多通道穿刺。由于第 2、3 通道仅需扩张至 F14～F18,损伤和出血的危险较小,安全性较高。多通道形成后可加快取石的速度,提高对鹿角形肾结石的清除能力。

完全性鹿角形肾结石可分期多次取石,对巨大的结石可采用多通道取石,但手术的次数不宜过多(一般单侧取石≤3 次),每次手术的时间不宜过长。必要时需视患者的耐受程度和医生的经验,联合应用 ESWL 辅助或 PCNL-ESWL-PCNL "三明治疗法"。

若无很好的条件和经验开展 PCNL,鹿角形结石可采用开放性手术治疗可以选择的手术包括扩大的肾盂肾盏切开取石术、无萎缩性肾实质切开取石术、复杂的放射状肾实质切开术和低温下肾脏手术。

2.马蹄肾肾结石　马蹄肾肾结石可采用 PCNL,也可采用开放手术取石。马蹄肾的两肾下极多在脊柱前方融合成峡部,输尿管与肾盂高位连接,伴有肾旋转不良,各组肾盏朝向背侧。因肾脏位置较正常低,肾上极更靠后外侧,故穿刺时多从背部经肾上盏或中盏入路。由于输尿管上段在峡部前侧位跨越行走并与肾盂连接,UPJ 处成坡状,肾盏漏斗部狭长,造成术后残石很难自行排出,尤其是肾下盏结石,所以手术中应尽量清除所有结石,必要时进行多通道碎石取石术。如果 UPJ 的高位连接未造成明显的功能性梗阻,一般可不予处理。

马蹄肾结石如需行 ESWL,应根据肾在体表的投影,取俯卧位行 ESWL 治疗(即冲击波从前腹进入体内)。

3.孤立肾肾结石　孤立肾肾结石孤立肾患者由于代偿性肾增大,肾皮质厚,在 PCNL 手术中,穿刺、扩张时容易出血。可采用微造瘘 mPCNL,建立 F14～F18 皮肾通道,对肾皮质的损伤减少、出血的几率较低。另外,分两期手术较安全。手术的关键在于解除梗阻,改善肾功能,采用合理的通道大小和取石次数。对于难以取净的残石可术后结合 ESWL 治疗。每次治疗后必须监测肾功能的变化,治疗间隔的时间适当延长。

若无很好的条件和经验开展 PCNL,也可采用开放手术取石。

4.移植肾肾结石　移植肾为孤立功能肾,患者长期服用免疫抑制剂,抵抗力低下,合并肾结石时应采取创伤小、效果确切的治疗方法。推荐肾移植伴肾结石的患者采用 ESWL 和 PCNL 治疗。由于移植肾位于髂窝,位置表浅,经皮肾穿刺容易成功。

移植肾及输尿管均处于去神经状态,因此,可以在局麻＋静脉镇痛下进行手术。一般来说,患者采用仰卧位。但是,如果合并输尿管狭窄,则采用截石位。

移植肾的输尿管膀胱吻合口多位于膀胱顶侧壁,输尿管逆行插管不易成功。术中可先 B 超定位,穿刺成功后注入造影剂,然后在 X 线定位下穿刺目标肾盏。

手术时间不宜过长,出血明显时应待Ⅱ期手术取石。

5.肾盏憩室结石　肾盏憩室结石可采用 PCNL 或逆行输尿管软镜来处理。后腹腔镜手术也可用于治疗肾盏憩室结石。通常不采用 ESWL 治疗,因为肾集合系统和憩室之间的连接部相对狭窄,即使碎石效果较好,结石仍有可能停留在原处而无法排出。

mPCNL 治疗时,术中经预置的导管逆行注入亚甲蓝帮助寻找狭小的漏斗部开口,取石后将狭窄部切开或扩张,并放置一根 F6 双 J 管,并留置 30 天。

腹侧的肾盏憩室可以经腹腔镜下切除,祛除结石、缝合憩室口。

6.盆腔肾肾结石　对于肾脏位于盆腔的患者,推荐使用 ESWL 治疗。PCNL的难度大,一般不宜采用,必要时可采取开放手术或腹腔镜手术。

7.髓质海绵肾结石　海绵肾表现为部分肾髓质集合管的囊状扩张,形成的结石一般位于肾乳头的近端,结石细小呈放射状分布。只要结石不引起梗阻,一般不需处理其肾结石。经皮肾取石术难以处理此类结石,而且极易损伤肾乳头,日后形成的瘢痕会造成集合管的梗阻。较大的结石或结石排至肾盂或肾盏引起梗阻时,可采用 ESWL、RIRS 或 PCNL 治疗。口服枸橼酸制剂及维生素 B_6、增加液体的摄入以抑制结石的生长。

8.小儿肾结石　小儿肾结石一般可用 ESWL 治疗,因小儿的代偿能力较强,排石能力较成人强,单纯碎石的指征较成人稍宽。若结石较大而梗阻不严重,应先置双 J 管后碎石;如碎石效果不佳或结石梗阻严重,则可采取微创经皮肾取石解决。一般情况下不宜双侧同时碎石或经皮取石。

9.过度肥胖的患者　对于过度肥胖的患者,患者皮肤至结石的距离过大,ESWL 定位困难,因而不易成功,推荐选用 PNL 或开放手术。标准经皮肾取石术使用的肾镜太短,不适合这类患者的手术操作,过去曾被认为是手术的禁忌证。但是,微创经皮肾取石术由于使用了长而纤细的内镜,只需在扩张通道时使用加长的工作鞘。

肥胖患者对俯卧位耐受差,易发生通气障碍,体位可采用患侧垫高 45°的斜仰卧位,患者相对更易耐受手术。必要时可采取气管插管全麻。

由于皮肾通道较长,留置的肾造瘘管术后容易脱出,可以放置 F14～F16 的末端开口的气囊导尿管,向外轻轻牵引后皮肤缝线固定。X 线透视下注入造影剂,确保气囊位于肾盏内。

【结石治疗的注意事项】

1.双侧上尿路结石的处理原则　双侧上尿路同时存在结石约占结石患者的15%,传统的治疗方法一般是对两侧结石进行分期手术治疗,随着体外碎石、腔内碎石设备的更新与泌尿外科微创技术的进步,对于部分一般状况较好、结石清除相对容易的上尿路结石患者,可以同期微创手术治疗双侧上尿路结石。

双侧上尿路结石的治疗原则为:①双侧输尿管结石,如果总肾功能正常或处于肾功能不全代偿期,血肌酐值<178.0μmol/L,先处理梗阻严重一侧的结石;如果总肾功能较差,处于氮质血症或尿毒症期,先治疗肾功能较好一侧的结石,条件允许,可同时行对侧经皮肾穿刺造瘘,或同时处理双侧结石;②双侧输尿管结石的客观情况相似,先处理主观症状较重或技术上容易处理的一侧结石;③一侧输尿管结石,

另一侧肾结石,先处理输尿管结石,处理过程中建议参考总肾功能、分肾功能与患者一般情况;④双侧肾结石,一般先治疗容易处理且安全的一侧,如果肾功能处于氮质血症或尿毒症期,梗阻严重,建议先行经皮肾穿刺造瘘,待肾功能与患者一般情况改善后再处理结石;⑤孤立肾上尿路结石或双侧上尿路结石致急性梗阻性无尿,只要患者情况许可,应及时外科处理,如不能耐受手术,应积极试行输尿管逆行插管或经皮肾穿刺造瘘术,待患者一般情况好转后再选择适当治疗方法;⑥对于肾功能处于尿毒症期,并有水电解质和酸碱平衡紊乱的患者,建议先行血液透析,尽快纠正其内环境的紊乱,并同时行输尿管逆行插管或经皮肾穿刺造瘘术,引流肾脏,待病情稳定后再处理结石。

2.合并尿路感染的结石的处理原则　由于结石使尿液淤滞易并发感染,同时结石作为异物促进感染的发生,两者可相互促进,对肾功能造成严重破坏。在未祛除结石之前,感染不易控制,严重者可并发菌血症或脓毒血症,甚至危及生命。

所有结石患者都必须进行菌尿检查,必要时行尿培养。当菌尿试验阳性,或者尿培养提示细菌生长,或者怀疑细菌感染时,在取石之前应该使用抗生素治疗,对于梗阻表现明显、集合系统有感染的结石患者,需进行置入输尿管支架管或经皮肾穿刺造瘘术等处理。

上尿路结石梗阻并发感染、尤其是急性炎症期的患者不宜碎石,否则易发生炎症扩散甚至出现脓毒血症,而此类患者单用抗生素治疗又难以奏效,此时亦不宜行输尿管镜取石。通过经皮肾微穿刺造瘘及时行梗阻以上尿路引流可减轻炎症,使感染易于控制,避免感染及梗阻造成肾功能的进一步损害。经皮肾微穿刺造瘘术的应用扩大了体外冲击波碎石及腔镜取石的适应证,可减少并发症,提高成功率,两者合并应用是上尿路结石梗阻伴感染的理想治疗方法。

结石并发尿路真菌感染是临床治疗的难点,常见于广谱抗生素使用时间过长。出现尿路真菌感染时,应积极应用敏感的抗真菌药物。但是,全身应用抗真菌药物毒副作用大,可能加重肾功能的损害,采用局部灌注抗真菌药治疗上尿路结石并发真菌感染是控制真菌感染的好方法。

3.残石碎片的处理　残石碎片常见于 ESWL 术后,也可见于 PCNL、URS 术以及复杂性肾结石开放取石术后,最多见于下组肾盏。结石不论大小,经 ESWL 治疗后都有可能形成残石碎片。结石残余物的直径不超过 4mm,定义为残余碎片,直径≥5mm 的结石则称为残余结石。

残石碎片可导致血尿、疼痛、感染、输尿管梗阻及肾积水等并发症的发生。无症状的肾脏残余结石增加了结石复发的风险,残石可以为新结石的形成提供核心。

感染性结石的患者在进行治疗后,如伴有结石残留,则结石复发的可能性更大。对于无症状、石块不能自行排出的患者,应该依据结石情况进行相应的处理。有症状的患者,应积极解除结石梗阻,妥善处理可能出现的问题;同时应采取必要的治疗措施以消除症状。有残余碎片或残余结石的应定期复查以确定其致病因素,并进行适当预防。

关于"无临床意义的残石碎片"的定义存在很多争论。对伴有残余结石碎片的患者,长期随访研究表明:随着时间延长,残片逐渐增大,结石复发率增加,部分患者需重复进行取石治疗。

对下组肾盏存在结石或碎片且功能丧失的患者,下极肾部分切除术可以作为治疗选择之一。对于上、中组肾盏的结石,可采用输尿管软镜直接碎石。经皮化学溶石主要适用于含有磷酸镁铵、碳酸盐、尿酸及胱氨酸和磷酸氢钙的结石。

对于残余结石直径>20mm 的患者,可采用 ESWL 或 PCNL 治疗,在行 ESWL 前,推荐置入双 J 管,可以减少结石在输尿管的堆积,避免出现"石街"。

4."石街"的治疗 "石街"为大量碎石在输尿管与男性尿道内堆积没有及时排出,堆积形成"石街",阻碍尿液排出,以输尿管"石街"为多见。

输尿管"石街"形成的原因有:①一次粉碎结石过多;②结石未能粉碎为很小的碎片;③两次碎石间隔时间太短;④输尿管有炎症、息肉、狭窄和结石等梗阻;⑤碎石后患者过早大量活动;⑥ESWL 引起肾功能损害,排出碎石块的动力减弱;⑦ESWL 术后综合治疗关注不够。如果"石街"形成 2 周后不及时处理,肾功能恢复将会受到影响;如果"石街"完全堵塞输尿管,6 周后肾功能将会完全丧失。

在对较大的肾结石进行 ESWL 之前常规放置双 J 管,"石街"的发生率大为降低。无感染的"石街"可继续用 ESWL 治疗,重点打击"石街"的远侧较大的碎石。对于有感染迹象的患者,给予抗生素治疗,并尽早予以充分引流,常采用经皮肾穿刺造瘘术,通常不宜放置输尿管支架管。待感染控制后,行输尿管镜手术,可联合 PCNL。

5.妊娠合并结石的治疗 妊娠合并尿路结石较少见,发病率小于 0.1%,其中,妊娠中、晚期合并泌尿系结石较妊娠早期者多见。妊娠合并结石的临床表现主要有腰腹部疼痛、恶心呕吐、膀胱刺激征、肉眼血尿和发热等,与非妊娠期症状相似,且多以肾绞痛就诊。

鉴于 X 线对胎儿的致畸等影响,妊娠合并结石患者禁用放射线检查包括 CT。MRI 检查对肾衰竭患者以及胎儿是安全的,特别是结石引起的肾积水,采用磁共振泌尿系水成像(MRU)能清楚地显示扩张的集合系统,能明确显示梗阻部位。B

超对结石的诊断准确率高且对胎儿无损害,可反复应用,为首选的方法。通过 B 超和尿常规检查结合临床表现诊断泌尿系结石并不困难。

妊娠合并结石首选保守治疗,禁止行 ESWL(无论是否为 B 超定位)。应根据结石的大小、梗阻的部位、是否存在着感染、有无肾实质损害以及临床症状来确定治疗方法。原则上对于结石较小、没有引起严重肾功能损害者,采用综合排石治疗,包括多饮水、适当增加活动量、输液利尿、解痉、止痛和抗感染等措施促进排石。

对于妊娠的结石患者,保持尿流通畅是治疗的主要目的。通过局麻下经皮肾穿刺造瘘术、置入双 J 管或输尿管支架等方法引流尿液,可协助结石排出或为以后治疗结石争取时间。妊娠期间麻醉和手术的危险很难评估,妊娠前 3 个月(早期)全麻会导致畸胎的几率增加,但是,一般认为这种机会很小。提倡局麻下留置输尿管支架,建议每 2 个月更换 1 次支架管以防结石形成被覆于支架管。肾积水并感染积液者,妊娠 22 周前在局麻及 B 超引导下进行经皮肾造瘘术为最佳选择,引流的同时尚可进行细菌培养以指导治疗。与留置输尿管支架管一样,经皮肾穿刺造瘘也可避免在妊娠期进行对妊娠影响较大的碎石和取石治疗。

五、尿路结石的预防和随访

(一)尿路结石的预防

【含钙尿路结石的预防】

由于目前对各种预防含钙结石复发的治疗措施仍然存在着一定的争议,而且,患者往往需要长期甚至终身接受治疗,因此,充分地认识各种预防措施的利弊是最重要的。对于任何一种预防性措施来说,不仅需要其临床效果确切,同时,还要求它简单易行,而且没有副作用。否则,患者将难以遵从治疗。

含钙尿路结石患者的预防措施应该从改变生活习惯和调整饮食结构开始,保持合适的体重指数、适当的体力活动、保持营养平衡和增加富含枸橼酸的水果摄入是预防结石复发的重要措施。只有在改变生活习惯和调整饮食结构无效时,再考虑采用药物治疗。

1.增加液体的摄入　增加液体的摄入能增加尿量,从而降低尿路结石成分的过饱和状态,预防结石的复发。推荐每天的液体摄入量在 4L 以上,使每天的尿量保持在 2.0~2.5L 以上。建议尿石症患者在家中自行测量尿的比重,使尿的比重低于 1.010 为宜,以达到并维持可靠的尿液稀释度。

关于饮水的种类,一般认为以草酸含量少的非奶制品液体为宜。饮用硬水是否会增加含钙结石的形成,目前仍然存在不同的看法。应避免过多饮用咖啡因、红茶、葡萄汁、苹果汁和可口可乐。推荐多喝橙汁、柠檬水。

2.饮食调节　维持饮食营养的综合平衡,强调避免其中某一种营养成分的过度摄入。

(1)饮食钙的含量:饮食钙的含量低于 20mmol/d(800mg/d)就会引起体内的负钙平衡。低钙饮食虽然能够降低尿钙的排泄,但是可能会导致骨质疏松和增加尿液草酸的排泄。摄入正常钙质含量的饮食、限制动物蛋白和钠盐的摄入比传统的低钙饮食具有更好的预防结石复发的作用。正常范围或者适当程度的高钙饮食对于预防尿路含钙结石的复发具有临床治疗的价值。但是,饮食含钙以外的补钙对于结石的预防可能不利,因为不加控制的高钙饮食会增加尿液的过饱和水平。通过药物补钙来预防含钙结石的复发仅适用于肠源性高草酸尿症,口服 200～400mg 枸橼酸钙在抑制尿液草酸排泄的同时,可以增加尿液枸橼酸的排泄。推荐多食用乳制品(牛奶、干酪、酸乳酪等)、豆腐等食品。成人每天钙的摄入量应为20～25mmol(800～1000mg)。推荐吸收性高钙尿症患者摄入低钙饮食,不推荐其他患者摄入限钙饮食。

(2)限制饮食中草酸的摄入:虽然仅有 10%～15% 的尿液草酸来源于饮食,但是,大量摄入富含草酸的食物后,尿液中的草酸排泄量会明显地增加。草酸钙结石患者尤其是高草酸尿症的患者应该避免摄入诸如甘蓝、杏仁、花生、甜菜、欧芹、菠菜、大黄、红茶和可可粉等富含草酸的食物。其中,菠菜中草酸的含量是最高的,草酸钙结石患者更应该注意忌食菠菜。低钙饮食会促进肠道对草酸盐的吸收,增加尿液草酸盐的排泄。补钙对于减少肠道草酸盐的吸收是有利的,但仅适用于肠源性高草酸尿症患者。

(3)限制钠盐的摄入:高钠饮食会增加尿钙的排泄,每天钠的摄入量应少于 2g。

(4)限制蛋白质的过量摄入:低碳水化合物和高动物蛋白饮食与含钙结石的形成有关。高蛋白质饮食引起尿钙和尿草酸盐排泄增多的同时,使尿的枸橼酸排泄减少,并降低尿的 pH,是诱发尿路含钙结石形成的重要危险因素之一。推荐摄入营养平衡的饮食,保持早、中、晚 3 餐营养的均衡性非常重要。避免过量摄入动物蛋白质,每天的动物蛋白质的摄入量应该限制在 150g 以内。其中,复发性结石患者每天的蛋白质摄入量不应该超过 80g。

(5)减轻体重:研究表明,超重是尿路结石形成的至关重要的因素之一。建议尿路结石患者维持适度的体重指数(BMI)。

(6)增加水果和蔬菜的摄入:饮食中水果和蔬菜的摄入可以稀释尿液中的成石危险因子,但并不影响尿钾和尿枸橼酸的浓度。因此,增加水果和蔬菜的摄入可以预防低枸橼酸尿症患者的结石复发。

(7)增加粗粮及纤维素饮食:米麸可以减少尿钙的排泄,降低尿路结石的复发率,但要避免诸如麦麸等富含草酸的纤维素食物。

(8)减少维生素C的摄入:维生素C经过自然转化后能够生成草酸。服用维生素C后尿草酸的排泄会显著增加,形成草酸钙结晶的危险程度也相应增加。尽管目前还没有资料表明大剂量的维生素C摄入与草酸钙结石的复发有关,建议复发性草酸钙结石患者避免摄入大剂量的维生素C。推荐他们每天维生素C的摄入不要超过1.0g。

(9)限制高嘌呤饮食:伴高尿酸尿症的草酸钙结石患者应避免高嘌呤饮食,推荐每天食物中嘌呤的摄入量少于500mg。富含嘌呤的食物有:动物的内脏(肝脏及肾脏)、家禽皮、带皮的鲱鱼、沙丁鱼、凤尾鱼等。

3.药物预防性治疗　用于含钙结石预防性治疗的药物虽然种类很多,但是,目前疗效较为肯定的只有碱性枸橼酸盐、噻嗪类利尿剂和别嘌醇。

(1)噻嗪类利尿药:噻嗪类利尿药(如苯氟噻、三氯噻嗪、氢氯噻嗪和吲达帕胺等)可以降低尿钙正常患者的尿钙水平,降低尿液草酸盐的排泄水平,抑制钙的肠道吸收。另外,噻嗪类药物可以抑制骨质吸收,增加骨细胞的更新,防止伴高钙尿症结石患者发生骨质疏松现象。因此,噻嗪类利尿药的主要作用是减轻高钙尿症,适用于伴高钙尿症的含钙结石患者。常用剂量为氢氯噻嗪25mg,或者三氯噻嗪4mg/d。

噻嗪类利尿药的主要副作用是低钾血症和低枸橼酸尿症,与枸橼酸钾一起应用可以减轻副作用,并且可以增强预防结石复发的作用。部分患者长期应用后可能会出现低血压、疲倦和勃起障碍,应该注意用药后发生低镁血症和低镁尿症的可能性。

(2)正磷酸盐:正磷酸盐能够降低$1,25(OH)_2$-D_3的合成,主要作用是减少钙的排泄并增加磷酸盐及尿枸橼酸的排泄,可以抑制结石的形成。其中,中性正磷酸盐的效果比酸性正磷酸盐好。

正磷酸盐主要应用于伴有高钙尿症的尿路含钙结石患者,但是,目前还缺乏足够的证据来证明其治疗的有效性。因此,临床上可选择性地应用于某些尿路结石患者,不作为预防性治疗的首选药物。

(3)磷酸纤维素:磷酸纤维素和磷酸纤维钠可以通过与钙结合形成复合物而抑

制肠道对钙的吸收,从而降低尿钙的排泄。主要适用于伴吸收性高钙尿症的结石患者,但临床效果还不肯定。由于用药后可能会出现高草酸尿症和低镁尿症,因此目前不推荐将磷酸纤维素用于预防结石复发的治疗。

(4)碱性枸橼酸盐:碱性枸橼酸盐能够增加尿枸橼酸的排泄,降低尿液草酸钙、磷酸钙和尿酸盐的过饱和度,提高对结晶聚集和生长的抑制能力,能有效地减少含钙结石的复发。

临床上用于预防含钙结石复发的碱性枸橼酸盐种类包括枸橼酸氢钾钠、枸橼酸钾、枸橼酸钠、枸橼酸钾钠和枸橼酸钾镁等制剂。枸橼酸钾和枸橼酸钠都具有良好的治疗效果,但是,钠盐能够促进尿钙排泄,单纯应用枸橼酸钠盐时,降低尿钙的作用会有所减弱。临床研究也表明枸橼酸钾盐的碱化尿液效果比钠盐好,而且,钾离子不会增加尿钙的排泄。因此,枸橼酸钾预防结石复发的作用比枸橼酸钠强。枸橼酸氢钾钠(友来特)具有便于服用、口感较好等优点,患者依从性较高。

尽管碱性枸橼酸盐最适用于伴低枸橼酸尿症的结石患者,但是,目前认为其适应证可能可以扩大至所有类型的含钙结石患者。常用剂量为枸橼酸氢钾钠(友来特)1~2g,每日 3 次,枸橼酸钾 1~2g 或者枸橼酸钾钠 3g,每日 2~3 次。

碱性枸橼酸盐的主要副作用是腹泻,患者服用后依从性较差。

(5)别嘌醇:别嘌醇可以减少尿酸盐的产生,降低血清尿酸盐的浓度,减少尿液尿酸盐的排泄。此外,别嘌醇还可以减少尿液草酸盐的排泄。

推荐别嘌醇用于预防尿酸结石和伴高尿酸尿症的草酸钙结石患者,用法为100mg,每天 3 次,或者300mg,每天 1 次。

(6)镁剂:镁通过与草酸盐结合而降低草酸钙的过饱和度,从而抑制含钙尿路结石的形成。补充镁剂在促进尿镁增加的同时,可以增加尿枸橼酸的含量,并提高尿的 pH。因此,镁剂能有效地降低草酸钙结石的复发。适用于伴有低镁尿症或不伴有低镁尿症的草酸钙结石患者。由于含钙结石患者伴低镁尿症者并不多(<4%),因此,除枸橼酸盐以外,目前不推荐将其他的镁盐单独用于预防含钙尿路结石复发的治疗。

(7)葡胺聚糖:葡胺聚糖可以抑制草酸钙结石的生长,适用于复发性草酸钙结石的治疗,但目前还缺乏关于合成的或半合成的葡胺聚糖应用于预防含钙尿路结石复发的依据。

(8)维生素 B_6:维生素 B_6 是体内草酸代谢过程中的辅酶之一,体内维生素缺乏可以引起草酸的排泄增高。大剂量的维生素 B_6(300~500mg/d)对于原发性高草酸尿症患者有治疗作用。维生素 B_6 主要用于轻度高草酸尿症和原发性高草酸尿症的患者。

(9)中草药:目前认为对含钙结石具有一定预防作用的中草药包括泽泻、胖大海、金钱草、玉米须及芭蕉芯等。但是,尚缺乏临床疗效观察的报道。

【感染结石的预防】

推荐低钙、低磷饮食。氢氧化铝或碳酸铝凝胶可与小肠内的磷离子结合形成不溶的磷酸铝,从而降低肠道对磷的吸收和尿磷的排泄量。对于由尿素酶细菌感染导致的磷酸铵镁和碳酸磷灰石结石,应尽可能用手术方法清除结石。

推荐根据药物敏感试验使用抗生素治疗感染。强调抗感染治疗需要足够的用药疗程。在抗生素疗法的起始阶段,抗生素的剂量相对较大(治疗量),通过1～2周的治疗,使尿液达到无菌状态,之后可将药物剂量减半(维持量)并维持3个月。要注意每月作细菌培养,如又发现细菌或患者有尿路感染症状,将药物恢复至治疗量以更好地控制感染。

酸化尿液能够提高磷酸盐的溶解度,可以用氯化铵1g,2～3次/天或蛋氨酸500mg,2～3次/天。严重感染的患者,应该使用尿酶抑制剂。推荐使用乙酰羟肟酸和羟基脲等,建议乙酰羟肟酸的首剂为250mg,每天2次持续4周,如果患者能耐受,可将剂量增加250mg,每天3次。

【尿酸结石的预防】

预防尿酸结石的关键在于增加尿量、提高尿液的pH和减少尿酸的形成和排泄3个环节。

1.大量饮水　尿量保持在每日2000ml以上。

2.碱化尿液　使尿的pH维持在6.5～6.8之间,可以给予枸橼酸氢钾钠(友来特)1～2g,3次/天,枸橼酸钾2～3g或者枸橼酸钾钠3～6g,2～3次/天,或者碳酸氢钠1.0g,3次/天。

3.减少尿酸的形成　血尿酸或尿尿酸增高者,口服别嘌醇300mg/d。叶酸比别嘌醇能够更有效地抑制黄嘌呤氧化酶活性,推荐口服叶酸5mg/d。

【胱氨酸结石的预防】

注意大量饮水以增加胱氨酸的溶解度,保证每天的尿量在3000ml以上,即饮水量至少要达到150ml/h。

碱化尿液,使尿的pH达到7.5以上。可以服枸橼酸氢钾钠(友来特)1～2g,每日3次。避免进食富含蛋氨酸的食品,如大豆、小麦、鱼、肉、豆类和蘑菇等,低蛋白质饮食可减少胱氨酸的排泄。

限制钠盐的摄入,推荐钠盐的摄入量限制在2g/d以下。

尿液胱氨酸的排泄高于 3mmol/24h 时,应用硫普罗宁(α-巯基丙酰甘氨酸)
250～2000mg/d 或者卡托普利 75～150mg/d。

【其他少见结石的预防】

1.**药物结石的预防**　含钙药物结石的预防:补钙和补充维生素 D 引起的结石
与尿钙的排泄增加有关,补充大剂量的维生素 C 可能会促进尿液草酸的排泄。因
此,含钙药物结石的预防主要是减少尿钙和尿草酸的排泄,降低尿液钙盐和草酸盐
的饱和度。

非含钙药物结石的预防:预防茚地那韦结石的最好方法是充分饮水,每日进水
量达到 3000ml 以上,可以防止药物晶体的析出。酸化尿液使尿 pH 在 5.5 以下,可
能有利于药物晶体的溶解。

氨苯蝶啶、乙酰唑胺、磺胺类药物结石的预防方法是大量饮水以稀释尿液,适
当应用碱性药物来提高尿液的 pH,从而增加药物结晶的溶解度。

2.**嘌呤结石的预防**　嘌呤结石(主要包括 2,8-二羟腺嘌呤结石和黄嘌呤结石)
的预防上应该采取低嘌呤饮食;别嘌醇能够抑制黄嘌呤氧化酶,可减少 2,8-二羟腺
嘌呤的排泄,从而起防止结石发生的作用。理论上说,碱化尿液可以促进 2,8-二羟
腺嘌呤的溶解。

(二)尿路结石的随访

【尿路结石临床治疗后的随访】

尿路结石临床治疗的目的是最大限度地祛除结石、控制尿路感染和保护肾功
能。因此,无石率、远期并发症的发生情况和肾功能的恢复情况是临床随访复查的
主要项目。

1.**无石率**　定期(1 周、1 个月、3 个月、半年)复查 X 线照片、B 超或者 CT 扫
描,并与术前对比,可以确认各种治疗方法的无石率。尿路结石临床治疗后总的无
石率以 PNL 最高,开放性手术次之,联合治疗再次,而 ESWL 最低。

2.**远期并发症**　不同的治疗方法可能出现的并发症种类不一样,其中,PCNL
的远期并发症主要是肾功能丧失、肾周积液、复发性尿路感染、集合系统狭窄、输尿
管狭窄和结石复发等;联合治疗的远期并发症主要是肾功能丧失、复发性尿路感
染、残石生长和结石复发等;单纯 ESWL 的远期并发症包括肾功能丧失和结石复
发等;开放性手术的远期并发症有漏尿、输尿管梗阻、肾萎缩、结石复发和反复发作
的尿路感染等。术后注意定期复查有利于尽早发现并发症的存在。

3.**肾功能**　术后 3 个月至半年复查排泄性尿路造影,以了解肾功能的恢复
情况。

【尿路结石预防性治疗后的随访】

尿路结石患者大致可以分为不复杂的和相对复杂的两类。第一类包括初发结石而结石已排出的患者以及轻度的复发性结石患者,第二类包括病情复杂、结石频繁复发、经治疗后肾脏仍有残留结石、或者有明显的诱发结石复发的危险因素存在的患者。其中,第一类患者不需要随访,第二类患者需要随访。

推荐 2 次重复收集 24h 尿液标本做检查的做法,这样可以提高尿液成分异常诊断的准确性。

空腹晨尿(或早上某一时点的尿标本)pH＞5.8 时,则应怀疑伴有完全性或不完全性肾小管性酸中毒。同样,空腹晨尿或早上某一时点尿标本可以作细菌学检查和胱氨酸测定。测定血清钾浓度的目的主要是为诊断肾小管性酸中毒提供更多的依据。

第二节　输尿管结石

输尿管结石是泌尿外科的常见病之一,在泌尿外科住院病人中占居首位。输尿管结石绝大多数来源于肾脏。包括肾结石或体外震波后结石碎块降落所致。由于尿盐晶体较易随尿液排入膀胱,故原发性输尿管结石极少见。有输尿管狭窄、憩室、异物等诱发因素时,尿液滞留和感染会促使发生输尿管结石。输尿管结石大多为单个,左右侧发病大致相似,双侧输尿管结石占 2%～6%。临床多见于青壮年,20～40 岁发病率最高,男与女之比为 4.5∶1,结石位于输尿管下段最多,占 50%～60%。输尿管结石可引起之上的尿流梗阻、扩张积水,并危及患肾,严重时可使肾功能逐渐丧失。

结石成因及成分与肾结石相似。结石常见于以下部位:肾盂输尿管连接部;输尿管跨越髂血管部位;女性输尿管经过子宫阔韧带的基底部;男性输精管跨越输尿管处;输尿管膀胱壁段包括膀胱开口处。主要的继发病变有尿路梗阻,感染和上皮损伤、癌变等,较大或表面粗糙的结石,易嵌顿于输尿管狭窄部位致严重梗阻,肾功能损害,严重的双侧输尿管结石甚至引起肾衰竭。

【流行病学因素】

1.性别和年龄　尿石症人群发病率 1%～5%,肾结石治疗后在 5 年内约 1/3 病人会复发。男性与女性之比为 3∶1,女性易患感染性结石。在我国,上尿路结石男女比例相近,下尿路结石男性明显多于女性,为(3.7～5.3)∶1。尿石症好发于 25～40 岁,20 岁以前患尿石症者少。儿童多发生于 2～6 岁,常与畸形、感染、营养不良有关。女性有两个高峰,即 25～40 岁和50～65岁。男性老年人患尿石症与前列腺增生引起尿路梗阻有关,可继发产生膀胱结石。

2.种族　尿石症的发病率与种族有关,美国尿结石年发病率为 1.4‰,其中有色人种比白种人患尿石症的少。

3.职业　有资料显示职业与尿石症的发病相关,如高温作业的人、飞行员、海员、外科医师、办公室工作人员等发病率较高,空军中飞行员肾结石的患病率就高于地勤人员 3.5～9.4倍。

4.地理环境和气候　尿石症发病有明显的地区性差别。山区、沙漠、热带和亚热带地域尿石症发病率较高,这主要与饮食习惯、温度、湿度等环境因素有关。在我国南方,泌尿外科诊治病人以尿石症为最常见的疾病,而在北方只占10%～15%。

5.饮食和营养　饮食的成分和结构对尿结石的形成有重要影响。有资料表明,饮食中大量摄入动物蛋白、精制糖,可增加上尿路结石形成的危险性。其他如脂肪、嘌呤、草酸、钙、磷、微量元素、维生素等都会影响尿结石的形成。营养状况好,动物蛋白摄入过多时,容易形成肾结石,主要成分是草酸钙、磷酸钙;营养状况差,动物蛋白摄入过少时容易形成膀胱结石,主要成分是尿酸。在我国由于社会经济发展和生活水平提高,饮食结构发生变化,营养状况得到改善,目前上尿路结石的发病率远高于下尿路结石,尤其小儿的膀胱结石已少见。

6.水分摄入　任何破坏水的摄入量与损失量平衡的因素如出汗过多,都会使尿液中钙和盐的过饱度增加,有利于尿结石的形成。反之,大量饮水使尿液稀释,能减少尿中晶体形成。

7.疾病　有些尿结石的形成与遗传性疾病有关,如胱氨酸尿症、家族性黄嘌呤尿等。尿结石的形成常表现为家族性,并发现有与之相关的基因突变。先天性畸形如多囊肾、蹄铁形肾、肾盂输尿管连接处梗阻(UPJO)、髓质海绵肾和下尿路畸形等,也与尿石症形成密切相关。代谢紊乱如甲状旁腺功能亢进、高尿酸尿症和高草酸尿症等,以及尿路梗阻和感染等亦为尿结石形成的因素。

【病因】

1.尿液改变

(1)形成尿结石的物质排出增加:尿液中钙、草酸或尿酸排出量增加。长期卧床、甲状旁腺功能亢进者尿钙增加;痛风病人尿酸排出增多;内源性合成草酸增加或肠道吸收草酸增加引起高草酸尿症等。

(2)尿 pH 改变:在碱性尿中易形成磷酸镁铵及磷酸盐沉淀;在酸性尿中易形

成尿酸和胱氨酸结晶。

（3）尿量减少，使盐类和有机物质的浓度增高。

（4）尿中抑制晶体形成和聚集的物质减少，如枸橼酸、焦磷酸盐、酸性黏多糖、镁等。

（5）尿路感染时尿基质增加，使晶体黏附。有些细菌如大肠埃希菌能分解尿素产生氨，使尿 pH≥7.2，易形成磷酸镁铵结石。

2.泌尿系解剖结构异常　有认为肾乳头的上皮下钙化斑是结石形成的病灶，可以引起草酸盐、磷酸盐和尿酸结晶沉淀。尿路任何部位的狭窄、梗阻、憩室都可使尿液滞留，导致晶体或基质在该部位形成沉积，而尿液滞留继发尿路感染有利于结石形成。

尿结石成分及特性草酸钙结石最常见，磷酸盐、尿酸盐、碳酸盐次之，胱氨酸结石罕见。通常尿结石以多种盐类混合形成。草酸钙结石形成的原因尚不明，其质硬，不易碎，粗糙，不规则，呈桑葚样，棕褐色，平片易显影。磷酸钙、磷酸镁铵结石与尿路感染和梗阻有关，易碎，表面粗糙，不规则，常呈鹿角形，灰白色、黄色或棕色，平片可见多层现象。尿酸结石与尿酸代谢异常有关，其质硬，光滑，多呈颗粒状，黄色或红棕色，纯尿酸结石不被平片所显影。胱氨酸结石是罕见的家族性遗传性疾病所致，质坚，光滑，呈蜡样，淡黄至黄棕色，X 线平片亦不显影。

尿路结石在肾和膀胱内形成，绝大多数输尿管结石和尿道结石是结石排出过程中停留该处所致。输尿管有 3 个生理狭窄处，即肾盂输尿管连接处、输尿管跨过髂血管处及输尿管膀胱壁段。结石沿输尿管行径移动，常停留或嵌顿于 3 个生理狭窄处，并以输尿管下 1/3 处最多见。尿路结石可引起泌尿道直接损伤、梗阻、感染或恶性变。所有这些病理生理改变与结石部位、大小、数目、继发炎症和梗阻程度等有关。

【诊断】

1.临床表现　输尿管结石和肾结石的症状基本相似。结石的大小与梗阻、血尿和疼痛程度不一定成正比。在输尿管中、上段部位的结石嵌顿堵塞或结石在下移过程中，常引起典型的患侧肾绞痛和镜下血尿。疼痛可向大腿内侧、睾丸或阴唇放射。常伴有恶心、呕吐，有时血尿为肉眼可见。输尿管膀胱壁间段最为狭小，结石容易停留。由于输尿管下段的肌肉和膀胱三角区相连，并且直接附着于后尿道，故常伴发尿频、尿急和尿痛的特有症状。在不影响尿流通过的较大结石，可仅有隐痛，血尿也轻。输尿管结石常见并发症是梗阻和感染，前者可引起肾积水，出现上腹部或腰部肿块；后者则表现为尿路感染症状。在孤立肾的输尿管结石阻塞或双侧输尿管阻塞,或一侧输尿管结石阻塞使对侧发生反射性无尿等情况,都可发生急性无尿,甚至肾功能不全。

2.病史和体检 与活动有关的疼痛和血尿,有助于此病的诊断确立,尤其是典型的肾绞痛。询问病史中,要问清楚第一次发作的情况,确认疼痛发作及其放射的部位,以往有无结石史或家族史,既往病史包括泌尿生殖系统疾病或解剖异常,或结石形成的影响因素等。体检可排除其他可引起腹部疼痛的疾病,如急性阑尾炎、异位妊娠、卵巢囊肿扭转、急性胆囊炎、胆石症、肾盂肾炎等。疼痛发作时可有肾区叩击痛。

3.实验室诊断 尿常规检查常能见到肉眼或镜下血尿。伴感染时有脓尿。有时可发现晶体尿。感染性尿结石病人尿细菌培养呈阳性。当临床怀疑病人尿路结石与代谢状态有关时,应测定血、尿的钙、磷、尿酸、草酸等,必要时做钙负荷试验。此外,应做肾功能测定。结石成分分析是确诊结石性质的方法,也是制定结石预防措施和选用溶石疗法的重要依据,此外,它还有助于缩小结石代谢评估的范围。结石标本可经手术、碎石和自排取得。结石成分分析包括定性分析和定量分析,通常定性分析就可满足临床需要。

4.影像学诊断

(1)B超:超声波检查简便、经济、无创伤,可以发现2mm以上X线阳性及阴性结石,能显示结石的特殊声影,超声波检查还可以了解结石以上尿路的扩张程度,间接了解肾实质和集合系统的情况,可发现泌尿系平片不能显示的小结石和X线透光结石。对造影剂过敏、孕妇、无尿或肾功能不全者,不能做排泄性尿路造影,而B超可作为首选诊断方法,尤其是在肾绞痛时作为首选方法。此外,可用于指引经皮介入肾造口术或指引经皮肾镜诊断和治疗的路径。但是,由于受肠道内容物的影响,超声波检查诊断输尿管中下段结石的敏感性较低。

(2)X线检查:目的是确定结石的存在、特点及解剖形态,确定是否需要治疗,确定合适的治疗方法。①泌尿系平片能发现90%左右的X线阳性结石。正侧位摄片可以除外腹内其他钙化阴影如胆囊结石、肠系膜淋巴结钙化、静脉石等。侧位片显示上尿路结石位于椎体前缘之后,腹腔内钙化阴影位于椎体之前。能够大致地确定结石的位置、形态、大小和数量,并且初步地提示结石的化学性质。因此,可以作为结石检查的常规方法。在尿路平片上,不同成分的结石显影程度依次为草酸钙、磷酸钙和磷酸镁铵、胱氨酸、含尿酸盐结石。单纯性尿酸结石和黄嘌呤结石能够透过X线(X线阴性),胱氨酸结石的密度低,后者在尿路平片上的显影比较淡。②静脉尿路造影应该在尿路平片的基础上进行,其价值在于了解尿路的解剖,确定结石在尿路的位置,发现尿路平片上不能显示的 X 线阴性结石,鉴别平片上可疑的钙化灶,有无引起结石的尿路异常如先天性畸形等。若有充盈缺损,则提示有 X 线透光的尿酸结石可能。此外,还可以了解分侧肾脏的功能,确定肾积水程度。在一侧肾脏功能严重受损或者使用普通剂量造影剂而肾脏不显影的情况下,采用加大造影剂剂量(双剂量或大剂量)或者延迟摄片的方法往往可以达到肾脏显影的目的。肾绞痛发作时,由于急性尿路梗阻往往会导致尿路不显影或显影不良,因此对结石的诊断会带来困难。③逆行肾盂造影很少用于初始诊断阶段,往往在其他方法不能确定结石的部位或结石以下尿路系统病情不明时被采用。④平扫 CT 很少作为结石病人首选的诊断方法,但是,由于 CT 扫描不受结石成分、肾功能和呼吸运动的影响,而且螺旋 CT 还能够同时对所获取的图像进行二维及三维重建,因此,能够检出其他常规影像学检查中容易遗漏的小结石。CT 诊断结石的敏感性比尿路平片及静脉尿路造影高,尤其适用于急性肾绞痛患者的诊断,可以作为 X 线检查的重要补充。另外,结石的成分及脆性可以通过不同的 CT 值改变来进行初步的评估,从而对治疗方法的选择提供参考。增强 CT 能够显示肾脏积水的程度和肾实质的厚度,从而反映了肾功能的改变情况。也有助于鉴别不透光的结石、肿瘤、血凝块等,以及了解有无肾畸形。另外,疑有甲状旁腺功能亢进时,应做骨摄片。

(3)放射性核素肾显像:评价治疗前肾受损的肾功能和治疗后肾功能恢复状况;确定双侧尿路梗阻病人功能较好的肾。

(4)内镜检查:包括肾镜、输尿管镜和膀胱镜检查。通常在泌尿系平片未显示结石,排泄性尿路造影有充盈缺损而不能确诊时,借助于内镜可以明确诊断和进行治疗。

【治疗】

1.药物治疗 肾绞痛是泌尿外科的常见急症,需紧急处理,应用药物前注意与其他急腹症仔细鉴别。目前缓解肾绞痛的药物较多,各地可以根据自身条件和经验灵活地应用药物。

(1)非甾体类镇痛抗炎药物:常用药物有双氯芬酸钠(扶他林)和吲哚美辛(消炎痛)等,它们能够抑制体内前列腺素的生物合成,降低痛觉神经末梢对致痛物质的敏感性,具有中等程度的镇痛作用。双氯芬酸钠还能够减轻输尿管水肿,减少疼痛复发率,常用方法为 50mg,肌内注射。吲哚美辛也可以直接作用于输尿管,用法为 25mg,口服,或者吲哚美辛栓剂 100mg,肛塞。双氯芬酸钠会影响肾功能不良患者肾小球滤过率,但对肾功能正常者不会产生影响。

(2)阿片类镇痛药:为阿片受体激动药,作用于中枢神经系统的阿片受体,能缓解疼痛感,具有较强的镇痛和镇静作用,常用药物有氢吗啡酮($5\sim10mg$,肌内注射)、哌替啶$50\sim100mg$,肌内注射)、布桂嗪(强痛定,$50\sim100mg$,肌内注射)和曲马朵($100mg$,肌内注射)等。阿片类药物在治疗肾绞痛时不应单独使用,一般需要配合阿托品、山莨菪碱等解痉类药物一起使用。

(3)解痉药:①M型胆碱受体阻断药,常用药物有硫酸阿托品和山莨菪碱,可以松弛输尿管平滑肌,缓解痉挛。山莨菪碱通常剂量为$20mg$,肌内注射。②黄体酮治疗输尿管结石,主要作用于β受体,因其能使输尿管平滑肌松弛、扩张,因而有利于结石的排出。因黄体酮还能抑制醛固酮的分泌,并能影响肾小管上皮细胞对Na^+、Cl^-的重吸收,从而导致渗透性利尿,这样可借助尿液的冲击和推动作用,有利于结石的排出抑制平滑肌的收缩而缓解痉挛,对止痛和排石有一定的疗效,通常剂量为$20mg$,肌内注射,2次/d,$14d$为1个疗程。③钙离子阻滞药,硝苯地平$10mg$口服或舌下含化,对缓解肾绞痛有一定的作用。④α受体阻滞药(坦索罗辛),近期国内外的一些临床报道显示,α受体阻滞药在缓解输尿管平滑肌痉挛,治疗如肾绞痛中具有一定的效果。但是,其确切的疗效还有待于更多的临床观察。

(4)中药:本病属中医学"石淋"的范畴,发病主要由于肾虚和下焦湿热引起,因为湿热蕴蒸,尿液受其煎熬,日积月累,尿中杂质结聚成石。在治疗上多采用通淋排石法,传统方剂如通淋排石汤、五金汤等均有良好疗效。针灸刺激肾俞、京门、三阴交或阿是穴也有解痉止痛的效果。

治疗风险及防范:对首次发作的肾绞痛治疗应该从非甾体抗炎药开始,如果疼痛持续,可换用其他药物。吗啡和其他阿片类药物应该与阿托品等解痉药一起联合使用。当预计输尿管结石有自行排出的可能时,可给予双氯芬酸钠片剂或栓剂$50mg$,2次/d,$3\sim10d$。药物治疗同时应鼓励患者大量饮水,或予以快速大量静脉补液的总攻疗法,适当增加活动量,以利于结石排出。但补液应注意病人心脏功能。

2.外科治疗 当疼痛不能被药物缓解或结石直径$>6mm$时,应考虑采取外科治疗措施。

(1)体外冲击波碎石治疗(ESWL),将ESWL作急症处置的措施,通过碎石不但能控制肾绞痛,而且还可以迅速解除梗阻。

(2)输尿管内放置支架,还可以配合ESWL治疗。

(3)经输尿管镜碎石取石术:输尿管镜下取石或碎石方法的选择,应根据结石的部位、大小、成分(密度)、合并感染情况、可供使用的仪器设备、泌尿外科医生的技术水平和临床经验以及病人本身的条件和意愿等综合考虑,一般适于输尿管中下段结石。

(4)经皮肾造口引流术,特别适用于结石梗阻合并严重感染的肾绞痛病例。

(5)经皮肾镜碎石取石术,适用于肾盂输尿管连接部以上的肾盂、肾盏内结石,特别是鹿角样铸型结石。

(6)开放手术和腹腔镜治疗:开放性手术仅用在 ESWL 和输尿管镜碎石、取石治疗失败的情况下。此外,开放手术还可应用于输尿管镜取石或 ESWL 存在着禁忌证的情况下。后腹腔镜下的输尿管切开取石可以作为开放手术的另一种选择。

(7)溶石治疗:只有纯尿酸结石才能通过口服溶石药物溶石,而那些含有尿酸铵或尿酸钠的结石则不行。对于 X 线下显示低密度影的结石,可以利用输尿管导管或双"J"管协助定位试行 ESWL。尿酸结石在行逆行输尿管插管进行诊断及引流治疗时,如导管成功到达结石上方,可在严密观察下行碱性药物局部灌注溶石,较口服溶石药溶石速度更快。

治疗风险及防范:输尿管结石治疗过程中应注意有无合并感染,有无双侧梗阻或孤立肾梗阻造成的少尿,如果出现这些情况需要积极的外科治疗,以尽快解除梗阻,防止发生肾衰竭。治疗的选择:目前治疗输尿管结石的方法有 ESWL、输尿管肾镜碎石术、腹腔镜及开放手术、溶石治疗和药物治疗。绝大部分输尿管结石通过药物治疗即可排出,如药物治疗无效,首选 ESWL 或输尿管肾镜碎石术治疗均可取得满意的疗效。这两种方法孰优孰劣很难判定,对于泌尿外科医生而言,对于一位患者具体选择何种诊疗方法最合适,取决于他的经验、所拥有的设备及治疗环境。微创治疗失败的患者往往需要开放手术取石。腹腔镜手术是微创的,可作为开放手术的替代方法,这两种方法也可用于 ESWL 和输尿管镜治疗有禁忌时,如结石位于狭窄段输尿管的近端。对于结石复发的预防,要养成多饮水习惯,每日饮水量保持不少于 2000ml,以避免尿中形成结石晶体的盐类呈超饱和状态,控制高草酸物质的摄入如红茶、咖啡、菠菜、香菜等,对于磷酸镁碳酸钙结石,控制尿路感染,并做尿培养加药敏指导治疗。

3.妊娠合并结石的治疗 妊娠合并尿路结石较少见,发病率$<0.1\%$。其中,妊娠中、晚期合并泌尿系结石较妊娠早期者多见。妊娠合并结石的临床表现主要有腰腹部疼痛、恶心呕吐、膀胱刺激征、肉眼血尿和发热等,与非妊娠期症状相似,且多以肾绞痛就诊。

鉴于 X 线对胎儿的致畸等影响,妊娠合并结石患者禁用放射线包括 CT 检查。MRI 检查对肾衰竭患者以及胎儿是安全的,特别是结石引起的肾积水,采用磁共振泌尿系水成像(MRU)能清楚地显示扩张的集合系统,能明确显示梗阻部位。B超对结石的诊断准确率高且对胎儿无损害,可反复应用,为首选的方法。通过B超和尿常规检查结合临床表现诊断泌尿系结石并不困难。

妊娠合并结石首选非手术治疗,应根据结石的大小、梗阻的部位、是否存在着感染、有无肾实质损害以及临床症状来确定治疗方法。原则上对于结石较小、没有引起严重肾功能损害者,采用综合排石治疗,包括多饮水、适当增加活动量、输液利尿、解痉、镇痛和抗感染等措施促进排石。

对于妊娠的结石患者,保持尿流通畅是治疗的主要目的。通过局麻下经皮肾穿刺造口术、置入双"J"管或输尿管支架等方法引流尿液,可协助结石排出或为以后治疗结石争取时间。妊娠期间麻醉和手术的危险很难评估,妊娠前3个月(早期)全麻会导致畸胎的概率增加,但是,一般认为这种机会很小。提倡局麻下留置输尿管支架,建议每个月更换1次支架管以防结石形成被覆于支架管。肾积水并感染积液者,妊娠22周前在局麻及B超引导下进行经皮肾造口术为最佳选择,引流的同时尚可进行细菌培养以指导治疗。与留置输尿管支架管一样,经皮肾穿刺造口也可避免在妊娠期进行对妊娠影响较大的碎石和取石治疗。

约30%的患者因非手术治疗失败或结石梗阻而并发严重感染、急性肾衰竭而最终需要手术治疗。妊娠合并结石不宜进行 ESWL、PNL 与 URS 治疗。但亦有报道对妊娠合并结石患者进行手术,包括经皮肾穿刺造口术、置入双"J"管或输尿管支架、脓肾切除术、肾盂输尿管切开取石术、输尿管镜取石或碎石甚至经皮肾镜取石术。但是,如果术中出现并发症则极难处理,一般不提倡创伤较大的治疗方法。

第三节　膀胱结石

膀胱结石是较常见的泌尿系结石,好发于男性,男女比例约为10:1。膀胱结石的发病率有明显的地区和年龄差异。总的来说,在经济落后地区,膀胱结石以婴幼儿为常见,主要由营养不良所致。随着我国经济的发展,膀胱结石的总发病率已显著下降,多见于50岁以上的老年人。

【病因】

膀胱结石分为原发性和继发性两种。原发性膀胱结石多由营养不良所致,现在除了少数发展中国家及我国一些边远地区外,其他地区该病已少见。继发性膀胱结石主要继发于下尿路梗阻、膀胱异物等。

1.营养不良　婴幼儿原发性膀胱结石主要发生于贫困饥荒年代,营养缺乏、尤其是动物蛋白摄入不足是其主要原因。只要改善婴幼儿的营养,使新生儿有足够的母乳或牛乳喂养,婴幼儿膀胱结石是可以预防的。

2.下尿路梗阻　一般情况下,膀胱内的小结石以及在过饱和状态下形成的尿盐沉淀常可随尿流排出。但当有下尿路梗阻时,如良性前列腺增生、膀胱颈部梗阻、尿道狭窄、先天畸形、膀胱膨出、憩室、肿瘤等,均可使小结石和尿盐结晶沉积于膀胱而形成结石。

此外,造成尿流不畅的神经性膀胱功能障碍、长期卧床等,都可能诱发膀胱结石的出现。尿液潴留容易并发感染,以细菌团、炎症坏死组织及脓块为核心,可诱发晶体物质在其表面沉积而形成结石。

3.膀胱异物　医源性的膀胱异物主要有长期留置的导尿管、被遗忘取出的输尿管支架管、不被机体吸收的残留缝线、膀胱悬吊物、由子宫内穿至膀胱的 Lippes环等,非医源性异物如发夹、蜡块等。膀胱异物可作为结石的核心而使尿盐晶体物质沉积于其周围而形成结石。此外,膀胱异物也容易诱发感染,继而发生结石。

当发生血吸虫病时,其虫卵亦可成为结石的核心而诱发膀胱结石。

4.尿路感染　继发于尿液潴留及膀胱异物的感染,尤其是分泌尿素酶的细菌感染,由于能分解尿素产生氨,使尿 pH 升高,使尿磷酸钙、铵和镁盐的沉淀而形成膀胱结石。这种由产生尿素酶的微生物感染所引起、由磷酸镁铵和碳磷灰石组成的结石,又称为感染性结石。

含尿素酶的细菌大多数属于肠杆菌属,其中最常见的是奇异变形杆菌,其次是克雷白杆菌、假单胞菌属及某些葡萄球菌。少数大肠埃希菌、某些厌氧细菌及支原体也可以产生尿素酶。

5.代谢性疾病　膀胱结石由人体代谢产物组成,与代谢性疾病有着极其密切的关系,包括胱氨酸尿症、原发性高草酸尿症、特发性高尿钙、原发性甲状旁腺功能亢进症、黄嘌呤尿症、特发性低柠檬酸尿症等。

6.肠道膀胱扩大术　肠道膀胱扩大术后膀胱结石的发生率高达 36%～50%,主要原因是肠道分泌黏液所致。

7.膀胱外翻-尿道上裂　膀胱外翻-尿道上裂患者在膀胱尿道重建术前因存在解剖及功能方面的异常,易发生膀胱结石。在重建术后,手术引流管、尿路感染、尿液潴留等又增加了结石形成的危险因素。

【病理】

膀胱结石的继发性病理改变主要表现为局部损害、梗阻和感染。由于结石的机械性刺激,膀胱黏膜往往呈慢性炎症改变。继发感染时,可出现滤泡样炎性病变、出血和溃疡,膀胱底部和结石表面均可见脓苔。偶可发生严重的膀胱溃疡,甚至穿破到阴道、直肠,形成尿瘘。晚期可发生膀胱周围炎,使膀胱和周围组织粘连,甚至发生穿孔。

膀胱结石易堵塞于膀胱出口、膀胱颈及后尿道,导致排尿困难。长期持续的下尿路梗阻可使膀胱逼尿肌出现代偿性肥厚,并逐渐形成小梁、小房和憩室,使膀胱壁增厚和肌层纤维组织增生。长期下尿路梗阻还可损害膀胱输尿管的抗反流机制,导致双侧输尿管扩张和肾积水,使肾功能受损,甚至发展为尿毒症。肾盂输尿管扩张积水可继发感染而发生肾盂肾炎及输尿管炎。

当尿路移行上皮长期受到结石、炎症和尿源性致癌物质刺激时,局部上皮组织可发生增生性改变,甚至出现乳头样增生或者鳞状上皮化生,最后发展为鳞状上皮癌。

【临床表现】

膀胱结石的主要症状是排尿疼痛、排尿困难和血尿。疼痛可为耻骨上或会阴部疼痛,由结石刺激膀胱底部黏膜而引起,常伴有尿频和尿急,排尿终末时疼痛加剧。如并发感染,则尿频、尿急更加明显,并可发生血尿和脓尿。排尿过程中结石常堵塞膀胱出口,使排尿突然中断并突发剧痛,疼痛可向阴茎、阴茎头和会阴部放射。排尿中断后,患者须晃动身体或采取蹲位或卧位,移开堵塞的结石,才能继续排尿,并可缓解疼痛。

小儿发生结石堵塞,往往疼痛难忍,大声哭喊,大汗淋漓,常用手牵扯阴茎或手抓会阴部,并变换各种体位以减轻痛苦。结石嵌顿于膀胱颈口或后尿道,则出现明显排尿困难,尿流呈滴沥状,严重时发生急性尿潴留。

膀胱壁由于结石的机械性刺激,可出现血尿,并往往表现为终末血尿。尿流中断后再继续排尿亦常伴有血尿。

老年男性膀胱结石多继发于前列腺增生症,可同时伴有前列腺增生症的症状;神经性膀胱功能障碍、尿道狭窄等引起的膀胱结石亦伴有相应的症状。

少数患者,尤其是结石较大、且有下尿路梗阻及残余尿者,可无明显的症状,仅在做 B 超或 X 线检查时发现结石。

【诊断】

根据膀胱结石的典型症状,如排尿终末疼痛、排尿突然中断,或小儿排尿时啼哭牵拉阴茎等,可做出膀胱结石的初步诊断。但这些症状绝非膀胱结石所独有,常需辅以 B 超或 X 线检查才能确诊,必要时做膀胱镜检查。

体检对膀胱结石的诊断帮助不大，多数病例无明显的阳性体征。结石较大者，经双合诊可扪及结石。婴幼儿直肠指检有时亦可摸到结石。经尿道将金属探条插入膀胱，可探出金属碰击结石的感觉和声音。目前此法已被 B 超及 X 线检查取代而很少采用。

实验室检查可发现尿中有红细胞或脓细胞，伴有肾功能损害时可见血肌酐、尿素氮升高。

超声检查简单实用，结石呈强光团并有明显的声影。当患者转动身体时，可见到结石在膀胱内移动。膀胱憩室结石则变动不大。

腹部平片亦是诊断膀胱结石的重要手段，结合 B 超检查可了解结石大小、位置、形态和数目，还可了解双肾、输尿管有无结石。应注意区分平片上的盆部静脉石、输尿管下段结石、淋巴结钙化影、肿瘤钙化影及粪石。必要时行静脉肾盂造影检查以了解上尿路情况，作膀胱尿道造影以了解膀胱及尿道情况。纯尿酸和胱氨酸结石为透 X 线的阴性结石，用淡的造影剂进行膀胱造影有助于诊断。

尿道膀胱镜检查是诊断膀胱结石最可靠的方法，尤其对于透 X 线的结石。结石在膀胱镜可一目了然，不仅可查清结石的大小、数目及其具体特征，还可明确有无其他病变，如前列腺增生、尿道狭窄、膀胱憩室、炎症改变、异物、癌变、先天性后尿道瓣膜及神经性膀胱功能障碍等。膀胱镜检查后，还可同时进行膀胱结石的碎石治疗。

【治疗】

膀胱结石的治疗应遵循两个原则，一是取出结石，二是去除结石形成的病因。膀胱结石如果来源于肾、输尿管结石，则同时处理；来源于下尿路梗阻或异物等病因时，在清除结石的同时必须去除这些病因。有的病因则需另行处理或取石后继续处理，如感染、代谢紊乱和营养失调等。

一般来说，直径小于 0.6cm，表面光滑，无下尿路梗阻的膀胱结石可自行排出体外。绝大多数的膀胱结石均需行外科治疗，方法包括体外冲击波碎石术、内腔镜手术和开放性手术。

（一）体外冲击波碎石术

小儿膀胱结石多为原发性结石，可首选体外冲击波碎石术；成人原发性膀胱结石≤3cm 者亦可以采用体外冲击波碎石术。膀胱结石进行体外冲击波碎石时多采用俯卧位或蛙式坐位，对阴囊部位应做好防护措施。由于膀胱空间大，结石易移动，碎石时应注意定位。较大的结石碎石前膀胱需放置 Foley 尿管，如需作第 2 次碎石，两次治疗间断时间应大于 1 周。

(二)腔内治疗

几乎所有类型的膀胱结石都可以采用经尿道手术治疗。在内镜直视下经尿道碎石是目前治疗膀胱结石的主要方法,可以同时处理下尿路梗阻病变,如前列腺增生、尿道狭窄、先天性后尿道瓣膜等,亦可以同时取出膀胱异物。

相对禁忌证:①严重尿道狭窄经扩张仍不能置镜者;②合并膀胱挛缩者,容易造成膀胱损伤和破裂;③伴严重出血倾向者;④泌尿系急性感染期;⑤严重全身性感染;⑥全身情况差不能耐受手术者;⑦膀胱结石合并多发性憩室应视为机械碎石的禁忌证。

一般采用蛛网膜下腔麻醉、骶管阻滞麻醉或硬膜外麻醉均可,对于较小、单发的结石亦可选择尿道黏膜表面麻醉。小儿患者可采用全身静脉麻醉。手术体位取截石位。

目前常用的经尿道碎石方式包括机械碎石、液电碎石、气压弹道碎石、超声碎石、激光碎石等。

1.经尿道机械碎石术　　经尿道机械碎石是用器械经尿道用机械力将结石击碎。常用器械有大力碎石钳及冲压式碎石钳,适用于2cm左右的膀胱结石。如同时伴有前列腺增生,尤其是中叶增生者,最好先行前列腺切除,再行膀胱碎石,两种手术可同时或分期进行。

机械碎石有盲目碎石和直视碎石两种,盲目碎石现已很少使用,基本上被直视碎石所取代。直视碎石是先插入带内镜的碎石钳,充盈膀胱后,在镜下观察结石的情况并在直视下将碎石钳碎。操作简便,效果满意且安全。

由于膀胱结石常伴有膀胱黏膜的充血水肿,若碎石过程中不慎夹伤黏膜或结石刺破黏膜血管,有可能导致膀胱出血。因此,碎石前必须充盈膀胱,使黏膜皱褶消失,尽量避免夹到黏膜;碎石钳夹住结石后,应稍上抬离开膀胱壁,再用力钳碎结石。术后如无出血,一般无需留置导尿管。如伴有出血或同时做经尿道前列腺切除手术,则需留置导尿管引流,必要时冲洗膀胱。

膀胱穿通伤是较严重的并发症,由碎石钳直接戳穿或钳破膀胱壁所致。此时灌注液外渗,患者下腹部出现包块,有压痛,伴有血尿。如穿通至腹膜外,只需停留导尿管引流膀胱进行保守治疗和观察即可;如出现明显腹胀及大量腹水,说明穿通至腹腔内,需行开放手术修补膀胱。

2.经尿道液电碎石术　　液电碎石的原理是通过置入水中的电极瞬间放电,产生电火花,生成热能制造出空化气泡,并进一步诱发形成球形的冲击波来碎石。

液电的碎石效果不如激光和气压弹道,而且其热量的非定向传播往往容易导致周围组织损伤,轰击结石时如果探头与膀胱直接接触可造成膀胱的严重损伤甚至穿孔,目前已很少使用。

3.经尿道超声碎石术 超声碎石是利用超声转换器,将电能转变为声波,声波沿着金属探条传至碎石探头,碎石探头产生高频震动使与其接触的结石碎裂。超声碎石常用内含管腔的碎石探头,其末端接负压泵,能反复抽吸进入膀胱的灌注液,一方面吸出碎石,另一方面使视野清晰并可使超声转换器降温,碎石、抽吸和冷却同时进行。

在膀胱镜直视下,将碎石探头紧触结石,并将结石压向膀胱壁而可进行碎石。注意碎石探头与结石间不能有间隙。探头不可直接接触膀胱壁,以减少其淤血和水肿。负压管道进出端不能接错,否则会使膀胱变成正压,导致膀胱破裂。

超声碎石的特点是简单、安全性高,碎石时术者能利用碎石探头将结石稳住,同时可以边碎边吸出碎石块。但由于超声波碎石的能量小,碎石效率低,操作时间较长。

4.经尿道气压弹道碎石术 气压弹道碎石于1990年首先在瑞士研制成功,至今已发展到第三代、同时兼备超声碎石和气压弹道碎石的超声气压弹道碎石清石一体机。

气压弹道碎石的原理是通过压缩的空气驱动金属碎石杆,以一定的频率不断撞击结石而使之破碎。气压弹道能有效击碎各种结石,整个过程不产生热能及有害波,是一种安全、高效的碎石方法。其缺点是碎石杆容易推动结石,结石碎片较大,常需取石钳配合使用。膀胱结石用气压弹道碎石时结石在膀胱内易移动,较大的结石需要时间相对比较长,碎石后需要用冲洗器冲洗或用取石钳将结石碎片取出膀胱。

使用超声气压弹道碎石清石一体机可同时进行超声碎石和气压弹道碎石,大大加快碎石和清石的速度,有效缩短手术时间。

5.经尿道激光碎石术 激光碎石是目前治疗膀胱结石的首选方法,目前常用的激光有钕-钇铝石榴石(Nd:YAG)激光、Nd:YAG双频激光(FREDDY波长532nm和1064nm)和钬-钇铝石榴石(Ho:YAG)激光,使用最多的是钬激光。

钬激光是一种脉冲式近红外线激光,波长为2140nm,组织穿透深度不超过0.5mm,对周围组织热损伤极小。有直射及侧射光纤,365μm的光纤主要用于半硬式内镜,220μm的光纤用于软镜。钬激光能够粉碎各种成分的结石,碎石速度较快,碎石充分,出血极少,其治疗膀胱结石的安全性、有效性和易用性已得到确认,成功率可达100%。同时,钬激光还能治疗引起结石的其他疾病,如前列腺增生、尿道狭窄等。

膀胱镜下激光碎石术只要视野清晰，常不易伤及膀胱黏膜组织，术后无需作任何特殊治疗，嘱患者多饮水冲洗膀胱即可。

(三)开放手术治疗

耻骨上膀胱切开取石术不需特殊设备，简单易行，安全可靠，但随着腔内技术的发展，目前采用开放手术取石已逐渐减少，开放手术取石不应作为膀胱结石的常规治疗方法，仅适用于需要同时处理膀胱内其他病变时使用。

开放手术治疗的相对适应证：①较复杂的儿童膀胱结石；②大于4cm的大结石；③严重的前列腺增生、尿道狭窄或膀胱颈挛缩者；④膀胱憩室内结石；⑤膀胱内围绕异物形成的大结石；⑥同时合并需开放手术的膀胱肿瘤；⑦经腔内碎石不能击碎的膀胱结石；⑧肾功能严重受损伴输尿管反流者；⑨全身情况差不能耐受长时间手术操作者。

开放手术治疗的相对禁忌证：①合并严重内科疾病者，先行导尿或耻骨上膀胱穿刺造瘘，待内科疾病好转后再行腔内或开放取石手术；②膀胱内感染严重者，先行控制感染，再行手术取石；③全身情况极差，体内重要器官有严重病变，不能耐受手术者。

第四节　尿道结石

尿道结石占泌尿系结石的0.3%，绝大部分尿道结石为男性患者，女性只有在有尿道憩室、尿道异物和尿道阴道瘘等特殊情况下才出现。尿道结石分原发性和继发性两种，传统认为尿道结石常继发于膀胱结石，多见于儿童与老年人。一般认为，尿道结石在发展中国家以六水合磷酸镁铵和尿酸结石多见，发达国家草酸钙和胱氨酸结石多见。

男性尿道结石中，结石多见于前列腺部尿道，球部尿道，会阴尿道的阴茎阴囊交界处后方和舟状窝。有报道，后尿道占88%，阴囊阴茎部尿道占8%，舟状窝占4%。

【临床表现】

1.疼痛　原发性尿道结石常是逐渐长大，或位于尿道憩室内，早期可无疼痛症状　继发性结石多系上尿路排石排入尿道时，突然嵌入尿道内，常常突然感到局部剧烈疼痛及排尿痛，常放射至阴茎头部。阴茎部结石在疼痛部位可触及结石，位于后尿道内的结石，则会出现会阴部和阴囊部疼痛，可呈刀割样剧烈疼痛。

2.排尿困难　尿道结石阻塞尿道发生不同程度的排尿困难。表现为排尿费力,可呈滴沥状,尿线变细或分叉,射出无力,有时骤然出现尿流中断,并有强烈尿意,阻塞严重时出现残余尿和尿潴留,出现充盈性尿失禁。有时可出现急迫性尿失禁。

3.血尿及尿道分泌物　急症病例常有终末血尿或初始血尿,或排尿终末有少许鲜血滴出,伴有剧烈疼痛。慢性病例或伴有尿道憩室者,尿道口可有分泌物溢出,结石对尿道的刺激及尿道壁炎症溃疡,亦可出现脓尿。

4.尿道硬结与压痛　前尿道结石可在结石部位扪及硬结,并有压痛,后尿道结石应通过直肠指诊扪及后尿道部位的硬结。

5.其他症状　结石长期对局部的刺激,可引起尿道炎症、狭窄、尿道周围脓肿及尿道皮肤瘘、尿道直肠瘘,甚至引起一系列上尿路损害。后尿道结石可产生性交痛及性功能障碍。

【诊断】

1.病史及体检　除上述症状外,患者既往多有肾绞痛病史及尿道排出结石史。男性患者如发生排尿困难,排尿疼痛者,应考虑此病。男性前尿道结石在阴茎或会阴部可以摸到结石,后尿道结石可经直肠摸到。女性患者经阴道可摸到尿道憩室内结石。

2.金属尿道探杆检查　在结石部位能探知尿道梗阻和结石的粗糙摩擦感。

3.尿道镜检查　能直接观察到结石,肯定尿道结石的诊断,并可发现尿道并发症。

4.X线检查　是尿道结石的主要诊断依据。因为绝大部分尿道结石是X线阳性结石,平片检查即可显示结石阴影和结石的部位、大小、形状。应行全尿路平片检查以明确有无上尿路结石,必要时行尿道造影或泌尿系造影,以明确尿路有无其他病变。

【治疗】

治疗应根据尿道结石的大小、形态、部位,尿道局部病变,以及有无并发症等情况而决定。有自行排石、尿道内注入麻醉润滑剂协助排石、尿道内原位或推入膀胱内行腔内碎石和开放手术切开取石等多种方法。新近进入尿道内的较小的继发性尿道结石,如尿道无明显病变,结石有自行排出的可能,或者经尿道注入利多卡因凝胶或者其他润滑剂将结石挤出。位置较深者,可插入细橡胶导尿管于结石停留之处,低压注入润滑剂数毫升,排尿时可能将结石冲出。前尿道的结石,可经止血钳夹出,但切忌盲目钳夹牵拉,或粗暴地企图用手法挤出,否则,会造成尿道黏膜的广泛损伤,继发炎症、狭窄。

后尿道的结石可先推至膀胱再行碎石治疗,如结石过大或固定于后尿道内,不能推入膀胱,可通过耻骨上切开膀胱,以示指探入后尿道内轻轻松动结石并扩张膀胱颈部,再将其取出。尿道憩室结石,处理结石的同时憩室应一并切除。随着腔内泌尿外科的发展,目前已可采用尿道镜或输尿镜气压弹道碎石或液电、钬激光碎石等腔内手术的方法处理前、后尿道结石。国内报道较多的有输尿管镜直视下钬激光碎石术,具有损伤小、成功率高、并发症少的优点,国内连惠波等报道用海绵体麻醉加尿道黏膜表面麻醉下行输尿管镜下尿道结石气压弹道碎石术,对于处理急诊尿道结石成功率高,安全方便。开放性手术仅适用于合并有尿道憩室、尿道狭窄、脓肿、尿道瘘等尿道生殖道解剖异常的病例及医疗技术条件较差,无法实施腔内技术的地区。

第四章　泌尿系损伤

第一节　肾损伤

一、肾脏损伤的分类与发生机制

【病因与分类】

（一）闭合性损伤

造成肾脏闭合性损伤的外力因素可以是直接外力,也可以是间接外力。直接外力引起的闭合性损伤往往是钝性外力直接撞击腹部、腰部或背部造成的肾实质损伤。由交通事故、体育活动撞击或暴力冲突等产生的外力挤压肾脏,并导致肾脏与脊柱、肋骨相撞引起肾实质损伤或裂伤。

间接外力引起的闭合性损伤主要是指身体剧烈运动或体位变化导致的肾实质损伤。机动车突然减速、高处坠落等可以诱发瞬间的肾脏过度活动,进而导致肾实质裂伤、肾血管内膜撕脱或肾盂输尿管连接部断裂等。由于轻微外力引起肾损伤的患者往往提示其肾脏可能存在某种先天性或病理性改变如肾盂输尿管连接部狭窄导致的肾积水、肾肿瘤等。

（二）开放性损伤

开放性肾脏损伤主要以刀刺伤、枪击伤多见。刀刺伤引起的肾损伤往往为肾脏贯通伤,严重时可以同时穿透肾实质、集合系统及肾血管。此外,肾损伤的程度与刀具或匕首的长短、粗细、刺入部位和深度密切相关。枪击伤引起的肾脏贯通伤通常伴有延迟性出血、尿外渗、感染及脓肿形成等表现。这是由于子弹穿过肾脏可产生放射性或爆炸性能量,其气流冲击作用使软组织呈洞状损坏,其组织破坏程度与发射子弹的速度相关,并易出现延迟性组织坏死。

（三）医源性损伤

医源性损伤是指在疾病诊断或治疗过程中发生的肾损伤。如体外冲击波碎石、肾盂输尿管镜、经皮肾镜以及腹腔镜检查或治疗时造成的损伤。常见的医源性肾损伤是肾血管损伤引起的大量出血、肾实质损伤引起的肾周血肿、肾裂伤以及肾脏集合系统损伤引起的尿外渗等。

（四）自发性肾破裂

自发性肾破裂是指在无明显外伤情况下突然发生的肾实质、集合系统或肾血管的损伤，临床较罕见。自发性肾破裂的发生往往由肾脏本身病变所致，如巨大肾错构瘤或肾癌、肾动脉瘤、肾积水以及肾囊肿等疾患引起。

【发病机制】

肾损伤的发生机制和肾损伤的分类密切相关。

对于闭合性肾损伤的患者来讲，直接外力和间接外力引起损伤的机制也有所不同。直接外力引起的闭合性肾损伤是由于肾脏局部承受的压力突然增加导致肾脏移位并撞击邻近骨骼，或肾被膜破裂而产生。间接外力引起的闭合性肾损伤主要是由于肾脏随呼吸正常活动的范围突然加大导致肾脏过度活动而产生。

显而易见，开放性肾损伤的发生就是肾脏直接受到外界创伤的结果。一般认为贯通性肾损伤约80%同时合并多处脏器的损伤。肾损伤的发生机制也与是否发生泌尿系以外的脏器损伤相关，腹部贯通伤涉及肾脏的占6%～17%。文献报道贯通性肾损伤合并胸腔或腹腔脏器损伤的比例高达85%～95%。而贯通性肾损伤的发生与体表受伤的部位相关。当刀刺进入部位在腋前线或腋后线时，肾损伤同时合并其他脏器损伤的仅占12%。

肾蒂血管损伤的发生主要见于开放性肾损伤的患者，但是也有20%左右闭合性肾损伤的患者可以表现为肾血管损伤。国内外的文献报道显示在肾蒂血管损伤的患者中，肾动脉、肾静脉均损伤者占47%，肾静脉损伤者占34%，而肾动脉损伤者仅占19%。

二、肾脏损伤的诊断与分级

【诊断】

在肾损伤的诊断中最主要的一项内容就是创伤或外伤史的了解，同时配合全面的体格检查和各种辅助检查对患者进行全面的评估，获得明确的诊断。

1.创伤史　　创伤史的了解应该首先考虑患者的受伤程度和病情的危急状况，

尽可能在较短的时间内了解外伤或创伤现场的情况,有无体表创伤的发生,体表创伤的部位,深度和利器的种类。无论损伤是来自钝器直接暴力或刀刺贯通伤,根据体表解剖特点,如果受伤部位是从后背、侧腰部、上腹部或下胸部,均可能导致肾损伤。贯通伤的利器或子弹类型等也是询问并记录的重要内容,这不仅可评估损伤程度,也有助于考虑对失去血供组织清创术的范围。如因机动车交通事故所致,需了解机动车车速、伤者是司机、乘客或是行人。高处坠落伤应了解坠落高度及坠落现场地面情况。无论是机动车或高处坠落突然减速致伤,虽然未出现血尿也不能忽略有肾损伤的可能,必须进一步检查以明确有无肾损伤和是否需要外科治疗。

2.临床表现 患者受到各种创伤后的临床表现非常复杂,同时临床表现会随时发生变化,因此在了解创伤史的同时应该掌握其临床表现的特征,做到不延误治疗时机的目的。

(1)休克:患者受到各种创伤后发生的休克分为创伤性休克和失血性休克。创伤性休克是由于创伤后腹腔神经丛受到创伤引起的强烈刺激,导致血管张力下降和心排出量下降出现暂时性血压下降所致,一般情况下经输液治疗后可以获得恢复。而失血性休克是因为肾损伤伴随的大量出血和血容量的减少导致血压下降,需要及时输血补充患者的血容量,并同时采用各种方法止血,迅速达到救治目的。

(2)血尿:尽管血尿被认为是肾损伤最常见,也是最重要的临床表现,但是我们不能忽略的是有5%～10%肾损伤的患者可以暂时没有血尿的表现。出现肉眼血尿通常预示患者有较严重的肾损伤,但是血尿的严重程度并不完全和损伤机制及肾损伤的程度相关。某些重度肾损伤如肾血管断裂、肾盂输尿管连接部破裂、输尿管断裂或血块阻塞输尿管,可能表现为镜下血尿,甚至无血尿。而在受到创伤前明确有肾脏疾病的患者如肾肿瘤、肾血管畸形、肾囊肿等,有时较轻的创伤也会出现不同程度的血尿。

(3)疼痛:疼痛往往是患者受到外伤之后的第一个症状。一般情况下,疼痛部位和程度与受创伤的部位和程度是一致的。疼痛症状可以由肾被膜下出血导致的张力增加引起,表现为腹部或伤侧腰部的剧烈胀痛等疼痛症状。输尿管血块梗阻引起的疼痛常表现为钝痛。血块在输尿管内移动可导致痉挛,出现肾绞痛症状。肾损伤后出现的肾周血肿和尿外渗通常伴随明显的进行性的局部胀痛,在部分患者可以触及腰部或侧腹部肿块。

如果肾损伤引起的出血仅局限于腹膜后,疼痛症状以腰肌紧张、僵直以及较剧烈的疼痛为主。如果腹膜后血肿或尿液刺激腹膜或后腹膜破裂,血肿进入腹膜腔就会出现明显的腹痛和腹膜刺激征。同时合并腹腔脏器损伤的患者也会表现为明显的腹膜刺激征,但是应该注意的是出现腹膜刺激征并非一定有腹腔脏器损伤。在我国一项 250 例肾损伤中有腰痛症状者占 96%,有腹膜刺激者占 30%,而合并有腹腔脏器损伤者仅占 8.8%。

(4)多脏器损伤:肾损伤合并其他脏器损伤的发生率和创伤部位与创伤程度有关。与肾损伤同时出现的合并伤主要涉及与肾相邻的脏器如肝、脾、胰腺、胸腔、腔静脉、主动脉、胃肠道、骨骼及神经系统等。有合并伤的肾损伤患者其临床表现更为复杂。合并腹腔内脏器损伤者主要表现为急腹症及腹胀等症状。合并胸腔脏器损伤者多表现为呼吸循环系统症状。合并大血管损伤的患者可以表现为失血性休克,合并不同部位骨折及神经系统损伤的患者也会出现相应的临床表现。国内近期多篇报道肾损伤合并其他脏器损伤占 14%~41%,而国外报道明显高于国内,闭合性损伤合并其他脏器损伤者 44%~100%。贯通性肾损伤合并腹腔胸腔脏器损伤者 80%~95%,其中枪伤全部合并其他脏器损伤。

3.体格检查　对所有创伤患者首先应该积极监测各项生命体征的变化。定时监测患者的血压、脉搏、呼吸及意识等。如果患者的收缩压<90mmHg 应该考虑有发生休克的可能。在进行全面体格检查时,注意观察创伤的部位和创伤程度。如果受伤部位在下胸部、上腹部、腰部并伴随有血尿等症状时,应考虑有肾损伤的可能。腰部或腹部触及肿块表明有严重肾损伤和腹膜后出血的可能。对于体表或体内有利器残留的患者,应该观察利器扎入体内的深度,是否伴随有出血或尿液样体液的流出,以及利器是否随呼吸移动等特征。

因肾损伤同时合并腹部脏器损伤发生率高达 80%,临床检查时要除外是否合并腹部脏器损伤。对于已经明确有腹部脏器损伤的患者,应该注意有无同时发生肾损伤的可能。

4.尿液检查与分析　对于疑有肾损伤的患者应尽早获取尿液标本进行检测,判断有无血尿的发生。血尿的判断分为肉眼血尿和镜下血尿两种,出现肉眼血尿的患者同时还应该通过血尿的状况,如有无血块等初步判断出血量的多少以及是否需要留置尿管进行膀胱冲洗等。尿液标本收取过程中应该特别注意收集伤后第一次尿液进行检测,因为有些伤者在受伤后第一次排尿为血尿,而之后的几次排尿由于输尿管血块堵塞的原因出现暂时性血尿消失的现象。

5.影像学检查　影像学检查包括腹部平片、静脉尿路造影、计算机断层扫描(CT)、肾动脉造影、超声检查、磁共振成像(MRI)及逆行造影等各种类型检查手段。

(1)B超:由于 B 超检查的普及以及快捷方便的特点,对于怀疑有肾损伤,尤其是闭合性损伤的患者应该尽早进行 B 超检查。必要时可以反复进行 B 超检查进行动态对比,目的就是对肾损伤获得早期诊断。由于方便可靠的特点,在肾损伤的影像学检查中 B 超检查被认为是首选检查手段。

B 超检查可以判断肾脏体积或大小的变化,有无严重肾实质损伤的存在,肾血管的血流是否正常等,同时也能够对肾脏有无积水,肿瘤占位等病变作出判断。对造影剂过敏、不能接受 X 线检查的患者(如妊娠妇女)及有群体伤员时可以作为一种筛查性手段。

(2)腹部平片与静脉尿路造影:腹部平片应包括双肾区、双侧输尿管及膀胱区。在获得腹部平片后应该首先观察骨骼系统有无异常、伤侧膈肌是否增高等泌尿系之外的变化,及时判断有无多脏器损伤的可能。对于开放性肾损伤的患者,通过腹部平片还可以了解体内有无金属利器,断裂刀具以及子弹或碎弹片的残留。

静脉尿路造影通常采用大剂量造影剂快速静脉推入后连续观察的手段。当静脉尿路造影显示患肾不显影表明功能严重受损,可能为肾损伤严重或肾动脉栓塞,而肾动脉栓塞的可能性约占 50%。

(3)CT:CT 对肾周血肿及尿外渗范围的判断能力均优于静脉尿路造影。采用增强扫描可观察肾实质缺损部位、程度,辨别有无肾动脉或分支的损伤和栓塞。采用螺旋 CT 可更清晰地显示复杂肾损伤的生理解剖学图像。CT 应包括全腹及盆腔,必要时口服对比剂或灌肠以排除胃肠道的破裂,达到了解腹膜内脏器有无合并伤的目的,为重度肾损伤患者是否能采用非手术治疗提供更多信息,避免过多开放手术导致肾切除的风险,尤其是孤立肾及双肾损伤患者。

CT 平扫对创伤部位、深度、肾血管损伤,有无尿外渗及肾功能的判断效果差,常需增强扫描补充。临床经验认为无论是闭合性还是贯通性损伤常常以 CT 作为首选,减少过多地搬动患者,并能为医生对病情判断提供更快更有价值的信息。

【分级】

肾损伤的分级在肾损伤的诊断与治疗中意义重大,对肾损伤严重程度的正确评估是制订合理的进一步检查和处理措施的基础。而根据肾损伤的分级判断患者能否进行进一步检查,选择何种治疗手段,最大限度地达到救治患者及保护患肾的目的。

最初肾损伤按其损伤机制进行分类,即分为闭合性损伤及贯通性损伤,其中包括医源性损伤及自发性肾破裂等。肾创伤有多种分类,而其中被广泛接受和使用的分类(表 4-1)是美国创伤外科协会提出的。

表 4-1 美国创伤外科协会肾创伤分级

级别	分型	临床表现
Ⅰ	挫伤	肉眼或镜下血尿,其他泌尿系检查正常
	血肿	无肾实质裂伤的包膜下血肿
Ⅱ	血肿	腹膜后肾周血肿
	撕裂伤	<1cm 的肾皮质裂伤,无尿外渗
Ⅲ	撕裂伤	>1cm 的肾皮质裂伤,无尿外渗及集合系统裂伤
Ⅳ	撕裂伤	肾皮质,髓质及集合系统全层裂伤
	血管	肾动脉或静脉主干损伤,伴出血
Ⅴ	撕裂伤	肾碎裂
	血管	肾蒂撕脱伤,肾无血供

为了临床诊治的方便,有学者提出肾损伤只分轻度和重度。轻度损伤为肾挫伤、被膜下少量血肿、肾浅表裂伤。重度损伤为肾深层实质裂伤、裂伤深达髓质及集合系统、肾血管肾蒂损伤、肾破碎、肾周大量血肿。并认为轻度损伤占 70%,破碎肾和肾蒂损伤占 10%～15%。也有学者将肾损伤分为轻度、中度、重度。轻度为肾挫伤和小裂伤占 70%,中度为较大裂伤,约占 20%,重度为破碎伤及肾蒂损伤,约占 10%。

然而,这些分级及分类方法只是根据肾脏本身的损伤程度限定的,并不完全反映伤者的整体状况。创伤患者的特点和整体状况密切相关,如肾损伤常常同时合并多脏器的损伤。然而,目前关注更多的问题是对肾损伤的评估应该建立在对患者全身状况正确评估的基础上,尤其是合并多脏器损伤的患者,在进一步的临床检查和治疗过程中常常需要多个科室医师的密切配合。因此,不论何种肾损伤的分级方法都不能替代对患者全身状况的评估。

三、肾脏损伤的治疗

在肾损伤的临床治疗中,如何选择手术时机和手术方法一直都是泌尿外科医师关注的问题。在决定治疗方式之前,更重要的一点就是需要判断患者是否具有手术适应证。而手术适应证的判断主要是根据患者的创伤史、损伤的种类与程度、送入急诊室后的临床表现及全面检查的结果决定。

（一）急诊救治

实际上，对送入急诊室的创伤患者来讲，临床治疗和检查是同步进行的。通过对血压、脉搏、呼吸及体温等生命体征的监测，需要立即决定患者是否需要输血、输液或复苏处理。在询问创伤史的同时，完成各项常规检查。根据创伤的分类即闭合性或开放性损伤，初步判断患者是单纯肾损伤还是多脏器损伤。对于仅怀疑为单纯肾损伤的患者，应该根据患者有无血尿以及血尿常规检查和 B 超等辅助检查的结果决定患者进一步的治疗计划。如果是多脏器损伤需要与相关科室的医师取得联系，共同决定下一步临床检查的内容和救治方案。

（二）保守治疗

肾脏闭合性损伤的患者 90％以上可以通过保守治疗获得治疗效果。近年来随着影像技术的进展与普及，尤其是 CT 检查，对闭合性肾损伤患者肾脏损伤的程度能够获得明确的判断，手术探查发生率明显下降。手术探查往往会出现难以控制的出血而导致患肾切除，因此，需要严格把握手术探查的适应证。一般认为接受保守治疗的患者应该具备以下条件：①各项生命体征平稳；②闭合性损伤；③影像学检查结果显示肾损伤分期为Ⅰ、Ⅱ期的轻度损伤；④无多脏器损伤的发生。

在保守治疗期间应密切观察各项生命体征是否平稳，采取输液，必要时输血补充血容量和维持水电解质平衡等支持疗法，并给以抗生素预防感染。注意血尿的轻重腹部肿块扩展及血红蛋白、血细胞比容的改变。患者尿量减少，要注意患者有无休克或伤后休克期过长发生急性肾衰可能。患者有先天性畸形或伤前有病理性肾病如先天性孤立肾，对侧肾有病理性肾功能丧失而发生肾血管栓塞，尿路血块梗阻等均可导致尿量减少或无尿。必要时进行影像学检查或复查，随时对肾损伤是否出现进展或并发症进行临床判断和救治。在观察期间病情有恶化趋势时应及时处理或手术探查。

接受保守治疗的患者需要绝对卧床 2 周以上，直到尿液变清，并限制活动至镜下血尿消失。因伤后损伤组织脆弱，或局部血肿，尿外渗易发生感染，因此往往在伤后 1～3 周内因活动不当常可导致继发出血。

（三）介入治疗

随着血管外科介入治疗的发展，越来越多的肾损伤患者可以通过介入治疗获得明确的效果。当肾损伤合并出血但血流动力学平稳，由于其他损伤不适宜开腹探查或延迟性再出血，术后肾动静脉瘘及肾动脉分支损伤，均可采用选择性动脉插管技术，在动脉造影的同时栓塞出血的肾动脉。由于介入治疗失败后还存在外科治疗的可能，因此对暂时不具备外科治疗适应证，同时存在出血风险的患者可以考虑进行血管造影及介入治疗。目前介入治疗可以达到超选择性血管栓塞的效果，对止血以及保护肾功能都具有临床意义。介入治疗尤其适用于对侧肾缺如，或对侧肾功能不全的肾损伤患者。肾损伤患者介入治疗后需要卧床休养和观察，在此期间一旦病情发生变化需要外科治疗时应该积极准备下一步外科治疗的实施。

（四）外科治疗

对于肾损伤患者，在决定外科治疗时应该考虑的几个问题是该患者是否需要手术治疗，手术治疗的目的是外科探查还是目标明确的肾修补术。在外科治疗之前一定要明确对侧肾脏的状况，同时要告知患者及其家属伤侧肾脏有切除的可能。因为不论是手术探查还是肾修补术，手术前都很难判断伤侧肾脏的具体情况，必要时术者需要术中和向患者家属交代病情，决定手术方式。

1.外科探查　外科探查主要见于下列几种状况。

（1）难以控制的出血：由于肾外伤导致大量的持续性显性出血或全身支持疗法不能矫正休克状态的患者，应立即手术止血挽救生命。可以在手术中进行静脉尿路造影了解双肾功能。

（2）腹部多脏器损伤：腹部脏器损伤是手术适应证。肾损伤往往伴有腹部多脏器损伤。腹部多脏器损伤采用 CT、超声波等综合诊断后可以进行手术，同时探查肾脏损伤状况。

（3）大量尿外渗：尿外渗是由于肾损伤导致肾脏集合系统包括肾盂、输尿管连接部损伤断裂所致。少量的尿外渗大部分可以自然愈合，大量的尿外渗可形成尿性囊肿，若继发感染后导致脓肿及肾出血。肾损伤后出现大量尿外渗的患者，应该积极进行手术探查尽早修补集合系统的损伤。

2.外科探查原则

（1）外科探查前或打开腹膜后血肿前未作影像学检查者应手术中行大剂量静脉尿路造影，了解肾损伤严重程度及对侧肾功能。对侧肾脏有病理性改变及先天缺如者应尽力保留伤肾。对侧肾功能正常者原则上也须尽力保留，不能轻易切除伤肾。

（2）在打开后腹膜清除肾周血肿暴露肾脏前必须控制肾脏的血液循环，以避免出现难以控制的出血而导致生命危险及患肾切除。

（3）探查时肾血管控制温缺血时间不应超过 60 分钟，如超时需用无菌冰降温并给予肌苷以保护肾功能的恢复。

（4）暴露整个肾脏并仔细检查肾实质、肾盂、输尿管及肾血管，并评估损伤程度，注意有无失去活力组织及尿外渗。

(5)需彻底清创,尤其是因枪伤所致的肾损伤。清除因子弹爆炸效应出现的组织缺血坏死,可减少术后感染、出血及高血压等并发症。

(6)腹膜后留置导管引流。因肾损伤常累及集合系统,术后尿外渗及渗血可经引流管导出,避免术后尿性囊肿及感染等并发症。

3.外科探查手术入路

(1)急性肾创伤的手术探查最好采取经腹途径,以便探查腹腔脏器和肠管。通常取剑突下至耻骨的腹正中切口,此入路能在打开肾周筋膜清理血肿前较易游离并控制双肾的动脉及静脉。

(2)迅速进入腹腔,在出血不严重时探查腹腔脏器并可修补。在探查肾脏之前,如有必要,应先对大血管、肝脏、脾脏、胰腺和肠管创伤进行探查及处理。当出血证实主要来自肾脏应尽快暴露肾血管及肾脏控制出血。

(3)由于腹膜后有大量血肿使正常解剖关系破坏变形,需仔细辨别标志。可提起小肠暴露后腹膜,在肠系膜下动脉、主动脉前壁向下剪开后腹膜。血肿过大难以辨认主动脉时可以肠系膜静脉作为标志,祛除血肿找到主动脉前壁向下剪开后腹膜。

(4)从左肾静脉与下腔静脉连接处提起左肾静脉较易暴露双侧肾动脉和腹主动脉。游离双肾的动脉静脉,注意约25%患者双侧有多个肾动脉而15%患者有多个肾静脉。多个肾静脉者约80%发生在右侧肾脏。

(5)将游离的肾脏血管分别用橡皮带提起或用无损伤血管钳夹住。确保肾血管已得到控制后,提起伤肾侧结肠,剪开侧腹膜并打开肾周筋膜清理肾周血肿并完全暴露肾脏,观察肾脏损伤程度及范围。也可分别从升结肠或降结肠外侧腹膜处剪开上至肝区或脾区,将结肠推向中线,暴露肾脏血管。

4.肾修补缝合术和肾部分切除术　当肾裂伤比较限局时可行肾脏修补缝合术控制出血。在肾上极或下极有严重裂伤也可采用肾部分切除术。在控制肾血管及暴露肾脏之后,剥离肾包膜并尽可能保留肾包膜,锐性清除破碎及无活力组织。肾创伤断面有撕裂肾盏或肾盂及较大血管可用蚊式钳夹住并以4-0可吸收铬制线间断缝扎关闭破碎集合系统及止血。再以2-0铬制缝线通过肾包膜贯穿褥式缝合裂开肾实质,以游离的包膜遮盖肾裂伤处,避免术后出血。结扎缝线时应松紧适度,于裂伤及缝线处置垫备好的脂肪或可吸收的明胶海绵,避免结扎缝线用力过度,撕裂肾实质。包膜短缺也可用带蒂网膜或邻近裂伤处腹膜遮盖创面并缝合止血。网膜中间切开勿损伤主要血管。将其网膜片由外侧裹向前方,可用1-0可吸收肠线绑扎数道避免大网膜滑脱。开放肾循环观察无出血后,冲洗伤口并腹膜后留置引流管一根,缝合伤口。大网膜包裹伤肾,取材方便,能增加伤肾血供,可促进其恢复。

肾脏损伤后的修复技术可影响损伤的愈合。过多的缝合肾实质可能导致局部压迫性坏死,破坏肾实质的结构。因此尽可能缝合肾包膜而少缝肾实质。包膜不够时可用腹膜或大网膜移植皮片或特殊结构网套(聚乙醇酸网)包绕肾脏。应用该网套60天可完全吸收。肾被膜重建完整而用肠线缝合三个月仍有肠线残留且伴炎性反应。因此采用合成缝线较铬制肠线更佳。

5.肾切除术　术中发生难以控制的出血,肾蒂损伤,集合系统断裂无法修复与吻合,或肾栓塞时间过长,功能难以恢复时,在对侧肾功能良好的情况下可考虑肾切除术。以肾蒂钳双重钳夹肾蒂,剪断肾蒂血管,用10号丝线双重结扎及缝扎肾蒂血管,钳夹及剪断上段输尿管,以7号丝线结扎输尿管远端。切除伤肾后清除血肿并冲洗肾窝,如止血充分可不置引流管。如放置引流可于术后1~3天祛除。

6.肾切除术的适应证　肾创伤修补术受很多因素影响。体温低、凝血功能差的病情不稳定患者,如果对侧肾脏功能良好则不应冒险进行肾修补术。如前所述,24小时内有计划的紧急处理(包扎伤口、控制出血和纠正代谢和凝血异常)为治疗提供了选择机会。对于广泛肾创伤,如行肾修补术危及患者生命时,应立即采取完整肾切除术。Nash和同伴回顾由于肾创伤行肾切除术的病例时发现,77%的肾切除是因为肾实质、血管创伤和严重的复合伤,其余的23%是在肾修补术中因血流动力学不稳定而被迫施行肾切除术。

7.肾损伤外科治疗术后观察要点

(1)注意观察生命体征,包括血压、脉搏、体温、尿量、尿颜色、伤口出血、血红蛋白、血细胞比容等变化,必要时可用止血药物。

(2)保持卧床2周以上,直到尿液变清。

(3)引流管无血性液体或尿外渗等分泌物排出可于术后5~10天祛除。

(4)采用抗感染治疗一个月。

(5)定期检测肾功能及影像学检查。

(6)观察可能发生的并发症如延迟性出血,局部血肿,尿性囊肿,脓肿形成及高血压等,必要时应用超声及CT检查。根据不同情况选用穿刺引流,选择性肾动脉栓塞或再次手术肾切除等方法治疗。

(五)医源性损伤的救治

在医源性损伤的救治过程中,及时明确诊断非常重要。由于医源性损伤主要是由于各种腔镜操作不当引起,因此规范化的腔镜操作是预防医源性损伤的唯一途径。一旦发生医源性损伤,应该及时进行治疗,以免延误最佳治疗时机。

1.肾血管损伤引起的大量出血 腔镜操作引起肾血管或腔静脉损伤并继发的大量出血往往来势迅猛,突然之间腔镜的视野全部被出血掩盖。这时就需要迅速判断可能的出血部位。经过迅速的腔内处理仍然达不到止血效果时应该及时改开放手术,在清晰的视野下完成损伤血管的修复手术。

腹腔镜操作引起肾静脉或腔静脉损伤的另一个特点是由于气腹的高压状态,即使发生了损伤也有可能无明显的出血。当解除或降低气腹压力后,才能表现出明显的出血。对于这类状况最好的处理也是及时发现出血,可以在降低气腹压力后再次观察,或及时观察引流管的引流液,一旦确认有活动性出血应该积极处理。

2.肾周血肿、肾裂伤或尿外渗 腔镜操作引起的肾周血肿、肾裂伤或尿外渗一般通过手术中的缝合处理都能够达到救治的目的,但是需要引起重视的是手术后应该按照肾外伤的处理原则观察引流液的状况、必要的卧床休息和追加的抗感染治疗。

四、肾脏损伤的并发症

(一)尿外渗和尿性囊肿

国外报道闭合性肾损伤尿外渗发生率为 $2\%\sim18\%$,而贯通伤为 $11\%\sim26\%$。未处理的尿外渗一般伤后 $2\sim5$ 天可在腹膜后脂肪组织蓄积,随着尿液蓄积增多,周围组织纤维化反应,形成纤维包膜或囊壁而成尿性囊肿。尿性囊肿可在伤后数周内形成,也可在数年后形成,尿外渗或尿性囊肿的出现表明肾的集合系统损伤,也可能因血块、输尿管壁及周围血肿压迫导致尿液引流不畅而外渗。

持久的尿外渗可以导致尿囊肿、肾周感染和肾功能受损。这些患者应早期给予全身抗生素治疗,同时严密观察病情。在多数情况下,尿外渗会自然消退。如果尿外渗持续存在,那么置入输尿管支架常常可以解决问题。尿性囊肿可采用在超声或 CT 引导下的穿刺引流,将 22 号穿刺针,经腰部皮肤进入囊腔,抽取液体标本做常规检查、培养,用扩张器逐个扩张通道至使 F12~F16 导管等进入囊内,排空渗出的尿液。长期引流尿液不能减少或消失,应考虑损伤严重或远端输尿管有狭窄或梗阻因素。尿性囊肿长期刺激和梗阻可使肾周组织纤维化,影响肾脏功能,当肾已失去功能,破坏严重,在对侧肾功能良好情况下可考虑肾切除术。

(二)延迟性出血

迟发的肾脏出血在创伤后数周内都有可能发生,但通常不会超过 3 周。最基本的处理方法为绝对卧床和补液。迟发性出血的处理应该根据患者全身状况,出血严重程度及影像学检查结果而定,大量出血危及生命应急诊手术。如果表现为持续性的出血,可以进行血管造影确定出血部位后栓塞相应的血管。

（三）肾周脓肿

肾创伤后肾周脓肿极少发生,但持续性的尿外渗和尿囊肿是其典型的前兆。肾周脓肿可有急性及慢性表现两种。急性表现可在伤后5～7天出现高热、腰背疼痛、叩击痛,甚至腹胀、肠梗阻症状。慢性特点仅表现为低烧、盗汗、食欲下降、体重下降,出现感染迹象时应特别注意有可能发生继发性出血。其诊断主要根据超声与 CT 检查。

早期可以经皮穿刺引流,必要时切开引流。应注意肾周脓肿往往是多房性,当引流不畅时,应手术将其间隔破坏,保证引流通畅,或切除已破坏的肾脏。根据感染细菌类型及敏感性选用相应抗生素控制感染。

（四）肾性高血压

创伤后早期发生高血压很少有报道,多数患者出现肾损伤后高血压,一般在伤后一年内。然而临床发现有早在伤后一天内就有高血压表现,也有在 20 年后才出现高血压。创伤后发生肾性高血压的机制为:①肾血管外伤直接导致血管狭窄或阻塞;②尿外渗压迫肾实质;③创伤后发生的肾动静脉瘘。在以上因素的作用下,肾素-血管紧张素系统由于部分肾缺血而受到刺激,进而引起高血压。

第二节　输尿管损伤

输尿管损伤较为少见,多见于医源性损伤,如手术损伤或器械损伤,偶见于枪伤或外来暴力损伤,如车祸等。放射治疗可造成输尿管放射性损伤。损伤后易被忽略,多延误至出现症状时才被发现。

【诊断标准】

1.临床表现

（1）外伤史:有盆腔、腹腔手术,输尿管内器械操作,腹部闭合或开放外伤史。

（2）血尿:可为肉眼或镜下血尿,但也可以尿液检查正常。

（3）尿外渗或尿瘘:可发生于损伤当时或数天后,尿液由输尿管损伤处渗入后腹膜间隙,引起腰痛、腹泻、腹胀、局部肿胀、包块及触痛。如尿液漏入腹腔,则引起腹膜刺激症状。如尿液与腹壁创口或阴道、肠道创口相通,形成尿瘘,经久不愈。

（4）感染症状:输尿管损伤后,局部组织坏死,引起炎症反应,有尿外渗或尿瘘时可很快发生继发感染,表现为体温升高,腰腹部疼痛、压痛等局部和全身症状。

(5)无尿:双侧输尿管断裂或被误扎,伤后即可无尿,应注意与创伤性休克所致急性肾功能衰竭无尿鉴别。

2.辅助检查

(1)放射性核素肾图:患侧可呈梗阻曲线。

(2)B超检查:有梗阻可显示肾积水或输尿管扩张。

(3)静脉尿路造影(IVU):显示患肾积水、损伤以上输尿管扩张、迂曲、造影剂外渗、肾功能减退或不显影等表现。

(4)膀胱镜检查与逆行肾盂造影:静脉注射靛胭脂后伤侧输尿管口不排蓝液,而尿漏液呈蓝色,有助于与膀胱损伤尿瘘鉴别。逆行肾盂造影可见造影剂外渗,对确定输尿管损伤部位有诊断价值。

(5)CT检查:对输尿管损伤部位、尿外渗及合并肾损伤有一定诊断意义。

(6)MRI水成像:对IVU造影肾积水不显影时,可显示损伤部位以上积水输尿管、肾盂及周围的尿性囊肿。

(7)阴道检查:有时可直接观察到瘘口的部位。

【治疗原则】

1.因输尿管镜等器械损伤输尿管,术中钳夹伤或小穿孔,可置入D-J管作内引流,有利于损伤后修复与狭窄的预防。

2.输尿管破损,如系新鲜损伤无污染,应施行一期修复。若损伤已超过24小时或已有感染,应先行肾造瘘,待感染完全消退,3个月后再进行输尿管修复术。

3.输尿管被误扎,应立即松解结扎线,必要时切除缺血段输尿管,作对端吻合,内置D-J管支架引流管。

4.输尿管部分或大部缺损,输尿管损伤不超过2cm者,可行损伤段切除,输尿管对端吻合;下1/3段做输尿管膀胱再吻合或膀胱壁伴输尿管下段成形术。若输尿管大部缺损,根据具体情况选择做输尿管皮肤造口术、回肠代输尿管术或自体肾移植术。

5.损伤性输尿管狭窄合并严重肾积水或感染,肾功能重度损害,如果对侧肾功能正常,可行肾切除术。

第三节　膀胱损伤

膀胱系盆腔内器官,除非骨盆骨折,一般不易受伤。当膀胱过度膨胀时,若下腹部遭到暴力打击,易受损伤。依据损伤部位,分为腹膜外型与腹膜内型。根据损伤原因,常见有闭合性、开放性及医源性损伤 3 种。依据病理分类,又分为膀胱挫伤和膀胱破裂。膀胱挫伤除少量血尿或下腹部疼痛等症状外,一般无明显症状,短期内可自愈。膀胱全层破裂时症状明显,依据损伤程度不同而有相应的临床表现。

【诊断标准】

1.临床表现

(1)外伤史:有下腹部外伤史、骨盆骨折史,或于难产或膀胱尿道内器械操作后出现下述临床表现时,应考虑有膀胱损伤可能。

(2)出血和休克:骨盆骨折合并大量出血,膀胱破裂可致尿外渗、腹膜炎,伤情严重者常有休克。

(3)排尿障碍和血尿:膀胱破裂,尿液外渗,患者常有尿意和尿急,但不能排尿或仅有少量血尿排出。

(4)腹痛:尿外渗及血肿可引起下腹部剧痛,尿液流入腹腔则会引起急性腹膜炎症状。

(5)尿漏:贯穿性损伤可致体表伤口、直肠或阴道漏尿。闭合性损伤在尿外渗感染后破溃,也可形成尿漏。

2.辅助检查

(1)导尿检查:如果膀胱空虚或仅导出少许血性尿液,则膀胱破裂可能性极大。此时可注入无菌生理盐水 300ml,稍等片刻再回抽,若抽出量明显少于注入量,表明可能有膀胱破裂尿外渗。

(2)X 线检查

1)膀胱造影:可见造影剂外溢,腹膜内膀胱破裂向膀胱内注气后行腹部透视,可见到膈下游离气体。

2)骨盆平片:可了解骨盆骨折情况或异物存留。

3)CT 检查:注入造影剂,可显示造影剂外溢。

4)腹腔穿刺:腹膜内膀胱破裂后,因大量尿液流入腹腔,腹腔穿刺可抽出淡血性液体或尿液。

【治疗原则】

1.休克的处理　包括镇痛、输血、补液等。尽早使用抗菌药物预防感染。

2.轻度损伤　轻度膀胱损伤或新鲜器械损伤,无尿外渗者,可留置导尿管 1 周左右多能自行愈合。

3.急诊手术

(1)腹膜内膀胱破裂:若有大量尿液流入腹腔引起急性腹膜炎,应及早手术清除腹腔内尿液、血块并探查有无合并腹腔脏器损伤,生理盐水冲洗干净腹腔,缝合腹膜并在膀胱外修补膀胱裂口,行膀胱高位造口,膀胱周围伤口放置引流管引流。

(2)腹膜外膀胱破裂:严重腹膜外膀胱广泛破裂,如火器贯通伤或合并骨盆骨折等,出血及尿外渗显著者,应积极采用手术治疗,消除膀胱外尿液与血块。对膀胱直肠贯通伤者,应行暂时性结肠造瘘和膀胱造瘘术。如膀胱内有游离骨片或弹片等异物应清除干净。

(3)膀胱瘘修补术:膀胱损伤后遗留膀胱阴道瘘或膀胱直肠瘘,在患者情况好转与局部炎症消退后,采用手术修补膀胱瘘。

第四节　尿道损伤

尿道损伤是泌尿系统最常见的损伤,多见于男性,以青壮年居多。前尿道的球部位于会阴部,常因骑跨伤而损伤;后尿道的膜部穿过尿生殖膈,是尿道最固定的部位,骨盆骨折移位,可致膜部尿道裂伤或完全断裂。开放性损伤多为枪弹或锐器引起的贯通伤。

【诊断标准】

1.临床表现

(1)外伤史:尿道损伤史,如骑跨伤、骨盆骨折等。

(2)尿道滴血与血尿:为尿道损伤最常见的症状。前尿道损伤常有鲜血自尿道滴出。后尿道损伤所表现为初始或终末血尿。

(3)疼痛:损伤部位常有疼痛与压痛,排尿时疼痛常向阴茎头、会阴部与肛门周围放射。

(4)排尿障碍:因损伤致局部水肿、疼痛、外括约肌痉挛、尿道断裂可造成排尿困难甚至发生尿潴留。

(5)尿外渗:常发生于尿道破裂或断裂。前尿道包括球部尿道破裂时,会阴、阴茎和下腹壁均有尿外渗,由于受尿生殖膈的限制不能进入盆腔。后尿道破裂尿外渗位于前列腺周围,进一步沿膀胱前、后壁向上向外扩展至腹膜外间隙。

(6)休克:骨盆骨折引起后尿道损伤或合并其他内脏损伤伴大量失血、疼痛,可发生休克。

2.辅助检查

(1)直肠指诊:当骨盆骨折合并后尿道断裂时,直肠指诊可发现浮动的前列腺尖部,并可向上推动,周围有柔软的血肿或坚硬的骨折断端。此外,尚需注意有无合并直肠损伤。

(2)诊断性导尿:严格无菌条件下做导尿术。如导尿管不能进入膀胱,表明尿道断裂或大部分断裂。

(3)X线检查

1)骨盆平片:可确定是否有骨盆骨折。

2)尿道造影:可明确尿道损伤部位及损伤程度。

【治疗原则】

1.治疗和预防休克　积极补液,必要时输血并给予镇静止痛剂。给予足量抗菌药物,预防感染发生。

2.急性尿潴留　如不能插进导尿管,可行耻骨上膀胱穿刺造瘘,以防尿液进一步外渗。

3.尿道轻度损伤或部分断裂　如能插入导尿管,则应留置导尿管14天后拔除。注意休息和预防感染。

4.球部尿道断裂　应急诊手术,经会阴切口清除会阴血肿,修剪坏死组织,行尿道对端吻合术,以恢复尿道连续性和减少狭窄的发生。有尿外渗者应广泛切开引流。

5.膜部尿道断裂　往往有骨盆骨折,病情常较严重,如病情稳定可急诊行"尿道会师术"。如病情不允许,可单纯行耻骨上膀胱造瘘为宜,待二期行尿道修复成形术。

6.后尿道损伤伴骨盆骨折　在尿道手术后应予以适当治疗,包括骨盆牵引等。

7.尿道损伤后期治疗　尿道损伤后期常伴发尿道狭窄,需定期行尿道扩张术。严重狭窄者,可经尿道镜直视下行狭窄段冷刀切开术或尿道内形成术等,或于3～6个月手术切除狭窄段瘢痕组织,行尿道端-端吻合术等。

第五章　泌尿系梗阻

第一节　肾积水

泌尿系统及其邻近各种病变均可引起尿路梗阻,最终都可造成肾积水。若不及时解除尿路梗阻,肾积水可导致肾实质严重破坏,萎缩变薄,肾功能逐渐减退,直至衰竭。

【诊断方法】

1.临床表现

(1)肾积水症状多不典型,一般多无症状,或偶有腰部胀感不适,急性梗阻如输尿管结石突然引起梗阻可出现肾绞痛,伴恶心、呕吐,肾区有叩击痛。

(2)有造成肾积水的尿路梗阻疾病的相应症状,尤以下尿路梗阻性疾病(如前列腺增生,出现排尿困难等症状)为甚。

(3)严重肾积水,在患侧腹部可触及囊性包块,少数可并发高血压。

(4)继发感染时可现寒战、高热、腰痛及尿路刺激症状;当引起肾功能损害时会出现相应的临床症状,如恶心、食欲减退、皮肤瘙痒。

2.辅助检查

(1)B超检查:B超是诊断肾积水的首选方法,可迅速确定肾积水的程度和肾实质的厚度。

(2)X线检查

1)腹部平片(KUB):可观察肾脏轮廓,积水侧肾轮廓增大,同时可发现不透X线的尿路结石。

2)静脉尿路造影(IVU):可显示肾盂肾盏的扩张情况及梗阻部位,对严重肾积水还可估计肾功能情况。严重肾积水由于肾功能减退,可采用大剂量造影剂延缓造影(60分钟、90分钟、120分钟等分别摄影)或许可获得较好的显影效果。但需考虑造影剂对肾功能的损害,可在造影后水化。

3)逆行尿路造影:能进一步明确梗阻部位与积水原因,但有引起逆行感染的可能,因此要谨慎从事,并严格执行无菌操作。

4)肾穿刺造影:在 B 超引导下进行,可显示积水与梗阻病变情况。

5)泌尿系统 CT 三维重建及 MRI 水成像:可清楚显示肾积水的程度及肾实质萎缩情况,还可以明确梗阻部位与病因等。

6)放射性核素肾显像可区别肾积水与肾囊肿,并可了解肾实质损害的程度。利尿性肾图对判定上尿路有无梗阻及梗阻的性质有一定帮助。

【治疗原则】

肾积水的治疗原则应根据造成积水的梗阻病因、发病缓急及肾脏损害程度等综合考虑。

1.病因治疗　是最理想的治疗方法。

(1)先天性肾盂输尿管连接部狭窄:通过开放性、腹腔镜成形手术治疗,以解除狭窄。

(2)输尿管结石引起的梗阻:应用体外冲击波碎石(ESWL)或输尿管镜下或经皮肾镜下碎石技术,将结石粉碎,上述方法如不成功可开放或腹腔镜下手术取石、解除梗阻。

(3)膀胱出口梗阻性疾病(如前列腺增生症、膀胱颈挛缩等)引起的肾积水:可通过留置尿管或膀胱造瘘术引流尿液,待肾功能恢复,病情允许情况下,行增生前列腺切除术等。

2.肾造口术　在病情紧急、梗阻病因不清楚或一时难以除去梗阻时,可在 B 超引导下行肾穿刺造口,然后再进一步检查与治疗。如果梗阻病变不能除去,肾造口则作为永久性的治疗措施。

3.肾切除术　严重肾积水至肾功能丧失或继发严重感染、积脓、肾实质严重破坏萎缩,而对侧肾功能良好者,可行患肾切除。

4.双侧肾积水　应先寻找下尿路梗阻的病因,先治疗肾功能较好的一侧,待情况好转后再处理严重的一侧。

第二节　尿道狭窄

尿道狭窄可因炎症、创伤、医源性和先天性等原因引起,使排尿阻力增加,发生排尿困难甚至尿潴留。多见于男性。严重尿道狭窄如不能及时解除,也可致肾积水,导致慢性肾功能减退甚至衰竭。

【诊断标准】

1.临床表现

(1)有反复尿道感染史或骑跨伤或骨盆骨折外伤史。

(2)排尿困难:这是尿道狭窄最重要症状,表现为排尿不畅,尿线细分叉,有时排尿中断,严重者排尿呈滴沥状,甚至不能排尿。

(3)尿潴留继发感染:可出现尿痛、尿频,并发尿道周围炎可出现会阴部红肿、疼痛;脓肿形成破溃后可形成尿漏。并发急性附睾睾丸炎时,阴囊红肿,疼痛并伴高热及白细胞数升高等全身症状。

(4)长期排尿困难可引起上尿路病理性改变:如肾积水、肾萎缩、肾功能不全等不良后果。

(5)由于长期增加腹压排尿,部分患者可并发腹股沟疝、脱肛、痔等。

2.辅助检查

(1)金属尿道探条或诱导探丝检查:可了解尿道有无狭窄、狭窄部位及程度。

(2)膀胱尿道造影:能显示尿道狭窄部位及狭窄程度,是确定尿道狭窄非常重要的检查手段。

(3)B超检查:可显示上尿路有无积水存在。

(4)膀胱尿道镜检查:为进一步明确狭窄病变情况,通常在麻醉下,手术开始前行此检查。

(5)静脉尿路造影:可了解肾积水及双肾功能情况。

【治疗原则】

1.尿道扩张术　适于尿道狭窄轻且狭窄较短的患者,常需定期做尿道扩张。常用的器械有金属尿道探条和可塑性诱导探条(丝)。使用金属尿道探条扩张时,手法应轻柔,切忌勿使用暴力,以免造成假道。

2.尿道(口)切开术　适于尿道外口狭窄或前尿道炎性狭窄且狭窄段较长的病例。狭窄尿道切开半年后,视局部情况可行尿道成形修复术。

3.开放手术尿道修补　常用方法有狭窄段尿道切除对端吻合及尿道套入术。

4.尿道内切开术　对能通过金属导丝的尿道狭窄,经尿道内切开术应作为首选的治疗方法。对后尿道狭窄(闭锁)段长度超过1cm者,在内切开基础上,行瘢痕电切除与创面植皮尿道内成形术,效果较满意。

5.激光或等离子体气化治疗术　应用接触式激光或等离子体气化行狭窄段瘢痕切除,也是一种理想而有效的治疗方法。

6.尿流改道术　尿道狭窄范围广,多种尿道修补术失败后,或伴有尿道直肠瘘、膀胱挛缩、肾积水反复尿路感染者,可考虑行尿流改道术。

第三节　急性尿潴留

急性尿潴留的病因很多,例如前列腺增生、前列腺癌、尿道损伤、尿道狭窄、尿道结石、膀胱颈部肿瘤、盆腔肿瘤、处女膜闭锁的阴道出血均可能诱发急性尿潴留。此外,中枢和周围神经系统损伤、炎症、肿瘤、糖尿病晚期、便秘、麻醉及药物等亦可导致膀胱排尿障碍,引起急性尿潴留。

【诊断标准】

1.临床表现

(1)发病突然,以往可有或无排尿困难史。

(2)膀胱胀满但滴尿不出,患者非常痛苦。

(3)耻骨上可触及膨胀的膀胱,按压有强烈尿意。

(4)部分患者有充盈性尿失禁现象。

2.辅助检查　B超检查膀胱内有大量尿液,并可了解某些引起急性尿潴留的有关疾病。

【治疗原则】

1.病因明确　病因明确并有条件时,应立即解除病因,恢复排尿是急性尿潴留的治疗原则。

2.在病因未明确或梗阻一时难以解除时　此情况下,只能先引流尿液,方法如下。

(1)无菌条件下导尿是较常见的方法,但导尿时应使尿液缓慢流出,间断排空充盈的膀胱,以免膀胱内压迅速下降而引起膀胱内出血,造成严重血尿。导尿管可保留适当时间再拔除。

(2)不能插入导尿管者,可行耻骨上缘膀胱穿刺,抽出尿液或行耻骨上膀胱穿刺造瘘术。

第四节　前列腺增生症

【概述】

年龄的增长及有功能障碍的睾丸是前列腺增生(BPH)发生的病因之一,但BPH发生的具体机制尚不明确,学者认为是由于上皮和间质细胞的增殖和细胞凋亡的平衡性破坏引起。

前列腺增生导致后尿道延长、受压变形、狭窄和尿道阻力增加,引起膀胱高压并出现相关排尿期症状。随着膀胱压力的增加,出现膀胱逼尿肌代偿性肥厚、逼尿肌不稳定并引起相关储尿期症状。如梗阻长期未能解除,逼尿肌则失去代偿能力。继发于BPH的上尿路改变,如肾积水及肾功能损害的主要原因是膀胱高压所致尿潴留以及输尿管反流。

【临床表现】

BPH为一种缓慢进展的前列腺良性疾病,其临床症状随着患者年龄的增长而进行性加重,可分为尿路刺激症状、梗阻症状及并发症。刺激性症状表现为尿频(排尿间隔<2h)、尿急、夜尿次数增加等;梗阻症状包括排尿费力、尿线细慢、尿流中断、尿不尽感等。

并发症包括:充盈性尿失禁、急性尿潴留、血尿、膀胱结石、泌尿系感染、上尿路积水、肾功能损害等。

1.问诊要点　BPH在临床上主要表现有膀胱刺激症状、梗阻症状及相关合并症。以下尿路症状为主诉就诊的50岁以上男性患者,首先应该考虑BPH的可能。问诊要点包括:①下尿路症状的特点、持续时间及其伴随症状;②手术史、外伤史,尤其是盆腔手术或外伤史;③既往史和性传播疾病、糖尿病、神经系统疾病;④药物史,可了解患者目前或近期是否服用了影响膀胱出口功能的药物;⑤患者的一般状况。

2.体格检查　前列腺增生的体格检查要注意两方面:一是与前列腺癌的鉴别,二是除前列腺外有无全身其他系统的合并症状,如膀胱充盈情况、有无慢性尿潴留、有无肾功能不全的体征等。

注意事项:直肠指检(DRE)下尿路症状患者行直肠指检非常重要,需在膀胱排空后进行。DRE可以了解前列腺的大小、形态、质地、有无结节及压痛、中央沟是否变浅或消失以及肛门括约肌张力情况。

3.辅助检查　前列腺增生的诊断通过各项辅助检查可很快明确,但在一些前列腺增生合并有神经源性膀胱的病人和长期膀胱出口梗阻引起膀胱逼尿肌功能丧失的病人,术前明确膀胱逼尿肌功能情况尤其必要,对于术后能否达到预期疗效具有一定的作用。

(1)首选检查

1)尿常规:尿常规可以确定下尿路症状患者是否有血尿、蛋白尿、脓尿及尿糖等。

2)血清 PSA:血清 PSA 可以作为前列腺癌穿刺活检的指征。

PSA 检查注意事项:血清 PSA 作为一项危险因素可以预测 BPH 的临床进展。但前列腺癌、BPH、前列腺炎都可能使血清 PSA 升高。因此,血清 PSA 不是前列腺癌特有的。另外,泌尿系感染、前列腺穿刺、急性尿潴留、留置导尿、直肠指检及前列腺按摩也可以影响血清 PSA 值。

3)超声检查:超声检查可以观察前列腺形态、大小、有无异常回声、突入膀胱的程度,以及残余尿量。经直肠超声(TRUS)还可以精确测定前列腺体积(计算公式为 0.52×前后径×左右径×上下径)。另外,经腹部超声检查可以了解泌尿系统(肾、输尿管)有无积水、扩张,结石或占位性病变。

4)尿流率检查:尿流率有两项主要指标(参数),最大尿流率和平均尿流率,其中最大尿流率更为重要。

需要注意的是最大尿流率减低不能区分梗阻和逼尿肌收缩力减低,还需结合其他检查,必要时行尿动力学检查。

5)血肌酐:由于 BPH 导致的膀胱出口梗阻可以引起肾功能损害,如已发生肾积水、输尿管扩张反流等病变,怀疑肾功能不全时可以选择此检查。

(2)其他辅助检查

1)静脉尿路造影(IVU):如果下尿路症状患者同时伴有反复泌尿系感染、镜下或肉眼血尿、怀疑肾积水或者输尿管扩张反流、泌尿系结石应行静脉肾盂造影检查。

当患者肾功能不全时禁止行静脉尿路造影检查。必要时利用核素肾图代替静脉尿路造影检查肾功能以及上尿路的引流情况。

2)尿动力学检查:通过压力-流率函数曲线图和 A-G 图来分析逼尿肌功能以及判断是否存在膀胱出口梗阻。

需要注意的是对引起膀胱出口梗阻的原因有疑问或需要对膀胱功能进行评估时建议行此项检查,结合其他相关检查以除外神经系统病变或糖尿病所致神经源性膀胱的可能。

3)尿道膀胱镜检查,怀疑 BPH 患者合并尿道狭窄、膀胱内占位性病变时建议行此项检查。

通过尿道膀胱镜检查可了解前列腺增大所致的尿道或膀胱颈梗阻特点、膀胱颈后唇抬高所致的梗阻、膀胱小梁及憩室的形成、膀胱结石、残余尿量测定、膀胱肿瘤、尿道狭窄的部位和程度。

【诊断要点及风险防范】

BPH在临床上主要表现有膀胱刺激症状、梗阻症状及相关合并症。各种症状可先后出现或在整个病程中进行性发展。其诊断需要根据症状、体格检查尤其是直肠指检、影像学检查、尿动力学检查及内镜检查等综合判断。

1.LUTS症状加重主要通过IPSS评分的方法来评价　BPH患者的I-PSS评分逐年增加,年平均增幅为0.29～2分。

2.最大尿流率进行性下降　尿流率是评判BPH临床进展性的客观指标之一,但其对膀胱颈部出口梗阻的诊断缺乏特异性。患者的最大尿流率呈持续下降,平均每年下降达2%。

3.BPH相关并发症的发生　急性尿潴留、反复血尿、复发性尿路感染、结石产生以及肾功能损害等为BPH进展的表现,其中急性尿潴留和肾功能损害为主要指标。

在BPH导致的严重并发症中,急性尿潴留发生率最高。急性尿潴留的发生是膀胱功能失代偿的主要表现。

【鉴别诊断】

1.神经源性膀胱功能障碍　患者一般有较长的神经系统病变的病史,排尿功能障碍根本原因为膀胱逼尿肌与尿道括约肌的病变引起,通过尿流动力学可以与BPH鉴别。

2.糖尿病周围神经病变　患者具有明确的糖尿病病史,在其排尿功能障碍的同时合并有排便功能障碍的表现,尿流动力学检查可明确诊断。

3.膀胱颈纤维性挛缩　该类患者的临床表现可有下尿路梗阻症状,明确诊断需行尿道膀胱镜检查以明确。

4.前列腺癌　患者的临床表现多不典型,在有前列腺结节,PSA值升高的病人,主要依靠前列腺穿刺活检以明确诊断。

5.前列腺炎　患者多为青年病人,主要以下尿路刺激症状为主,日间尿频明显,前列腺体积正常,非手术治疗可取得明显疗效。

6.包茎、尿道狭窄　该类病人通过查体或膀胱尿道镜检查可与BPH鉴别。

【治疗和风险防范】

由于患者的耐受程度不同,下尿路症状及其所致生活质量的下降是患者寻求治疗的主要原因。因此,下尿路症状以及生活质量的下降程度是治疗措施选择的重要依据。

1.观察等待　观察等待是一种非药物、非手术的治疗措施,包括患者教育、生活方式指导、随访等。

另外 BPH 其发展过程较难预测,经过长时间的随访,BPH 患者中只有少数可能出现尿潴留、肾功能不全、膀胱结石等并发症。因此,观察等待可以是一种合适的处理方式,特别是患者生活质量尚未受到下尿路症状明显影响的时候。

2.药物治疗　BPH 患者药物治疗的短期目标是缓解患者的下尿路症状,长期目标是延缓疾病的临床进展,预防并发症的发生。在减少药物治疗不良反应的同时保持患者较高的生活质量是 BPH 药物治疗的总体目标。

(1)α 受体阻滞药

1)临床疗效:α 受体阻滞药治疗后 48h 即可出现症状改善,但采用 I-PSS 评估症状改善应在用药 4～6 周或以后进行。连续使用 α 受体阻滞药 1 个月无明显症状改善则不应继续使用。α 受体阻滞药长期使用能够维持稳定的疗效。

需要注意的是 BPH 患者的基线前列腺体积和血清 PSA 水平不影响 α 受体阻滞药的疗效,同时 α 受体阻滞药也不影响前列腺体积和血清 PSA 水平。

2)α 受体阻滞药治疗急性尿潴留:急性尿潴留 BPH 患者接受 α 受体阻滞药治疗后成功拔除尿管的机会明显增高。

不良反应包括头晕、头痛、无力、困倦、直立性低血压、逆行射精等,直立性低血压更容易发生于老年及高血压患者中。

(2)5α-还原酶抑制药

1)临床疗效:缩小前列腺体积达 20%～30%,改善患者的症状评分约 15%,提高尿流率 1.3～1.6ml/s,并能将 BPH 患者发生急性尿潴留和手术干预需要的风险降低 50% 左右。非那雄胺对前列腺体积较大和(或)血清 PSA 水平较高的患者治疗效果更好。使用非那雄胺 6 个月后获得最大疗效。连续药物治疗 6 年疗效持续稳定。非那雄胺能降低 BPH 患者血尿的发生率。经尿道前列腺电切术前应用非那雄胺(5mg/d,4 周以上)能减少前列腺体积较大 BPH 患者手术中的出血量。

2)不良反应:非那雄胺最常见的不良反应包括勃起功能障碍、射精异常、性欲低下和其他,如男性乳房女性化、乳腺痛等。

3)注意事项:非那雄胺影响血清 PSA 水平,非那雄胺能降低血清 PSA 的水平,服用非那雄胺每天 5mg 持续 1 年可使 PSA 水平减低 50%。对于应用非那雄胺的患者,将其血清 PSA 水平加倍后,不影响其对前列腺癌的检测效能。

(3)联合治疗:联合治疗是指联合应用 α 受体阻滞药和 5α-还原酶抑制药治疗 BPH。

(4)中药和植物制剂:植物制剂,如普适泰等在缓解 BPH 相关下尿路症状方面获得了一定的临床疗效,在国内外取得了较广泛的临床应用。

3.外科治疗　当 BPH 导致以下并发症时,建议采用外科治疗:①反复尿潴留(至少在 1 次拔管后不能排尿或 2 次尿潴留);②反复血尿,5α-还原酶抑制药治疗无效;③反复泌尿系感染;④膀胱结石;⑤继发性上尿路积水(伴或不伴肾功能损害),BPH 患者合并膀胱大憩室、腹股沟疝、严重的痔疮或脱肛,临床判断不解除下尿路梗阻难以达到治疗效果者,应当考虑外科治疗。

需要注意的是残余尿量的测定对 BPH 所致下尿路梗阻程度具有一定的参考价值,但因其重复测量的不稳定性、个体间的差异以及不能鉴别下尿路梗阻和膀胱收缩无力等因素,目前认为不能确定可以作为手术指征的残余尿量上限。但残余尿明显增多以致充溢性尿失禁的 BPH 患者应当考虑外科治疗。

外科治疗方式的选择应当综合考虑医生个人经验、患者的意见、前列腺的大小以及患者的伴发疾病和全身状况。

BPH 的外科治疗包括一般手术治疗、激光治疗以及其他治疗方式。BPH 治疗效果主要反映在患者主观症状(如 I-PSS 评分)和客观指标(如最大尿流率)的改变。治疗方法的评价则应考虑治疗效果、并发症以及社会经济条件等综合因素。

(1)一般手术:经典的外科手术方法有经尿道前列腺电切术(TURP)、经尿道前列腺切开术(TUIP)以及开放性前列腺摘除术。目前 TURP 仍是 BPH 治疗的"金标准"。各种外科手术方法的治疗效果与 TURP 接近或相似,但适用范围和并发症有所差别,作为 TURP 或 TUIP 的替代治疗手段,经尿道前列腺电气化术(TUVP)和经尿道前列腺等离子双极电切术(TUP-KP)目前也应用于外科治疗。所有上述各种治疗手段均能够改善 BPH 患者 70% 以上的下尿路症状。

1)TURP:主要适用于治疗前列腺体积在 80ml 以下的 BPH 患者,技术熟练的术者可适当放宽对前列腺体积的限制。

并发症:因冲洗液吸收过多导致的血容量扩张及稀释性低钠血症(经尿道电切综合征,TURsyndrome),危险因素有术中出血多、手术时间长和前列腺体积大等。TURP 手术时间延长,经尿道电切综合征的发生风险明显增加。术后各种并发症的发生率:尿失禁为 1%～2.2%,逆行射精为 65%～70%,膀胱颈挛缩约 4%。尿道狭窄约 3.8%。

2)TUIP:适用于前列腺体积<30ml,且无中叶增生的患者。TUIP 治疗后患者下尿路症状的改善程度与 TURP 相似。

并发症:与 TURP 相比,并发症更少,出血及需要输血危险性降低.逆行射精发生率低、手术时间及住院时间缩短。但远期复发率较 TURP 高。

3)开放性前列腺摘除术:主要适用于前列腺体积>80ml 的患者,特别是合并膀胱结石或合并膀胱憩室需一并手术者。常用术式有耻骨上前列腺摘除术和耻骨后前列腺摘除术。

4)TUVP:适用于凝血功能较差和前列腺体积较小的 BPH 患者。是 TUIP 或 TURP 的另外一种选择,与 TURP 比较止血效果更好。远期并发症与 TURP 相似。

5)TUPKP:是使用等离子双极电切系统,并以与单极 TURP 相似的方式进行经尿道前列腺切除手术。采用生理盐水为术中冲洗液。术中出血及 TURS 发生减少。

(2)激光治疗:前列腺激光治疗是通过组织汽化或组织凝固性坏死后的迟发性组织脱落达到解除梗阻的目的。疗效肯定的方式有经尿道钬激光前列腺剜除术、经尿道前列腺激光汽化术、经尿道前列腺激光凝固术等。

1)经尿道钬激光前列腺剜除术(HoLRP):Ho:YAG 激光所产生的峰值能量可导致组织的汽化和前列腺组织的精确和有效的切除。HoLRP 术后留置导尿时间短。

并发症:术后排尿困难是最常见的并发症,发生率约为 10%。75%～80% 的患者出现逆行射精。

2)经尿道激光汽化术:与前列腺电气化术相似,用激光能量汽化前列腺组织,以达到外科治疗的目的。

注意事项:短期 I-PSS 评分、尿流率、QOL 指数的改善与 TURP 相当。术后尿潴留而需要导尿的发生率高于 TURP。术后无病理组织。

3)经尿道激光凝固术:是治疗 BPH 的有效手术方法。

注意事项:光纤尖端与前列腺组织之间保持约 2mm 的距离,能量密度足够凝固组织,但不会汽化组织。被凝固的组织最终会坏死、脱落,从而减轻梗阻。优点在于其操作简单,出血风险以及水吸收率低。

4.其他治疗

(1)经尿道微波热疗(TUMT):可部分缓解 BPH 患者的尿流率和 LUTS 症状。

适用于药物治疗无效(或不愿意长期服药)而又不愿意接受手术的患者,以及伴反复尿潴留而又不能接受外科手术的高危患者。

(2)经尿道针刺消融术(TUNA):是一种简单安全的治疗方法。

适用于不能接受外科手术的高危患者,对一般患者不推荐作为一线治疗方法。

(3)前列腺支架:是通过内镜放置在前列腺部尿道的金属(或聚亚氨脂)装置。可以缓解 BPH 所致下尿路症状。

仅适用于伴反复尿潴留又不能接受外科手术的高危患者,作为导尿的一种替代治疗方法。

常见并发症有支架移位、钙化,支架闭塞、感染、慢性疼痛等。

第六章 肾上腺疾病

第一节 原发性醛固酮增多症

醛固酮增多症是由肾上腺皮质或异位肾上腺(罕见)分泌过多的醛固酮而引起的高血压和低血钾综合征。醛固酮分泌增多有原发性和继发性之分。原发性醛固酮增多症(简称原醛症)是 1954 年由 Conn JW 首次报道的一种以高血压、低血钾、低血浆肾素及高血浆醛固酮水平为主要特征的临床综合征,又称 Conn 综合征,它是一种继发性高血压,其发病年龄高峰为 30～50 岁,女性病人多于男性。它是由于肾上腺皮质肿瘤或增生,分泌过多的醛固酮所致,导致潴钠、排钾,体液容量扩张,抑制了肾素-血管紧张素系统,产生以高血压和低血钾为主要表现的综合征,但以腺瘤为多见,故经手术切除肾上腺腺瘤后,原醛症可得到治愈。但是如不能早期诊断和及时治疗,则长期高血压可导致严重的心、脑、肾血管损害。而继发性醛固酮增多症是由肾上腺以外的疾病引起肾上腺分泌过多的醛固酮所致,如肝硬化、充血性心力衰竭、肾病综合征、肾性高血压等。

醛固酮是从肾上腺皮质球状带合成与分泌的一种 C21 类固醇激素,其分子量为 360.44Da,它是体内调节水盐代谢的一种重要激素。正常成年人在普食状态下肾上腺皮质球状带细胞的醛固酮分泌率为 50～250mg/24h,血浆中醛固酮的浓度为 100～400pmol/L。醛固酮作为体内一种主要的盐皮质激素,其生理作用为潴钠排钾。当肾上腺皮质发生腺瘤或增生,使醛固酮自主分泌过多,通过增加肾小管对钠的重吸收产生钠、水潴留而使血容量增加,外周阻力增大;醛固酮还可影响去甲肾上腺素的代谢,使交感神经系统兴奋性增加;促使肾排镁离子增多,综上作用而导致血压升高。醛固酮还通过 Na^+-K^+ 和 Na^+-H^+ 置换而增加 K^+、H^+ 排出,使肾小管排泄钾离子增多而产生尿钾升高、血钾水平降低及代谢性碱中毒。

目前认为原醛症可分为以下 6 大类。

1.肾上腺皮质分泌醛固酮的腺瘤,即 Conn 综合征,是真正的原醛症。

2.两侧肾上腺皮质增生,可呈结节性增生,又称特发性或假性醛固酮增多症。

3.原发性肾上腺皮质增生,其内分泌及生化测定类似腺瘤,肾上腺大部切除可治愈。

4.分泌醛固酮的肾上腺皮质腺癌。

5.家族性用糖皮质激素治疗有效的醛固酮增多症,又称为 ACTH 依赖型醛固酮增多症,被认为是常染色体显性遗传,测定血浆 17-去氧皮质酮升高,服用地塞米松 2mg,每日 1 次,3 周后病人血钾、血压、醛固酮分泌量恢复正常,则可确诊。

6.不定型原醛症,包括异位肾上腺皮质腺瘤及卵巢恶性肿瘤分泌醛固酮所致的醛固酮增多症。

【临床表现】

本病临床主要表现有 3 大类,均与醛固酮长期分泌过多有关。

1.高血压　几乎所有患者都有高血压,且出现较早,常于低血钾引起的症状群出现之前 4 年左右即出现。一般为中度升高,且以舒张压升高较明显。呈慢性过程,与原发性高血压相似,但降压药物治疗效果较差。其发病原理与醛固酮分泌增多引起钠潴留和血管壁对去甲肾上腺素反应性增高有关。在晚期病例则更有肾小球动脉硬化和慢性肾盂肾炎等因素加入,致使肿瘤摘除后血压仍不易完全恢复正常。长期高血压常引起心脏扩大甚至心力衰竭。

以下两组症群可能主要由低血钾引起,但尚有其他电解质如钙、镁代谢紊乱的因素参与。

2.神经肌肉功能障碍

(1)神经肌肉软弱和麻痹:一般地说,血钾越低,肌病越重。劳累、受冷、紧张、腹泻、大汗、服用失钾性利尿药(如氢氯噻嗪、呋塞米)均可诱发。往往于清晨起床时发现下肢不能自主移动。发作轻重不一,主要影响到躯干和下肢,重者可波及上肢,有时累及呼吸肌。脑神经支配肌肉一般不受影响。发作时呈双侧对称性弛缓性瘫痪。开始时常有感觉异常、麻木或隐痛。呈周期性发作,可以数小时至数日,甚至数周,多数为 4～7d。轻者神志清醒,可自行恢复。严重者可致昏迷,应尽早抢救。发作频率自每年几次到每周、每日多次不等。当累及心肌时有期前收缩、心动过速等心律失常,甚至伴血压下降,偶见室颤。心电图示明显低血钾图形,T 波变平或倒置、U 波增大 ST 段下降、P-R 间期延长。

(2)阵发性手足搐搦及肌肉痉挛:见于约 1/3 的患者,伴有束臂加压征(Trousseau 征)及面神经叩击征(Chvostek 征)阳性。可持续数日至数周。可与阵发性麻痹交替出现。发作时各种反射亢进。低血钾时神经肌肉应激功能降低而肌肉麻痹。当补钾后应激功能恢复而抽搐痉挛。这种症状与失钾、失氯使细胞外液及血循环中氢离子减低(碱中毒)后钙离子浓度降低,镁负平衡有关。

3.失钾性肾病和肾盂肾炎　长期失钾,肾小管近段发生病变,水分再吸收的功能降低,尿液不能浓缩,比重多在 1.015 以下,因而出现烦渴、多饮、多尿,尤以夜尿增多显著。钠潴留亦可刺激下视丘司渴中枢而引起烦渴。由于细胞失钾变性,局部抵抗力减弱,常易诱发逆行性尿路感染,并发肾盂肾炎。有慢性肾盂肾炎时尿中可见白细胞和脓血胞。

虽然大部分病例均由肾上腺皮质腺瘤引起,但术前仍应尽可能明确定性和定位诊断,以利手术和治疗。

【诊断】

1.定性诊断

(1)血生化检查:①血钾:确定有无低血钾对本病诊断有重要意义。为确保测定结果可靠,检查前应停用利尿药 3～4 周。有人主张在检查期间,每日口服氯化钠 6g(分 3 次口服)共 5～7d,并需连续多次测定才更可靠。血钾可降至 2.0～3.0mmol/L,最低可降至 1.4mmol/L。但是,本病早期低血钾的临床症状常不存在,甚至血钾也在正常范围内,此时仅可从醛固酮分泌率增快、血浆肾素活性偏低及高血压才疑及此病。数年后才发展成间歇性低钾血症期,伴应激后发生阵发性肌无力及麻痹表现。至较晚期才发展为持续性低血钾伴阵发性麻痹症状。尤其是肾小管病变更是长期低血钾的后果。因此,低钾血症是随病情加重而逐渐明朗化的。②血氯化物:常低于正常值。③血钠:有轻度增高。④二氧化碳结合率:常上升,提示代谢性碱中毒。⑤血浆 pH 常偏高,可达 7.6。⑥钙、磷:大多正常。有搐搦者游离钙常偏低。⑦镁:正常血镁(0.85±0.15)mmol/L。患者可轻度降低。⑧糖耐量试验:由于失钾,抑制了胰岛素的分泌,口服葡萄糖耐量试验可呈糖耐量减低。⑨静脉血浆中醛固酮测定:正常人卧位为(5.2±2)μg/dl。本病患者明显升高,肾上腺皮质肿瘤者尤为明显。⑩血浆 18-羟皮质酮(18-OH-B)或 18-羟皮质醇(18-OH-F)水平:醛固酮腺瘤及特发性醛固酮增多症病人血中醛固酮的前体——18-OH-B、18-OH-F 水平明显增高,血浆 18-OH-B 水平多＞2.7mmol/L(100ng/dl),而 IHA 和原发性高血压病人则低于此水平。

(2)尿:①尿量增多。尿常规比重减低,且趋向固定。常呈碱性或中性,有时有尿路感染表现。②尿钾。在普通饮食时虽有低血钾,但尿钾仍较多,为 25～30mmol/24h,是本病的特征。③尿醛固酮。常高于正常(10μg/24h)。但尿醛固酮排出量受许多因素影响,测定时应固定钠、钾的摄入量(钠 160mmol/d,钾

60mmol/d)。并反复多次测定才可靠。当血钾严重降低时,尿醛固酮排出增多则不明显。对尿醛固酮排出量正常者则必须补钾后再测尿醛固酮、醛固酮分泌率或静脉血浆醛固酮,若增高则有诊断价值。

(3)钾负荷试验:在普通饮食条件下(钠 160mmol/d,钾 60mmol/d),观察 1周,可发现钾代谢呈负平衡。继之补钾 1 周,每日增加钾 100mmol,但仍不能纠正低钾血症。而其他原因所致的低血钾者,血钾却有明显的升高。

(4)食物中钠含量改变对钾代谢的影响。

1)低钠试验:正常人当食物中氯化钠摄入为 20～40mmol/d,1 周后,尿醛固酮增高,尿钠降低,但尿钾不降低。但在原醛症者,由于继续贮钠排钾,则尿钠降低,原已增高的醛固酮不再进一步升高,而尿钾也同时降低。尿钾降低的原因是由于尿钠降低,限制了与钾的交换。

2)高钠试验:对病情轻、血钾降低不明显的疑似原醛症病人,可做高钠试验。每日摄钠 240mmol,共 1 周。如为轻型原醛症则由于大量钠进入远曲小管并进行离子交换,使尿钾排出增加,血钾将更降低。对严重低血钾的典型病例不应做高钠试验,以免加重病情。

(5)螺内酯(安体舒通)治疗试验:此药可拮抗醛固酮在肾小管中对电解质的作用而改善症状,但尿醛固酮排量仍显著增高。方法是每日分 3～4 次口服螺内酯300～400mg,连续 1～2 周或以上。患者服药后血钾升高恢复正常,血压下降至正常。继发性醛固酮增多症的患者结果与原醛症相同。

(6)卡托普利(开博通)试验:卡托普利是一种血管紧张素转化酶抑制药,可抑制正常人的血管紧张素 I 向 II 转换,从而减少醛固酮的分泌,降低血压。为避免盐水滴注试验增加血容量而加重病情的危险,可推荐采用卡托普利试验。具体做法如下,于普食、卧位过夜,如排尿则应于次日早晨 4 时以前,早晨 4～8 时应保持卧位,于早晨 8 时空腹卧位取血并测血压,取血后立即口服卡托普利 25mg,然后继续卧位 2h,于上午 10 时卧位取血并测血压。血标本的处理、保存和测定与卧、立位试验一样。在正常人或原发性高血压病人,服卡托普利后血浆醛固酮水平被抑制到 15ng/dl(416pmol/L)以下,而原醛症病人的血浆醛固酮则不被抑制,该试验诊断原醛症的灵敏度为 71%～100%,特异度为 91%～100%。

(7)血浆醛固酮、肾素活性、血管紧张素 II 测定及卧、立位醛固酮试验:原醛症病人的血浆醛固酮水平增高而肾素分泌被抑制,测定卧、立位血浆醛固酮、肾素活性及血管紧张素 II 的方法如下,于普食卧位过夜,如排尿则应于次日早晨 4 时以前,早晨 4～8 时应保持卧位,于早晨 8 时空腹卧位取血,取血后立即肌内注射呋塞米 40mg(明显消瘦者按 0.7mg/kg 体重计算,超重者亦不超过 40mg),然后站立位活动 2h,于上午 10 时立位取血。如病人不能坚持站立 2h,则只测定卧位;如病人在站立过程中有不适或晕厥时,则立即让病人躺下、抽血及结束试验,必要时可静脉输液予以治疗。抽血后血标本应在低温下(4℃)放置,经分离血浆后,于−20℃保存至测定前,血浆醛固酮、肾素活性及血管紧张素Ⅱ水平分别用放射免疫分析法进行测定。需强调的是目前国内实验室均测定的是血浆肾素活性(PRA),而不是直接肾素浓度测定。

利尿药、血管紧张素转化酶抑制药、米诺地尔(长压定)可增加肾素的分泌,而阻断药却明显抑制肾素的释放。年龄、性别、月经周期、妊娠期、日内、日间变化、食物钠、钾摄入量、体位、降压利尿药等因素均可影响醛固酮、肾素活性及血管紧张素Ⅱ的测定。因此测定前,在保证病人安全的情况下,应尽可能地停用治疗药物 2～4 周,同时病人应进正常钠、钾含量的饮食。

(8)地塞米松抑制试验:用于诊断糖皮质激素可抑制性醛固酮增多症病人。在此类病人中,因醛固酮增多可被小剂量糖皮质激素持久抑制,故口服地塞米松 2mg/d,服药 3～4 周或以后,醛固酮可降至正常,低肾素活性、高血压及低血钾等症状可被改善并恢复至正常或接近正常。长期应用小剂量地塞米松(如 0.5mg/d)即可使病人维持正常状态,因此地塞米松抑制试验是诊断糖皮质激素可抑制性醛固酮增多症的主要依据。

2.定位诊断　当原醛症的定性诊断明确后,需进一步鉴别醛固酮腺瘤和特发性醛固酮增多症,因其治疗方法明显不同,醛固酮腺瘤需手术治疗,特发性醛固酮增多症则需用药物治疗。由于引起原醛症的肾上腺皮质腺瘤大多比较小,B 超、CT、MRI 及核素标记[131]I-19-碘化胆固醇做肾上腺扫描等辅助检查对肿瘤定位有帮助,但有遗漏小腺瘤的可能。选择性肾上腺静脉造影不但能显示肾上腺的影像,还可通过静脉导管采血测定醛固酮,以明确定位。但有肾上腺出血、肾上腺周围粘连、下肢血栓性静脉炎等并发症可能。

常用的定位诊断方法有以下几种。

(1)B 超:直径＜1cm 的肾上腺肿瘤 B 超常难以发现。

(2)肾上腺 CT 扫描:为首选的无创性定位方法,其诊断醛固酮腺瘤的符合率为 70％～90％,近年来随着 CT 机器性能的提高,扫描技术的进步,采用连续薄层(2～3mm)及注射造影剂增强扫描,使醛固酮腺瘤的诊断阳性率明显提高。

(3)肾上腺核磁共振显像(MRI):MRI 因价格昂贵,且对较小的醛固酮腺瘤的诊断阳性率低于 CT 扫描,故临床上不应作为首选的定位方法。

(4)^{131}I-19-碘化胆固醇肾上腺核素显像:核素显像对腺瘤、癌和增生的鉴别有较大帮助,如一侧肾上腺显示放射性浓集区,提示该侧有醛固酮肿瘤的可能;如双侧显示,提示双侧增生或双侧腺瘤可能。

(5)肾上腺静脉血浆醛固酮水平测定:采用下腔静脉插管分段取血并分别检测两侧肾上腺静脉醛固酮浓度,如操作成功,并能准确插入双侧肾上腺静脉,则腺瘤侧醛固酮明显高于对侧,其诊断符合率可达95%～100%。因该操作复杂,需特殊设备,且为侵入性检查及有肾上腺出血的危险,近年来随着CT扫描技术的提高,此项检查已较少使用。

3.诊断标准　当血浆醛固酮水平及尿醛固酮排量明显增加,同时血浆肾素活性及血管紧张素水平受到严重抑制时,有助于原醛症的确诊。1969年Conn曾提出诊断原醛症的3项标准如下。

(1)高醛固酮:醛固酮分泌增多,且不被高钠负荷产生的高血容量所抑制。

(2)低肾素:肾素分泌受抑制,且不因立位及低钠刺激而增高。

(3)正常皮质醇:尿17-羟皮质类固醇或皮质醇水平正常。

Conn认为不论有无低血钾,凡符合上述条件均可诊断,其诊断符合率达94%。

(4)血浆肾素活性(PRA):低PRA水平且不因低钠、脱水或站立体位等刺激而增高,为诊断原醛症的标准之一,但有一定局限性,因约35%的原醛症病人在上述刺激时PRA水平可升高,而40%的原发性高血压病人的PRA也可被抑制。

(5)血浆醛固酮水平:原醛症病人的血浆醛固酮水平升高,但部分原醛症和原发性高血压病人的血浆醛固酮浓度(PAC)有重叠,因此,仅用PAC来作为筛选试验是不够的。为了提高PAC和PRA测定的诊断符合率,目前大多数学者提出用PAC与PRA的比值(PAC/PRA)来鉴别原醛症或原发性高血压,如PAC(ng/dl)/PRA[ng/(ml·h)]＞25,高度提示原醛症的可能,而PAC/PRA＞50,则可确诊原醛症。如果同时运用下述标准,PAC/PRA＞30,PAC＞20ng/dl,其诊断原醛症的灵敏性为90%,特异性为91%。但是腺瘤也和正常人一样,其醛固酮分泌可有波动,因此计算PAC/PRA比值时,最好用立位2h测定值,其诊断符合率较卧位值高。

诊断原醛症最好的单次试验是在盐负荷条件下测定24h尿醛固酮水平,大多数病人可与原发性高血压鉴别,原醛症病人血、尿醛固酮浓度测定值与原发性高血压病人的重叠率分别为39%或7%。

由于严重低血钾本身可明显减少醛固酮的合成,并能使升高的醛固酮降至正常,因此最好在低血钾纠正后再测定醛固酮水平。

【鉴别诊断】

1.肾上腺腺瘤(APA)与增生(IHA)的鉴别

(1)症状与体征:一般来说,APA 病人的高血压、低血钾的症状及体征较 IHA 病人严重,血浆醛固酮水平也较高,PRA 受抑制更明显。

(2)体位变化:大多数 IHA 病人在站立 2～4h 或以后,因肾血流量减少而使 PRA、醛固酮轻度升高;而大多数 APA 病人的醛固酮分泌却对体位变化缺乏反应,或随 ACTH 分泌节律的变化而减少,因此血浆醛固酮水平在早上 8 时时升高,在中午时降低,但 PRA 仍受抑制,体位试验的诊断符合率为 60%～85%。有 25%～42% 的 APA 病人对直立体位或输注血管紧张素 Ⅱ 表现为阳性反应,即血浆醛固酮水平可随站立体位而增高,故称为对肾素有反应的醛固酮分泌腺瘤或血管紧张素 Ⅱ 反应性腺瘤。

(3)血浆 18-羟皮质酮(18-OH-B)或 18-羟皮质醇(18-OH-F):APA 及 PAH 病人的血浆 18-OH-B 或 18-OH-F 水平明显增高,而 IHA 和原发性高血压病人则降低。

(4)地塞米松抑制试验:糖皮质激素可抑制性醛固酮增多症病人的醛固酮过量分泌可被小剂量糖皮质激素持久抑制,而 APA 及 IHA 病人,其血浆醛固酮水平仅暂时能被地塞米松所抑制,但抑制时间一般不会长于 2 周。

(5)肾上腺影像学检查:进行肾上腺 CT 或 MRI 等影像学检查,可鉴别肾上腺腺瘤或增生。

2.高血压、低血钾的鉴别　临床上发现有高血压、低血钾的病人,除进行原醛症的确诊检查外,应与下列疾病进行鉴别。

(1)原发性高血压:长期服用噻嗪类排钾利尿药的原发性高血压病人,可出现低血钾而不易与原醛症进行鉴别。一般来说,可先停用利尿药或含利尿药的降压药 2～4 周,观察血钾变化,如为利尿药引起,则停药后血钾可恢复正常。此外,详细询问病史及高血压家族史,测定血浆醛固酮、肾素活性水平,必要时可行肾上腺 CT 扫描、卡托普利试验等,对鉴别原醛症与原发性高血压均有较大帮助。

(2)继发性醛固酮增多症:因肾血管、肾实质性病变引起的肾性高血压,急进型、恶性高血压致肾缺血,均可产生继发性醛固酮增多症,其中大部分病人也可有低血钾。但其高血压病程进展较快,眼底改变较明显,肾动脉狭窄时腹部可闻到血管杂音,恶性高血压者常有心、脑、肾并发症,测定血浆醛固酮及肾素活性水平均增高;而原醛症为高醛固酮,低肾素活性。故从病史、体征及肾功能化验,血浆醛固酮、肾素活性等测定亦不难予以鉴别。此外,肾血流图、肾血管多普勒超声检查、卡托普利肾图、肾动脉造影等均可以帮助确诊肾动脉狭窄。

(3)肾疾病:①低钾性肾病。如低钾性间质性肾炎、肾小管酸中毒、Fanconi综合征等肾疾病,因有明显的肾功能改变及血pH的变化,且为继发性醛固酮增多,而不难与原醛症进行鉴别。②Liddle综合征,是一种少见的常染色体显性遗传性家族性疾病,因远端肾小管及集合管的上皮细胞钠通道的调控序列发生突变,导致钠通道被过度激活,引起钠重吸收增加,细胞外液容量扩张,钠、钾离子转运异常,表现为肾潴钠过多综合征,高血压、低血钾、碱中毒、尿钾排泄增多,但醛固酮分泌正常或稍低于正常,口服醛固酮拮抗药螺内酯(安体舒通)不能纠正低钾血症,仅有肾小管钠离子转运抑制药氨苯蝶啶才可使尿排钠增加,排钾减少,血压恢复正常。故可用上述两种药物的治疗效果来进行鉴别。③肾素瘤,是一种因肾产生分泌肾素的肿瘤而致高肾素,高醛固酮的继发性醛固酮增多症,多见于青少年。测定血浆醛固酮水平及肾素活性,行肾影像学检查等则可确诊。

(4)雌激素及口服避孕药所致高血压:因雌激素可通过激活肾素-血管紧张素系统而刺激醛固酮分泌,引起高血压、低血钾,故鉴别诊断主要依据病史、服药史以及停药后上述改变可恢复正常来进行判断。

3.与肾上腺疾病的鉴别

(1)皮质醇增多症:因肾上腺肿瘤或增生而分泌大量皮质醇,临床上也可出现高血压、低血钾,但此症有典型的向心性肥胖及其他高皮质醇血症的体征,且血、尿皮质醇水平增高,因此可与原醛症进行鉴别。

(2)异位ACTH综合征:常见于支气管燕麦细胞癌、类癌、小细胞肺癌、胸腺类癌等恶性肿瘤病人,由于肿瘤组织产生ACTH样物质刺激肾上腺,引起肾上腺皮质增生,临床上出现高血压、低钾血症,但此类病人一般有原发病的症状和体征,也不难予以鉴别。

(3)先天性肾上腺皮质增生(CAH):在肾上腺类固醇激素合成过程中,由于11b或17a-羟化酶缺乏时,醛固酮的合成减少,但去氧皮质酮(DOC)、皮质酮(B)、18-羟去氧皮质酮(18-OH-DOC)及18-羟皮质酮(18-OH-B)的生成增加,临床上出现盐皮质激素增多所致的高血压、低血钾等症状,但因同时也存在性激素合成障碍而表现为性腺发育异常,如原发闭经、假两性畸形等。因此,从病史、体征、染色体及实验室检查等可予以鉴别。

(4)肾上腺去氧皮质酮(DOC)或皮质酮(B)分泌瘤:因肾上腺肿瘤分泌大量DOC而产生盐皮质激素性高血压,临床表现为血压高、血钾低,但此肿瘤瘤体通常较大并多为恶性,有的可分泌雄激素或雌激素而在女性出现多毛、在男性出现女性化表现,其皮质醇分泌正常,有的病人可有水肿。由于 DOC 水平明显升高,抑制肾素及醛固酮,CT 扫描可提示肾上腺肿瘤。因此,对低醛固酮、低肾素的肾上腺肿瘤应注意鉴别是否为肾上腺去氧皮质酮或皮质酮分泌瘤。

【治疗】

1.手术治疗　醛固酮腺瘤的治疗方法是切除肾上腺醛固酮肿瘤。术前补充钾及口服螺内酯。螺内酯 120～480mg/d;每日 3 次口服,服用 2～4 周或以后使血压及血钾达正常范围后手术。因绝大多数病例由肾上腺皮质腺瘤所致,切除肿瘤可望完全康复。如由双侧肾上腺增生引起,则需做肾上腺次全切除(一侧全切除,另一侧大部分切除)。也可先切除一侧肾上腺,如术后仍不恢复,再做对侧大部或半切除。其效果不如腺瘤摘除病例。腺癌及病程较久已有肾功能严重损害者,预后较差。

2.药物治疗　对于不能手术的肿瘤并且以及特发性增生性病人(未手术或手术后效果不满意),宜用螺内酯治疗,用法同手术前准备,长期应用螺内酯可出现男子乳腺发育、阳痿、女性月经不调等不良反应,可改为氨苯蝶啶或阿米洛利,以助排钠潴钾。必要时加降压药物,对 ACTH 依赖型应用地塞米松治疗,每日约 1mg。

钙通道阻滞药可使一部分原醛症患者醛固酮产生量减少,血钾和血压恢复正常,因为醛固酮的合成需要钙的参与,对继发性醛固酮增多症患者,血管紧张素转化酶抑制药也可奏效。先天性醛固酮增多症则不能用手术治疗,可试用地塞米松(氟美松)等药物。

第二节　肾上腺嗜铬细胞瘤

一、概述

嗜铬细胞瘤是一种较少见的疾病,但它却是肾上腺髓质的最主要疾病。病人可因高血压造成严重的心、脑、肾血管损害,或因高血压的突然发作而危及生命;但是如能早期、正确诊断并行手术切除肿瘤,它又是临床可治愈的一种继发性高血压。

【发病机制】

嗜铬细胞瘤的典型症状是阵发性高血压或持续性高血压阵发性加重、心悸和大汗,严重者以高血压危象、急性左心衰竭、脑出血等并发症为首发症状。临床常见表现是继发性高血压,高血压发作时伴有头痛、心悸和多汗三联征最富有诊断意义,但少数病例可无任何症状。实验室检查,包括血浆和尿中儿茶酚胺及其代谢产物的定量分析对于嗜铬细胞瘤的诊断具有非常重要的意义。影像学检查在肿瘤的定位、筛查、良恶性的鉴别及分期等方面具有十分重要的价值。随着临床诊断水平及检测技术的提高,肾上腺嗜铬细胞瘤的术前诊断率已明显提高。

嗜铬细胞瘤是由神经嵴起源的嗜铬细胞产生的肿瘤,属 APUD 系列,这些肿瘤合成、贮存和释放大量儿茶酚胺(CA),表现为高儿茶酚胺血症,引起持续性或阵发性高血压和多个器官功能及代谢紊乱,故近年来有的学者又称其为儿茶酚胺分泌瘤。90%的嗜铬细胞瘤来源于肾上腺,但由于神经嵴起源的嗜铬细胞可分布在颈动脉体、主动脉化学感受器、交感神经节、嗜铬体等肾上腺外部位,包括腹主动脉两旁、输尿管末端的膀胱壁、胸腔、心肌、颈动脉体及颅脑等处。故肾上腺外的嗜铬细胞瘤又可按其解剖部位不同而称为副神经节瘤、化学感受器瘤、颈动脉体瘤或膀胱嗜铬细胞瘤等。嗜铬细胞瘤除产生肾上腺素(E)和去甲肾上腺素(NE)外,还可分泌嗜铬粒蛋白、促肾上腺皮质激素、促肾上腺皮质激素释放激素、生长激素释放激素、降钙素基因相关肽、心钠素等多种肽类激素,也可并发其他内分泌系统肿瘤,引起多种内分泌功能失调。儿茶酚胺几乎影响体内每一组织和器官,它通过靶细胞膜上的特异受体,即 α_1、α_2、β_1、β_2、多巴胺-1(DA1)及多巴胺-2(DA2)等不同的肾上腺能受体亚型,在全身多个系统中发挥不同的生理学效应。

【嗜铬细胞瘤的病理改变】

嗜铬细胞瘤来源于肾上腺髓质的嗜铬细胞,瘤细胞可分泌肾上腺素。病理组织学上肿瘤通常呈圆形,有完整包膜,血管丰富,其内常有出血和坏死。显微镜下可见细胞形态怪异,呈多角形细胞巢,伴有致密大核或多核,血管丰富,胞质偏嗜碱性,不管组织学形态如何,肿瘤若未侵犯包膜或转移,可看作为良性。电镜下肿瘤细胞质中可见大量含肾上腺素及去甲肾上腺素的神经分泌颗粒。免疫组织化学染色 CgA、NSE、S-100 蛋白、Syn 表达阳性。嗜铬细胞瘤是一种"10%"肿瘤,约 10%是肾上腺以外的,约 10%是恶性的,约 10%是双侧性的。除了肾上腺,肿瘤可见于腹膜后沿着主动脉旁交感神经链的嗜铬组织、颈动脉体、主动脉旁交感神经节、肠胃-泌尿系统、脑、心包和皮样囊肿里。

【临床表现】

当嗜铬细胞瘤阵发或持续性地分泌释放大量儿茶酚胺,作用在不同组织上的 α 和(或)β 肾上腺能受体时,可产生不同的效应。由于上述不同的分泌方式、肿瘤的大小、E 和 NE 分泌量的多少及比例不同等差异,使嗜铬细胞瘤的临床表现多种多样。

1.高血压　嗜铬细胞瘤病人最常见的临床症状即是血压增高,由于肿瘤分泌 E 及 NE 的方式不同,高血压可表现为阵发性、持续性或在持续性高血压的基础上阵发性加重。有 50%～60% 的病人为持续性高血压,其中有 50% 病人呈阵发性加重;40%～50% 的病人为阵发性高血压,发作持续的时间可为几分钟、几小时或数天不等;开始时发作次数较少,以后逐渐发作频繁,可由数周或数月发作 1 次逐渐缩短为每天发作数次或 10 余次;其血压明显升高,收缩压可达 26.7～40kPa(200～300mmHg),舒张压可达 20～24kPa(150～180mmHg)或以上。阵发性高血压发作是嗜铬细胞瘤病人的特征性表现,平时血压正常,而当体位变换、压迫腹部、活动、情绪变化或排大、小便等时可诱发发作。有的病人病情进展迅速,严重高血压发作时可出现眼底视网膜血管出血、渗出、视盘水肿、视神经萎缩以致失明,甚至发生高血压脑病或心、肾严重并发症而危及生命。嗜铬细胞瘤病人高血压发作时,一般降压药治疗常无明显效果。也有部分阵发性高血压病病人由于发作时间很短,甚至持续不到 1min 而不易观测到发作时的血压,故给临床诊断带来困难。近年来随着 24h 动态血压监测仪的临床应用,对短暂发作的血压增高可进行及时记录,而为嗜铬细胞瘤病人提供了诊断手段。

2.头痛、心悸、多汗三联征　嗜铬细胞瘤高血压发作时最常见的伴发症状为头痛、心悸、多汗,其发生率分别为 59%～71%、50%～65%、50%～65%。因血压突然升高而出现剧烈头痛,甚至呈炸裂样,病人往往难以忍受;心悸常伴有胸闷、憋气、胸部压榨感或濒死感,病人感到十分恐惧;有的嗜铬细胞瘤病人平时即怕热及出汗多,发作时则大汗淋漓、面色苍白、四肢发凉。近年来较多学者认为高血压发作时伴头痛、心悸、多汗三联症,对嗜铬细胞瘤的诊断有重要意义,其特异性及灵敏性均为 90% 以上。

3.直立性低血压　大多数持续性高血压的嗜铬细胞瘤病人,在治疗前常出现明显的直立性低血压,其原因可能与长期儿茶酚胺水平增高而使血管收缩、循环血容量减少、肾上腺能受体降调节、自主神经功能受损致反射性外周血管收缩障碍等多因素有关。有报道约 40% 的伴直立性低血压的嗜铬细胞瘤病人有低血浆容量;也有极少数病人的低血压是因肿瘤主要分泌多巴和多巴胺而使血管扩张所致。高血压病人伴有直立性低血压及头痛、心悸、多汗三联征时,其诊断嗜铬细胞瘤的特异性可高达 95%。但是嗜铬细胞瘤病人在接受 α 受体阻断药及扩容治疗后,随着血压降低,直立性低血压亦明显减轻。

4.嗜铬细胞瘤高血压危象 当嗜铬细胞瘤病人的血压时而急剧增高,时而骤然下降,出现大幅度波动,即高、低血压反复交替发作,甚至出现低血压休克时,称为嗜铬细胞瘤高血压危象发作。有的病人可同时伴有全身大汗、四肢厥冷、肢体抽搐、神志不清及意识丧失,有的病人在高血压危象时发生脑出血或急性心肌梗死。其发病机制可能与嗜铬细胞瘤突然大量分泌、释放儿茶酚胺并作用于血管舒缩中枢,影响血管运动反射;特别是当肿瘤分泌大量 E,兴奋 β 肾上腺能受体时可产生较强的血管舒张效应;此外,由于血管收缩,加之大量出汗,造成血容量减少;长期高浓度儿茶酚胺损害心肌致儿茶酚胺心肌病、心力衰竭;肿瘤内坏死、出血或栓塞以及与体内多种调节血压的激素水平发生动态变化等因素有关。

5.代谢紊乱 嗜铬细胞瘤分泌大量儿茶酚胺可引起糖代谢功能障碍,肾上腺素和去甲肾上腺素在体内可促进肝糖原、肌糖原分解及糖原异生;抑制胰岛素分泌及对抗内源或外源性胰岛素的降血糖作用,而使血糖升高。因此嗜铬细胞瘤病人高血压发作时可伴有血糖增高,有的病人可出现糖耐量减退或糖尿病,甚至发生糖尿病酮症酸中毒。

肿瘤分泌大量 E 和 NE 还可引起其他代谢紊乱,如促进脂肪分解,使血中自由脂肪酸浓度升高;增加代谢率,病人可有怕热、多汗、体重减轻等代谢增高的症状和体征;部分病人平时为低热,当血压急剧上升时体温亦随之增高,有时可达 38～39℃,并伴有白细胞增高而被误诊为感染性疾病。

6.其他系统的症状

(1)心血管系统:嗜铬细胞瘤病人由于长期高儿茶酚胺水平,使心肌细胞出现灶性坏死、变性、心肌纤维化而引起儿茶酚胺心肌病,此外,还可出现多种心律失常、心肌缺血或梗死、甚至心功能不全等心血管疾病症状。在主要分泌 E 的嗜铬细胞瘤病人中,临床表现可仅有收缩期高血压,也有的病人为低血压,此外,还可有心动过速、心律失常和(或)非心源性肺水肿等不同的发作症状及体征。

(2)消化系统:高血压发作时病人常有恶心、呕吐等胃肠道症状;长期高浓度儿茶酚胺使肠蠕动减慢而出现便秘、结肠扩张,甚至肠梗阻;还可发生胃肠道壁内血管增殖性或闭塞性动脉内膜炎而致腹痛、肠梗死、溃疡出血、穿孔、腹膜炎等;儿茶酚胺可使胆囊收缩力减弱、胆汁潴留致胆石症;如肿瘤位于盆腔或直肠附近,用力排大便时因腹压增加可诱发高血压发作。

(3)泌尿系统:约 1% 的嗜铬细胞瘤位于膀胱,又称为膀胱嗜铬细胞瘤,它来源于膀胱壁内交感神经系统的嗜铬组织,其中 40% 在膀胱三角区。如果肿瘤瘤体较大并与肾紧邻时,可使肾位置下移或压迫血管而致肾动脉狭窄。长期、严重的高血压可使肾血管受损、肾功能不全,有的病人在高血压发作时可出现蛋白尿。如肿瘤位于膀胱壁,病人可有血尿并且排尿时可诱发高血压发作。

(4)神经系统:有些病人在高血压发作时有精神紧张、烦躁、焦虑,甚至有恐惧或濒死感,有的病人可出现晕厥、抽搐,症状性癫痫发作等神经、精神症状。

(5)内分泌系统:多发性内分泌腺瘤病(MEN)Ⅱ型中,除嗜铬细胞瘤外,可同时或先后发生甲状腺髓样癌、甲状旁腺功能亢进症;或合并有 MEN-Ⅰ型的疾病如垂体瘤、胰腺肿瘤等而组成 MEN 混合型,此时可表现出相应疾病的临床症状和体征。

(6)腹部肿块:约15%的病例在腹部可触及肿块,如瘤体内有出血或坏死时则在相应部位出现疼痛等症状,出血多时可有血压下降。在给高血压病人,特别是同时患有糖尿病的患者做腹部检查发现肿块时,应高度怀疑嗜铬细胞瘤,尤其是轻轻按压腹部肿块而使血压明显升高时,更支持该病的诊断。但应注意按压肿瘤时为避免高血压危象发作,应准备好抢救药品及物品。

总之,临床症状是诊断肾上腺嗜铬细胞瘤的重要线索,高血压是其主要表现,临床常表现为持续性或阵发性高血压,常伴有头痛、呕吐、大汗淋漓、面色潮红等症状。体位改变、腹压增高、劳累、麻醉、手术或某些药物可成为诱因。上述因素可使瘤体突然释放大量儿茶酚胺入血液循环而引起症状。有的还引起高代谢、高血糖、发热等症状,严重者有心脑血管病变。

【诊断】

生化检查是定性诊断肾上腺嗜铬细胞瘤的重要依据。目前常用的是测定尿VMA,其具有价格低廉,操作简便,特异度高等优点,但由于灵敏度低,易出现假阴性,尤其是在高血压未发作期间所测。综合和合理地运用各种影像学检查方法可提高肾上腺细胞瘤的定位诊断水平。

近年来,随着对嗜铬细胞瘤认识的提高,典型的肾上腺嗜铬细胞瘤的诊治方法已逐渐被临床医生所掌握,对持续性和阵发性高血压伴有血尿儿茶酚胺升高或24h 尿 VMA 升高者,均应考虑到嗜铬细胞瘤的可能。尿 VMA 及血尿儿茶酚胺的测量是肾上腺嗜铬细胞瘤定性诊断的最可靠的实验室检查之一,在影像学方面若B 超或 CT 检查提示肿瘤超过 4cm 且患者无其他相关的内分泌疾病的症状或肿瘤在 MRI T_2 加权像上呈现高强度信号,则嗜铬细胞瘤的可能性极大。近年来I-MIBG 对嗜铬细胞瘤的诊断准确率高达95%以上。目前通过 B 超、CT、MRI 和核素 I-MIBG 的检查,并将这些结果进行综合分析,可将肾上腺嗜铬细胞瘤的定性检查阳性率提高到90%以上。一般来讲,B 超及 CT 已能较好地解决定位诊断问题,而 I-MIBG 则对双侧肾上腺嗜铬细胞瘤以及静止型嗜铬细胞瘤的诊断更具临床意义。术前行 B 超及 CT 或 MRI 的定位检查,对明确肿瘤大小,与周围脏器及大血管的关系,对手术方式及手术的难易度做出充分评估。

1.定性诊断　实验室测定血浆和尿的游离儿茶酚胺(CA)及其代谢产物如 VMA 是传统诊断嗜铬细胞瘤的重要定性诊断方法。由于肿瘤儿茶酚胺的释放入血是呈间歇性的,直接检测易出现假阴性。但 24h 尿儿茶酚胺仍是目前定性诊断的主要生化检查手段,对于结果阴性而临床高度可疑者建议重复多次和(或)高血压发作时留尿测定,阴性不排除诊断。

由于儿茶酚胺在瘤细胞内的代谢呈持续性,其中间产物甲氧基肾上腺素类物质(MNs)可持续释放入血,血浆游离 MNs 和尿分馏的甲氧肾上腺素的诊断敏感性优于儿茶酚胺的测定。通过测定血及尿 MNs,对于嗜铬细胞瘤的定性诊断具有重要参考价值。

(1)激素及代谢产物测定:在嗜铬细胞瘤的定性诊断中,测定血浆或尿游离儿茶酚胺(包括去甲上腺素、肾上腺素、多巴胺)及其代谢产物的浓度具有很重要的意义。

1)尿儿茶酚胺测定:正常人尿儿茶酚胺排泄量呈昼夜周期性变化,即白昼的排泄量高于夜间,并在活动时排量增多。大多数嗜铬细胞瘤病人在发作或不发作时的尿儿茶酚胺均明显增高,往往>1500nmol/d(250mg/d),但少数阵发性高血压病病人,在不发作时尿儿茶酚胺水平可正常,故对此类病人应收集高血压发作时的尿来进行测定。有时因发作时间很短,尿儿茶酚胺排量短暂增高,如仍留 24h 尿则可被全日尿量所稀释而测定值正常,故应收集发作一段时间(如 2～4h)的尿测定儿茶酚胺排量,并与次日不发作时的同样时间和同样条件下收集的尿所测定的儿茶酚胺值比较,如明显增高则应进一步检查以帮助诊断。有的病人需多次留尿进行测定,或在 24h 动态血压监测下,分段留尿,观察儿茶酚胺排量与血压的关系。留尿时间应准确,于收集尿标本的容器中应加入 6N HCl 使其尿 pH<3.0,并放置在低温下以保持儿茶酚胺测定的稳定性。由于尿儿茶酚胺的排量受尿量及肾功能的影响,特别与肌酐清除率有关,因此在测定尿儿茶酚胺的同时最好应测定肌酐值来进行校对。24h 尿儿茶酚胺的正常值因各实验室的测定方法不同而有差异。

2)尿 VMA 或 HVA 排量测定:VMA 即 3-甲氧基,4-羟基扁桃酸,是去甲肾上腺素及肾上腺素的最终代谢产物,HVA 即高香草酸,是多巴胺通过儿茶酚甲基转移酶(COMT)和单胺氧化酶(MAO)的降解产物。同时测定尿儿茶酚胺及其代谢产物的水平可增加诊断的准确性,并可判断肿瘤分泌儿茶酚胺的转化率。如肿瘤重量<50g 时其儿茶酚胺转化率较快,主要释放大量儿茶酚胺入血,此时尿中的儿茶酚胺排量相对较多,而代谢产物浓度较低;如肿瘤重量>50g,则 CA 转化率较慢,有相当一部分儿茶酚胺在瘤体内被代谢,故主要释放儿茶酚胺的代谢产物,如 VMA 入血。因此,瘤体虽小但其分泌释放功能活跃的患者往往血或尿儿茶酚胺水平较高而尿 VMA 正常,且临床症状较瘤体大者为重;瘤体较大的患者则可能以尿 VMA 水平增高为主。

3)尿 MN 及 NMN 排量测定:MN(3-甲氧基肾上腺素)及 NMN(3-甲氧基去甲肾上腺素)是 E 和 NE 的中间代谢产物,正常人尿 MN＋NMN 排量<1.3mg/d(7.2mmol/d),其中 MN<0.4mg/d(2.2mmol/d),NMN<0.9mg/d(5.0mmol/d)。大多数嗜铬细胞瘤患者的尿 MN＋NMN 排量高于正常值 2～3 倍,此排量的多少可反映嗜铬细胞瘤分泌儿茶酚胺的功能活性。测定 MN＋NMN 的灵敏性及特异性较儿茶酚胺及 VMA 高,故对嗜铬细胞瘤的诊断有较大价值。

4)血浆儿茶酚胺浓度测定:由于血浆儿茶酚胺测定受多种生理、病理因素及药物的影响,而且每个血标本仅代表单一的时间点,它并不能代替收集时间段尿的累加作用,因此,应在病人空腹、卧位和安静状态下抽血,用保留针头取血的方法于静脉穿刺后至少保留 20min 再抽取血标本,置入用肝素抗凝的试管中混匀,在 1h 内进行低温离心、分离血浆、冷冻储存于－20℃以下,并尽快进行测定。正常人在平卧及安静状态时血浆去甲肾上腺素浓度为 500～600pg/ml(3.0～3.5nmol/L),肾上腺素浓度<100pg/ml(545pmol/L);而大多数嗜铬细胞瘤病人往往血浆去甲肾上腺素>1500pg/ml(9nmol/L),肾上腺素>300pg/ml(1.6nmol/L)。

5)二羟苯甘醇(DHPG):近年来有人提出,如果同时测定 NE 和它的代谢产物二羟苯甘醇(DHPG),可以提高嗜铬细胞瘤的诊断特异性,因为 DHPG 仅从神经元,而不从血液循环中的 NE 降解所产生,因此,如仅有血浆 DHPG 水平增加或血浆 NE·DHPG>2.0,即提示嗜铬细胞瘤,如该比值<0.5 则可除外。在剧烈活动、精神紧张、充血性心力衰竭时,其比值可增高,但不超过 1.0,在分泌 E 为主的嗜铬细胞瘤病人中 NE·DHPG 可在正常范围内。

6)嗜铬粒蛋白 A(CGA):CGA 是一种酸性可溶性单体蛋白,它伴随 NE 一起在交感神经末梢颗粒中合成、储存和释放。近年来有报道嗜铬细胞瘤病人的 CGA 水平增高,其灵敏度为 83％,特异性为 96％。血浆 CGA 水平高低与肿瘤大小、瘤体中 NE 和 CGA 的含量以及尿 VMA 排量相关,而与血压、血浆或尿儿茶酚胺水平无相关,此外,肾衰竭时血浆 CGA 水平也升高。

内啡肽、神经元特异性烯醇化酶(NSE)和神经肽 Y(NPY):它们存在于交感神经系统的神经元、嗜铬细胞瘤以及某些肿瘤病人的血浆中。所有良性嗜铬细胞瘤病人的血浆 NSE 水平正常,而在 50％恶性嗜铬细胞瘤病人中却明显增高。因此,测定血浆 NSE 水平可用于鉴别良、恶性嗜铬细胞瘤。

虽然恶性嗜铬细胞瘤病人的血浆 NPY 水平增高与良性肿瘤者相比有明显统计学意义,但血浆 NPY 水平增高的两组病人的百分数却无明显区别。

(2)激素及代谢产物测定的意义及影响因素:在上述各种测定中,没有一种单一的测定手段可 100％的肯定诊断嗜铬细胞瘤,但测定 24h 尿儿茶酚胺或 MN＋NMN 水平却有相对高的灵敏度和特异性,因此如能同时或多次测定基础状态下及高血压发作时的血或尿儿茶酚胺及其代谢产物的浓度,则可大大提高嗜铬细胞瘤的诊断符合率。然而部分有典型发作史的嗜铬细胞瘤病人在血压正常及未发作时测定血或尿儿茶酚胺浓度正常,而不能因此除外嗜铬细胞瘤的存在;有些有嗜铬细胞瘤家族史的病人虽无症状和体征,儿茶酚胺测定亦正常,但影像学检查确实发现有嗜铬细胞瘤,在此类病人中,有时可有致命性的高血压发作,因此,这种病人的血或尿 E 水平测定尤为重要;此外,某些分泌 E 为主的肿瘤同时也可分泌大量去甲肾上腺素。但在一些发作性血压增高的病人,如发作时多次测定血或尿儿茶酚胺值均为正常,则基本可除外嗜铬细胞瘤的诊断。

除了卒中、出血等中枢神经系统疾病、急性心肌缺血、血管造影、应激或剧烈运动时可使血、尿儿茶酚胺水平明显增加外,多种药物或食物因有荧光反应、刺激内源性儿茶酚胺的合成或代谢或产生干扰性代谢产物而分别影响血、尿儿茶酚胺及其代谢产物的排泄或测定。

(3)药理试验

1)激发试验:包括冷加压试验、胰高糖素试验、酪胺试验、甲氧氯普胺(胃复安)试验等,他们适用于临床上疑诊为嗜铬细胞瘤的阵发性高血压病人,在其血压正常时或较长时间未能观察到症状发作而不能排除或确诊的病人。因该类试验有一定危险性,故对持续性高血压或年龄较大的患者,不宜做此试验,以免发生心、脑血管意外。某些阵发性高血压病人在发作时已测定到血、尿儿茶酚胺水平明显增高并已能确诊者,也不需再做此试验。此外,应先做冰水冷加压试验以观察患者的血管反应性,并准备 α 受体阻断药酚妥拉明,以用于治疗可能发生的严重高血压或高血压危象。近年来随着血、尿儿茶酚胺及其代谢产物测定的广泛应用,激发试验已有被激素测定取代的趋势。

2)抑制试验:包括酚妥拉明试验、可乐定(氯压定)试验等,适用于持续性高血压、阵发性高血压发作期,或上述激发试验阳性的病人,当血压＞22.7/14.7kPa

(170/110mmHg)或血浆儿茶酚胺水平中度升高在 5.9～11.8nmol/L(1000～2000pg/ml)时,可做下述抑制试验以进一步明确诊断。

酚妥拉明试验:酚妥拉明是短效 α 肾上腺素能受体阻断药,可阻断 CA 在组织中的作用,因此用来鉴别高血压症候群是否因嗜铬细胞瘤分泌过多儿茶酚胺所致。当病人血压>22.7/14.7kPa(170/110mmHg)时,可做此试验。

可乐定(氯压定)试验:可乐定是作用于中枢的 α₂ 肾上腺素能激动药,当 α₂ 受体被激活后,儿茶酚胺释放减少,故可乐定能抑制神经源性所致的儿茶酚胺释放增多。正常人及非嗜铬细胞瘤的高血压病人在紧张、焦虑时,由于交感神经系统兴奋性增高,血浆儿茶酚胺释放增多,而嗜铬细胞瘤病人因肿瘤分泌大量儿茶酚胺直接进入血液循环中,而可乐定抑制非嗜铬细胞瘤病人的儿茶酚胺释放,却对嗜铬细胞瘤病人分泌和释放儿茶酚胺无抑制作用。此试验安全,仅适用于基础血浆儿茶酚胺水平异常升高的病人。

2.定位诊断　　B 超是一种非侵害性检查手段,具有操作简便、经济易行、重复性强等优点,是一种常规手段。肾上腺嗜铬细胞瘤的典型声像图特征为:肾上腺的中等大小肿块,呈圆形或类圆形,边界回声宽而清楚,形态规则;较小肿块内部回声低而均质,较大肿块回声不均,中心常可见液化坏死形成的不规则暗区;实性部分血流信号较为丰富;肿块后方回声稍衰减或不变。恶性嗜铬细胞瘤肿块形态多不规则,常有周围组织的浸润及远处转移,生长速度较快,但超声定性诊断比较困难。

CT 检查被认为是肾上腺嗜铬细胞瘤定位诊断的“金标准”,特别是多层螺旋CT 对肾上腺嗜铬细胞瘤的诊断具有明显优势,目前多采用 16 层或 64 层螺旋 CT机,薄层扫描,增强扫描行动脉期、静脉期及延迟期三期扫描,动、静脉期薄层重建,工作站上行多平面重组(MPR)及最大密度投影(MIP)处理。CT 三维重建可以提供肾上腺及周围脏器的三维立体结构关系,准确判断肿瘤的来源,为外科手术提供帮助,经多层螺旋 CT 增强扫描后进行多平面重建对嗜铬细胞瘤的影像诊断优势如下。①清晰显示肿瘤的大小、形态及内部结构特征;②清晰显示肿瘤与周围组织器官的毗邻关系,为肿瘤的定位诊断提供充分的影像信息。增强扫描能直观显示肿瘤的供血血管及走行途径,为手术提供直观的血管示意图。嗜铬细胞瘤的 CT表现:嗜铬细胞瘤 CT 平扫表现为单侧肾上腺较大肿块,偶为双侧性肿瘤,肿块直径通常为 3～5cm,但也可较大,甚至达 10cm 以上。研究表明,有功能的嗜铬细胞瘤直径多大于无功能的肿瘤。肿块通常为圆形或卵圆形,边界清晰,密度均匀或不均匀,较小的肿瘤多密度均匀,其密度类似于肾脏密度,较大的肿瘤多密度不均匀,中央更低密度为出血坏死区,病变区可有钙化,有研究表明钙化更倾向发生于有症状的嗜铬细胞瘤患者。CT 增强后因肿瘤实质血供丰富而呈明显不均匀强化,而陈旧出血、坏死或囊变区无强化。有研究提示嗜铬细胞瘤大部分增强后 CT 值＞80Hu,占 88％,由于是富血管肿瘤,最高 CT 值甚至达 240Hu;双期均呈不均匀强化较多见,占 67％,双期均呈均匀强化较少见,占 16％;以动脉期强化为著的占 40％,以实质期强化为著的占 60％。有学者认为 CT 上发现肿瘤直径＞5cm 时应考虑有恶性嗜铬细胞瘤倾向。有学者认为当肿瘤体积小、外形光滑、呈圆形或椭圆形、内部结构均匀者以良性嗜铬细胞瘤居多,直径大(＞6cm)且外形不规则、瘤体内部不均质多为恶性。同时恶性嗜铬细胞瘤在 CT 上还可表现侵犯周围组织,与主动脉或下腔静脉等粘连或包埋大血管,压迫肾静脉,局部可见淋巴结转移,肺、肝、骨等远处转移表现。总之,CT 对嗜铬细胞瘤定性诊断具有重要价值,因此是首选的影像学检查方法。认为其平扫特征为 3cm 以上肿块,密度均匀或不均匀,境界清楚;其增强特征为实性部分呈明显不均匀强化,最高 CT 值＞80Hu,结合临床资料,可做出嗜铬细胞瘤的诊断。

MPR、MIP 对外科手术的价值:肾上腺嗜铬细胞瘤因释放儿茶酚胺,术前术中及术后能引起高血压,术前正确诊断及术前准备尤为重要。在切除肿瘤时,避免触摸肿瘤诱发高血压,应尽量减少对肿瘤组织的挤压,仔细沿肿瘤包膜分离后先结扎肿瘤内侧血管组织,以减少肿瘤内激素进入血,因此,术前肿瘤血管的显示尤为重要,MIP 能直观显示肿瘤的血管及走行途径,为外科手术作出准确的血管示意图。MPR 能清晰显示肿瘤与周围组织器官的毗邻关系,定位准确。清晰显示肿瘤的大小、形态及内部结构特征,为肿瘤定性提供帮助。肿瘤切除后若血压下降不明显,效果好或下降后又很快回升,则应警惕其他部位嗜铬细胞瘤的存在,单纯 CT 横断面检查,病变不易与肠管相鉴别,MPR 能准备显示肿瘤与肠管的位置关系,为肿瘤定性定位提供帮助。

MRI 检查也是解剖学定位的重要手段。T_1WI 上嗜铬细胞瘤表现为较肝实质稍低的信号,如瘤内伴有出血,可表现为混杂的稍高信号;T_2WI 上呈明显不均匀高信号,多较肾实质信号高,甚至与脑脊液信号相仿,这种表现在 T_2WI 脂肪抑制序列上更为明显。瘤内伴有囊性变时,信号不均匀,可见 T_1WI 明显低信号、T_2WI 明显高信号的区域,且增强扫描无强化或中等强化。T_2WI 上呈明显高信号是嗜铬细胞瘤的特征性表现,但并不绝对,多数嗜铬细胞瘤包膜完整,病变较大时常挤压周围结构,但与之分界清楚。恶性嗜铬细胞瘤的 MRI 信号强度、增强表现多与良性嗜铬细胞瘤相似,但肿瘤形态不规则,包膜亦不完整,可侵犯局部血管或邻近组织,病灶周围也可出现小的卫星结节,局部淋巴结和远处转移也是诊断恶性嗜铬细胞瘤的重要依据。增强 MRI 检查,病灶的实性部分均表现为快速、明显和持续较长时间的强化,伴有坏死、囊性变和出血的病变强化不均匀,肿瘤间质成分的总量与其延迟强化程度明显相关,即肿瘤间质成分(包括血管成分、玻璃样变等)越多,延迟期强化程度越明显,这可能与对比剂在间质成分中滞留时间相对较长有关。

I-MIBG 也是重要的解剖定位手段,特别是对于术后肿瘤复发者更具有重要意义。肾上腺髓质和肾上腺能神经能储存[131]I-MIBG,正常情况下肾上腺髓质摄取量少,静脉注射[131]I-MIBG 后 24h 一般不显影,而嗜铬细胞瘤摄取率增加,24h 即在肿瘤处呈放射性明显浓聚,随时间延长而愈加清晰,提高了此类功能静止型嗜铬细胞瘤的术前定性诊断。有研究发现其诊断的阳性率达 96.6%,特异性达 100%,证明此项检查在嗜铬细胞瘤诊断中的独特临床价值。[131]I-MIBG 核素显像尚具有全身扫描的优点,有的病例为多发或 CT 禁忌,可以首选[131]I-MIBG 核素显像。由于[131]I-MIBG 核素显像对肾上腺外或者转移性嗜铬细胞瘤不能得出准确的解剖定位,如能同机进行同体位图像融合断层显像(SPECT/CT),诊断率可达 100%,使嗜铬细胞瘤的术前诊断技术更加全面。

【鉴别诊断】

肾上腺嗜铬细胞瘤应与皮质腺瘤、皮质癌、转移瘤鉴别。

1.肾上腺腺瘤　功能性腺瘤(Cushing 腺瘤及 Conn 腺瘤),肿瘤一般体积较小,B 超表现为肿块边界回声明亮,内部为中等或低回声,不易出现液化坏死,血流信号不丰富。皮质腺瘤直径多<5cm,形态规则,边界清晰,有完整包膜,密度均匀,轻度强化,以功能性肿瘤占大多数。醛固酮腺瘤发生于肾上腺皮质球状带,CT 表现为低密度肿块,CT 值多在 18Hu 以下,增强后轻度强化。皮质醇腺瘤发生于肾上腺皮质束状带,瘤体直径多为 2～5cm,CT 表现为中等密度的均质肿块,增强后轻度强化。肾上腺嗜铬细胞瘤可呈低密度,与腺瘤相仿,两者镜下均可见脂肪,而 CT 上却未能测到脂肪密度。

2.肾上腺皮质腺癌　癌瘤体较大,直径多>7cm,呈类圆形、分叶或不规则形,密度不均,内有出血和坏死低密度区,瘤体 CT 值低于嗜铬细胞瘤,强化亦不如后者。增强后肿瘤强化不明显或呈不均匀强化,可呈周边不规则环状强化。可直接侵犯邻近组织,以肾、下腔静脉及局部淋巴结最常见,远处转移以肝常见。

3.肾上腺转移瘤　患者有原发肿瘤的病史(以肺癌最多见),诊断主要依据是发现原发肿瘤,原发灶多为肺癌,多无肾上腺功能改变。转移灶可双侧或单侧,大小不等,直径多为 2～5cm,密度均匀,大的肿瘤内有坏死性低密度区,增强呈均匀或不均匀强化。总之,临床疑为嗜铬细胞瘤患者,当 CT 检查发现肾上腺较大肿块,密度均匀或不均并有实体部分明显强化,结合其特殊临床表现阵发性高血压伴头胸腹痛、盗汗、心悸、面色苍白,化验检查血、尿儿茶酚胺增高,通常可做出准确定位和定性诊断。当有典型症状而未发现肾上腺肿块时,须行全腹扫描,必要时行纵隔扫描,以发现异位的嗜铬细胞瘤。

4.恶性嗜铬细胞瘤　迄今恶性嗜铬细胞瘤的诊断仍是根据肿瘤侵及邻近嗜铬脏器及组织或转移至无嗜铬组织的嗜铬细胞而定。肿瘤细胞分化程度,如丝状分裂活性,核酸多型性等均不适用于区别嗜铬细胞瘤的良、恶性。恶性嗜铬细胞瘤诊断病理及影像学缺乏特异性指标,公认的金标准是在没有嗜铬细胞瘤的区域出现转移灶。有学者认为恶性嗜铬细胞瘤的判断方法:①高度复发性,即肿瘤切除后复发;②影像学检查提示肿瘤直径＞5cm,呈分叶状,内部密度不均,可有液化坏死区;③异位或多发嗜铬细胞瘤;④术中探查,恶性者浸润性生长,肿瘤界限不清晰。另外生化检查如肿瘤标记物等有一定参考价值。

二、手术治疗

【治疗】

手术切除肿瘤是唯一的治疗方法。由于儿茶酚胺对机体的毒性作用,手术风险极高。绝大多数嗜铬细胞瘤围术期的危险主要来源于肿瘤切除后的低血压及休克。由于嗜铬细胞瘤释放的儿茶酚胺使体内微循环处于收缩状态,肿瘤切除后儿茶酚胺锐减,微循环迅速扩张造成有效循环血量减少引起低血容量性休克。因此,充分的术前准备和精细的术中操作及阻断瘤体血供前后的血压控制是手术顺利完成的三个重要环节。

术前充分准备,可降低血压,减轻心脏负荷,改善心脏功能,扩充血容量。常规使用 α 受体阻滞药酚苄明一般能达到降压效果,哌唑嗪能有效降压但术中血压波动较大。有时可加用钙离子通道阻滞药硝苯地平(心痛定)、波依定等药,阻滞钙离子进入细胞内抑制肾上腺嗜铬细胞瘤释放儿茶酚胺。或使用血管紧张素转化酶抑制药卡托普利,因为在高儿茶酚胺的刺激下,产生高肾素血症,使血管紧张素生成增加。对于心率＞90/min 者可应用 β_2 受体阻滞药普萘洛尔。

扩容准备充分与否,一般通过血压正常、体重增加、鼻塞和手暖来估计,缺乏直观量化标准。目前在部分医院已引入指端微循环图像分析技术,显微镜下观察微动脉形态,计算机测算微动脉管襻数、管径值和管襻长度,提高了对微循环状态的客观判断能力。因此认为,指端微循环图像分析可作为判断术前扩容程度的参考标准。由于嗜铬细胞瘤患者血容量不足,术中切除肿瘤后表现更为突出。常用平衡液、全血或低分子右旋糖酐扩容。术前给药应用东莨菪碱或哌替啶(杜冷丁),禁忌使用阿托品。麻醉管理:对肾上腺嗜铬细胞瘤既可使用连续硬膜外麻醉,亦可使用全麻,还可两者联合。采用连续硬膜外麻醉,主要适用于术前定位准确,界限清楚的较小单独瘤体。优点是对机体干扰小,减少肺部感染。但不如全麻对术中血压的调整。术中应行 CVP、MAP 监测。选择手术径路的原则是必须有良好的术野显露,便于操作同时又要使创伤尽量减少。对于瘤体定位准确,瘤体较小且与周围组织无明显粘连,故多采用了腰部切口(以第 11 肋间为主)。腹部切口主要适用于确定或怀疑为双侧、多发性或异位肾上腺嗜铬细胞瘤以及巨大肿瘤与大血管关系密切的患者,能较好控制术中所致大出血。手术方式可采取肿瘤切除术和包膜内剜除术。与肾周组织粘连严重,疑有恶变可连同肾一并切除。术中操作要轻柔,取下瘤体之前应告知麻醉师做好升压准备,防止低血压、休克。近年来,腹腔镜手术治疗肾上腺嗜铬细胞瘤已在国内应用。具有创伤小、出血少、并发症少、恢复快、住院时间短等优点。但应注意掌握好手术适应证。

【术后处理】

术后主要危险是心力衰竭和低血压。术后 72h 乃至更长时间内应行心电、血压监测,及时调整输液速度,必要时应用升压药物。

关于围术期的处理:肾上腺嗜铬细胞瘤的根本治疗方法是手术,手术效果良好,但风险大。为降低手术风险,围术期处理是关键,我们的经验是充分认识嗜铬细胞瘤具有低血容量、高血压的病理生理特点,通过妥善的围术期处理,把风险降到最低。具体措施包括①控制血压;②扩容;③纠正心律失常;④改善一般情况,如纠正电解质紊乱,调整血糖及术前心理准确工作;⑤术后低血压和心力衰竭的防治。

术前应用 α 受体阻滞药并维持一个阶段,可使血压缓慢下降,血管床扩张,血容量逐渐增加。常用药物酚苄明(苯苄胺)其阻滞 α₁ 受体作用强于 α₂ 受体,控制血压效果好,口服用药方便,从 30mg/d 开始,逐渐增加到 60～120mg/d,用药时间为 1～2 周。哌唑嗪选择性抑制 α₁ 受体,作用缓和,对心律影响小,但该药属突触后抑制,对术中探查肿块引起的高血压控制不满意,常用量 2～3mg/d,用药时间为 1 周。扩容是一项十分重要的措施。嗜铬细胞瘤分泌过量儿茶酚胺使外周血管强烈收缩,血管床容积减少,血容量绝对不足。切除肿瘤后,儿茶酚胺减少,血管床开放,容量不足成为矛盾。术前在控制血压的前提下补充一定的血容量,可使术中血压下降减缓,术后血压恢复快而稳定。术前患者如有心律失常者,常用药为普萘洛尔 20～40mg/d,使心率<90/min、血细胞比容≤0.45。如患者有电解质紊乱及高血糖者,常规纠正电解质紊乱及降低血糖等治疗。术后主要危险是低血压及心力衰竭,导致术后低血压的主要原因为术前儿茶酚胺分泌量大,外周血管长期处于收缩状态,血管容积减少。切除肿瘤后,儿茶酚胺水平迅速下降血管扩张,血容量相对不足。因此,适量输血或代血浆以及加量补液,即可纠正低血容量,但输液速度不宜过快,注意防止心力衰竭及肺水肿的发生。

1.关于手术径路的选择,手术方式及术中注意事项 目前外科手术切除肿瘤是治愈本病的唯一有效方法。手术径路的选择,必须以损伤小,显露满意,便于操作为准则。要做到这一点,必须通过对患者影像学资料的分析,根据肿瘤大小、部位、数目以及肿瘤与周围脏器,血管的毗邻关系,对手术难易度作出评估。随着微创腹腔镜手术技术的发展,越来越多的肾上腺嗜铬细胞瘤能通过腹腔镜实施手术切除,已成为泌尿外科医师的首选,但一部分巨大肾上腺嗜铬细胞瘤仍需要行开放手术,而机器人辅助腹腔镜技术的兴起无疑为外科医师切除肿瘤提供了更多的选择。

对于巨大嗜铬细胞瘤的血供来源异常,侧支循环多。在手术过程中,随着肿瘤供应血管的结扎、阻断,肿瘤的血液回流受阻,肿瘤内的压力不断增高,术中渗血较多,分离肿瘤时失血量更大,及时输血、输液是保证手术成功的关键。采用自体血回收具有迅速、及时及避免输异体血的优点,洗涤红细胞新鲜,能立即发挥携氧功能,不良反应小。

对明确的单侧肾上腺嗜铬细胞瘤,如果肿瘤瘤体直径<6cm 者,位置比较肯定,游离于周围血管者,采用第 11 肋间切口,更符合泌尿外科的手术原则。这样肿瘤显露满意,术后恢复快,但需注意避免胸膜的损伤。而对于较大的肾上腺嗜铬细胞瘤,虽然可以通过腹腔镜切除,但是巨大嗜铬细胞瘤的手术风险极大,大部分肿瘤存在出血、坏死和水肿,与周围组织分界不清,特别是与大血管粘连严重。因此,良好的手术视野对肿瘤能否切除是十分关键的。且与腹腔动静脉关系密切,分界不清者,采用经腹切口,可进行多方位探查,充分显露下腔静脉与腹主动脉,防止肿瘤粘连而引起大血管的损伤。手术中显露肿瘤时应尽量减少挤压和牵拉,以免血压波动大,先分离结扎肿瘤内侧血管,钳夹血管时应通知麻醉师观察血压变化。手术原则为肿瘤切除术,但肿瘤如与正常肾上腺组织分界不清,可行连肿瘤在内的肾上腺全切术或肾上腺部分切除术。对右侧肾上腺嗜铬细胞瘤,因肿瘤与下腔静脉关系密切,注意勿损伤下腔静脉。

肾上腺嗜铬细胞瘤患者术后仍有 10％～15％病人存在高血压,可能原因:①体内多发性肿瘤;②肿瘤恶性变,有转移灶;③长期高血压造成肾血管病变,产生肾性高血压;④长期高血压使血管壁发生改变,小动脉弹性减弱,脆性增加,产生高血压;⑤肾上腺髓质增生。

2.腹腔镜肾上腺切除术　腹腔镜肾上腺切除术(LA)的优势显而易见,患者术后疼痛较轻,恢复快,住院时间短,术中出血量少,深部手术视野显露较好。有证据表明,LA 同其他肾上腺手术一样安全,而且患者恢复较好对于位置深、体积小、显露困难的肾上腺肿瘤,腹腔镜手术更能体现出巨大优势,目前 LA 被认为是治疗肾上腺良性肿瘤的金标准。但 LA 治疗嗜铬细胞瘤尚存在争议,肾上腺嗜铬细胞瘤的特点是血供丰富,肿瘤体积大于其他的肾上腺肿瘤,术中易产生的并发症包括无法控制的高血压、血流动力学不稳定、侵犯周围组织及局部复发,这些因素均可能导致 LA 进行困难而中转开放手术,而 LA 本身气腹的建立也可能刺激儿茶酚胺的分泌,从而增加手术的风险。有研究表明,LA 中,肿瘤较大($\geq$5cm)、体质指数(BMI)$\geq$24kg/m^2 及嗜铬细胞瘤本身都是导致中转开放手术的高危因素。过去经常认为,肾上腺嗜铬细胞瘤的直径<6cm 可选择 LA,随着外科医师手术技术的提高,一些临床医学中心甚至报道了切除肿瘤直径为 11cm 的病例。术中如果发现肿瘤有局部侵犯现象,不少外科医师建议中转开放手术是一个比较恰当的选择。LA 术后肿瘤复发的可能性较大,这可能与局部无法完全切除侵犯灶以及肿瘤组织碎块残留有关。

LA 的手术径路又可分为经腹入路(TLA)和经后腹膜入路(RLA)。TLA 又可分前入和侧入,其优势在于视野开阔,操作空间大,解剖清楚,显露肾上腺完全,能及早控制肾上腺血供,而且能同时检查腹腔脏器情况;主要缺点在于手术过程中易受腹腔脏器干扰,术后易发生肠粘连、感染等。RLA 又可分为侧入和后入,其主要优点在于能快速进入手术视野,对腹腔脏器干扰少,泌尿外科医师对此途径熟悉;主要缺点在于操作空间小,立体空间感差等。目前文献报道,肾上腺嗜铬细胞瘤 LA 的手术径路以 TLA 居多。由于 TLA 操作空间大,解剖清楚,能够以最小的幅度处理肿瘤,而且进腹后术者能尽快找到并结扎肾上腺中心静脉,因此能有效控制术中患者血压的波动。除了能较早分离、结扎肾上腺静脉外,TLA 还能方便地处理双侧肾上腺病变、较大的肾上腺肿瘤以及肾上腺外嗜铬细胞瘤。但是由于TLA 有干扰腹腔脏器、手术操作时间长等缺点,尤其对于曾行腹部手术的患者,TLA 并不被所有泌尿外科医师推崇。采用何种径路取决于患者的病情以及术者的经验和操作水平。手术医师应分别掌握这两种手术路径,以便对不同患者能灵活运用腹腔镜技术,从而更好地解决患者的痛苦。

　　3.机器人辅助腹腔镜技术　机器人辅助腹腔镜技术(RA),这项技术被越来越多的外科医师掌握。RA和LA一样非常安全,出血较少,患者恢复快,住院时间短,围术期并发症发生率也与LA相似。与LA、开放手术相比,RA具有独特的优势。目前,DaVinci机器人包括3个操作臂(中央的操作臂用来安装镜头,两边的操作臂则可以装卸各种外科手术器械)以及一个远程的控制器,施术者可以坐着操作控制器完成手术,他的助手负责更换操作臂上的手术器械。DaVinci机器人的InSiteTM视觉系统为施术者提供了一个更清晰的手术视野,它可以将操作对象放大10倍,并生成一个三维图像,施术者可以根据自己的需要随意调整内视镜的角度以获得良好的操作视野,这使得位于深部的肾上腺肿瘤手术能够获得更好的手术视野,为外科手术切除提供了保障。其次,机器人提供了Endowrist的操作工具,与传统的腹腔镜操作器械不同,施术者通过它可以十分自由灵活地操作手术器械,使得外科手术能够实施得更加灵敏,手术操作更加精确、迅速。机器人系统还可以让外科手术在一个相对放松、惬意的环境下进行,施术者不易产生疲劳感,保障了手术质量。术中,患者取健侧体位,先于脐与患侧肋缘与锁骨中线交点连线的中点放置一个12mm的摄像头,然后在肋缘下二横指处开始,沿着锁骨中线放置2个机器人器械操作臂,接着在上腹中间做一10mm切口,安装一个使肝脏能够回缩的器械,很多情况下最后还需要在患侧腹部置入一个12mm的trocar,用来使用Ligasure或超声刀,手术过程则与传统的LA非常相似。通常认为,与LA相比,RA的手术时间较长、手术花费高。机器人安装成本及维护费用相对较高是影响手术费用的关键,一些国外的机器人手术中心随着每年手术例数的不断增加,相对每台手术的费用有所下降,而且接受机器人手术的患者恢复更快,减少了住院时间,从另一方面减少了患者整体的住院费用。机器人系统操作也有缺点,施术者在手术过程中缺乏对于器官直观的触觉,增加了潜在的损伤邻近器官的可能性。综上所述,尽管目前一些肾上腺嗜铬细胞瘤患者仍然通过开放手术进行治疗,但LA和RA技术在创伤小、失血少、恢复快、切口美观等方面是开放手术无法做到的。随着腹腔镜以及机器人技术的不断发展,越来越多的患者将接受LA、RA,从而达到更好的临床效果。

第三节　皮质醇增多症

　　皮质醇增多症简称皮质醇症,又名库欣综合征,是肾上腺皮质功能亢进症中最常见的一种。皮质醇增多症是由于肾上腺皮质分泌过量糖皮质激素(主要是皮质醇),导致人体代谢明显紊乱,从而出现一系列相应的临床表现,包括满月脸、水牛背、皮肤菲薄多血质、痤疮或色素沉着、肌肉消瘦无力、腹部紫纹、高血压、糖耐量减退等。

皮质醇增多症的病因及其表现如下:

1.下丘脑-垂体性皮质醇增多症　因下丘脑-垂体释放促肾上腺皮质激素过多而引起肾上腺皮质增生所致,称为库欣病,占库欣综合征的70%～80%。多数患者伴有垂体 ACTH 微腺瘤。库欣病患者临床可有向心性肥胖、满月脸、多血质、宽大紫纹等典型症状,血尿皮质醇升高,昼夜节律消失,双侧肾上腺增生。但是皮肤色素沉着与低血钾一般不明显,大剂量地塞米松多数能抑制。

2.肾上腺皮质肿瘤　包括肾上腺皮质腺瘤或者肾上腺皮质癌;临床可有向心性肥胖、满月脸、多血质、宽大紫纹、色素沉着及低血钾等症状,大剂量地塞米松不能抑制,血浆 ACTH 正常或低于正常范围。

3.异源促肾上腺皮质激素综合征(异位 ACTH 综合征)　因垂体、肾上腺以外的肿瘤(如肺癌、胸腺类癌等)产生具有促肾上腺皮质激素活性的物质,刺激肾上腺皮质增生所致。临床可有或无典型的库欣综合征表现,但多有比较严重的水肿、肌无力和明显的色素沉着,血尿皮质醇升高,昼夜节律消失,大剂量地塞米松抑制试验不能抑制,血浆 ACTH 明显高于正常范围。

此外,也可出现医源性皮质醇症,长期大量使用糖皮质激素治疗某些疾病可出现皮质醇症的临床表现,这在临床上十分常见。这是由外源性激素造成的,停药后可逐渐复原。但长期大量应用糖皮质激素可反馈抑制垂体分泌 ACTH,造成肾上腺皮质萎缩,一旦急骤停药,可导致一系列皮质功能减退的表现,甚至发生危象,故应予注意。长期使用 ACTH 也可出现皮质醇症。

【诊断】

多见于女性,女与男之比约为 5:1,以 15～40 岁多发。

1.症状与体征　①向心性肥胖,满月脸,项背部脂肪隆起,腹部膨出,四肢肌肉相对细小。②多血质皮肤菲薄,面部红润多脂。③紫纹为本症特征性表现之一,形状为中间宽,两端细,呈紫红或淡红色,常为对称性分布,多见于下腹部、臀部、股部等处。常有皮肤淤斑及痤疮。④多毛,头面部毛发增多、增粗、全身毳毛浓密、较粗硬,腋毛及阴毛亦增多,女性阴毛呈男性分布。⑤糖尿病表现可表现"多尿、多饮、多食"三多症状。⑥高血压,通常为持续性,收缩压与舒张压常同时升高,伴有头晕、头痛等。⑦骨质疏松骨质极脆,容易发生多处骨折。⑧性功能障碍:女性常有月经量减少或闭经、不孕;男性则常有性欲减退、阳痿等。⑨神经、精神障碍,病人可有不同程度的精神忧郁、烦躁、失眠、记忆力减退等改变。严重者有自杀倾向。⑩感染的易感性增加,病人体液免疫及细胞免疫均受抑制,抵抗力明显降低,容易受化脓性细菌、真菌和某些病毒感染,且易扩散,可形成败血症。

2.实验室检查

(1)嗜酸性粒细胞计数绝对值减少,很少超过每立方毫米 50 个;淋巴细胞降至 15%～20%。

(2)空腹血糖增高,葡萄糖耐量减低,少数有糖尿。

(3)血钠增高,血钾、血氯降低,严重时可产生低钾、低氯性碱中毒。

(4)尿 17-羟皮质类固醇增高,多在 20mg/24h 以上,显著增高时可能为肾上腺皮质增生。尿 17-酮类固醇可正常或增高,明显增高时可能为肾上腺皮质癌。

(5)血皮质醇增高,为正常平均值的 2～3 倍,正常的昼夜节律性消失,晚上血皮质醇不明显低于清晨血皮质醇浓度。

3.特殊检查

(1)小剂量地塞米松试验:晚上 23:30～24:00 顿服地塞米松 1mg(或 1.5mg),次日晨 8:00 抽血,测定血浆游离皮质醇。测定值较对照值下降超过 50%,可诊断为单纯性肥胖症。

(2)大剂量地塞米松试验:晚上 23:30～24:00 顿服地塞米松 8mg,次日晨 8:00 抽血,测定血浆游离皮质醇。皮质醇抑制超过 50%,提示为垂体性皮质醇增多症,而肾上腺皮质肿瘤或异位 ACTH 综合征不被抑制。

4.X 线检查　①垂体部位 X 线摄片,可见蝶鞍扩大;小腺瘤可用断层摄片发现。②颅骨、肋骨、脊椎等摄片示明显的骨质疏松或伴有病理性骨折。③B 型超声波检查可发现肾上腺 1cm 以上的肿瘤,双侧肾上腺由于:增生产生增大的改变。④放射性核素[131]I-19-碘化胆固醇肾上腺皮质显像增生者显示两侧显影较浓聚;肿瘤则病变侧显影浓聚,而对侧肾上腺不显影或显影很差。若分不清皮质增生还是肿瘤,在做地塞米松抑制试验后复查,可发现皮质增生被抑制,而腺瘤仍浓集放射性。⑤CT 或 MRI 可发现<1cm 的垂体微腺瘤。

【鉴别诊断】

1.病因鉴别　肾上腺皮质增生与肿瘤的鉴别。

①ACTH 刺激试验:每日 ACTH 25mg,静脉滴注,维持 8h,连续 2d 后,如属皮质增生者,刺激后 24h 尿中 17-羟类固醇显著增加,达基值的 3～7 倍;腺瘤者反应较弱;癌肿者一般不受 ACTH 刺激。②大剂量地塞米松抑制试验皮质醇抑制到

对照值的50%以下提示增生,而肿瘤则不受抑制。

2.症状鉴别　①单纯性肥胖:肥胖可伴有原发性高血压、糖耐量减低,月经稀少或闭经,皮肤亦可出现紫纹、痤疮、多毛,24h尿17-羟类固醇和17-酮类固醇排出量比正常增高。与皮质醇增多症表现相似。但单纯肥胖症其脂肪分布均匀;无皮肤菲薄及多血质改变;紫纹大多为白色,有时可为淡红色,但一般较细;血皮质醇浓度不高,正常昼夜节律存在,小剂量地塞米松抑制试验大多能被抑制;X线检查蝶鞍无扩大,亦无骨质疏松。②颅骨内板增生症多见于女性,临床表现有肥胖、多毛症、高血压及神经精神症状。须与皮质醇增多症相鉴别。前者肥胖以躯干及四肢较显著;颅骨X线片显示额骨及其他颅骨内板增生,而无蝶鞍扩大与骨质疏松改变,亦无皮质醇分泌过多引起的代谢紊乱表现。

【治疗】

治疗的目的是祛除病因,纠正皮质醇增多的状态,并保护垂体及肾上腺的功能。对于肿瘤的治疗,关键是将肿瘤彻底切除。文献报道,不典型类癌的早期淋巴结转移率为27%～66%,而典型类癌的早期淋巴结转移率为2.3%～11%,远低于不典型类癌。如果肿瘤已有转移,也应将原发肿瘤及转移灶尽可能切除干净,手术以后再加局部放疗,必要时加用药物治疗,可以改善疗效,延长病人的生存时间和改善病人的生活质量。一般来说,支气管类癌的治疗效果最好。胸腺类癌疗效相对较差,主要因为肿瘤大,淋巴结转移较多,以及与心脏大血管关系密切,手术较难彻底切除,但手术后局部放疗加药物治疗使病人的生存时间明显延长。

1.库欣病

(1)治疗的关键在于控制垂体分泌过多ACTH,包括手术切除垂体腺瘤,放疗以及药物抑制ACTH的分泌。

经蝶窦切除垂体微腺瘤,是治疗本症的首选方法,对于大部分病人可找到微腺瘤,摘除腺瘤可治愈。对垂体大腺瘤者可做开颅手术治疗,尽可能切除肿瘤。对不能完全切除者应辅以放射治疗。本症患者术后可发生暂时性垂体-肾上腺皮质功能减退,需补充糖皮质激素至垂体-肾上腺功能恢复正常。如经蝶窦手术未发现并摘除垂体微腺瘤,或因某种原因不能做垂体手术,可行垂体放射治疗。经放射治疗后3～6个月,症状可有好转,体征逐渐消失。对病情严重需迅速缓解症状者,可做一侧肾上腺全切,另一侧切除,90%术后做垂体放疗。

(2)某些药物如赛庚啶、利舍平、溴隐亭等可减少垂体ACTH的分泌,可用于治疗库欣病,但疗效较差,仅可作为辅助用药,也可酌情使用抑制肾上腺皮质激素合成的药物

2.肾上腺皮质腺瘤　手术切除肾上腺腺瘤并保留已萎缩的腺瘤外肾上腺。由于长期皮质醇增多致下丘脑、垂体以及腺瘤对侧的肾上腺组织均处于受抑制状态，故术后极易发生肾上腺皮质功能不足。因此，术中及术后应注意补充糖皮质激素，一般术中可用氢化可的松 100～300mg 加入 5％葡萄糖盐水 500～1000ml 中静脉滴注，手术日一般可静脉滴注 200～300mg。术后继续静脉滴注，每日 100～200mg。至手术后 6～7d，改为口服泼尼松 5～7.5mg，每日 2～3 次。1～2 周或以后逐渐减量直至 5～7.5mg/d 的维持量，术后服药时间 3～6 个月，个别患者需超过 1 年。术后应定期观察患者有无肾上腺皮质功能减退表现，以便调整泼尼松剂量。

3.肾上腺皮质腺癌　除及早手术切除，也可使用下列药物抑制肾上腺皮质激素的合成。

(1)密妥坦(双氯苯二氯乙烷 OP'DDD)：可抑制皮质醇合成中的多种酶，直接作用于肾上腺细胞，使皮质醇合成减少。用于治疗转移癌，切除后的复发癌或不可切除的皮质癌，也可作为皮质癌切除后的辅助治疗。一般初始用量为 2～6g/d，分 3 次口服，逐渐增大剂量，最大剂量为 8～10g/d，起效后逐渐减至 1g，每日 3 次。疗效较确切，约 80％病人服药后数周至数月血皮质醇逐渐下降，转移癌可缩小，但停药后易复发，且不良反应严重，可有恶心、呕吐、皮疹、视物模糊、嗜睡、运动失调等。

(2)酮康唑、美替拉酮(甲吡酮)、氨鲁米特(氨基导眠能)等药物均为肾上腺皮质酶抑制药，通过抑制肾上腺皮质激素合成酶的活性而减少皮质醇、皮质酮的合成。如无 OP'DDD 每次或用之无效或病人不能耐受时，可试用这类药物。酮康唑 200～400mg，1 日 2 次口服，多数病人有效，于用后 1～2 周皮质醇水平逐渐下降，不良反应较少(主要是肝毒性)。也可用美替拉酮(2～6g/d)加氨鲁米特(0.75～1g/d)分次口服，也有一定疗效，但价格昂贵且不良反应较大。

4.结节性肾上腺皮质增生　如系 ACTH 依赖性(多数为大结节性增生)，则治疗原则与库欣病一致。如系非 ACTH 依赖性，不论是大结节性还是小结节性增生，均应做双肾上腺全切手术，术后终身服用糖皮质激素替代治疗。

5.异位 ACTH 综合征　治疗异位 ACTH 综合征的关键是切除引起 ACTH 高分泌的肿瘤，因此肿瘤的定位诊断至关重要。显性肿瘤的定位比较容易，但隐性肿瘤则很困难。国内外均有报道，临床上诊断异位 ACTH 综合征，但就是找不到肿瘤，尤其是原发肿瘤。由于异位 ACTH 分泌瘤的高发区是胸部，拍摄 X 线胸片已成为常规检查项目。大多数胸腺瘤可以通过 X 线胸片检出。支气管类癌、甲状腺髓样癌，纵隔的某些肿瘤很小，X 线胸片常常阴性，应做胸部 CT 或 MRI，甚至进行胸腔镜和纵隔镜检查。胸部 CT 目前已经作为常规检查，MRI 也已经广泛应用，在

CT 未能定位情况下，可加做 MRI，部分病例能较 CT 更早地发现肿瘤部位。腹部超声、CT 对于腹腔、盆腔肿瘤的发现也是必要的，胰腺、肾上腺、肝、腹膜后应重点搜索，性腺也应列入视线。异位 ACTH 分泌瘤无所不在，曾有肿瘤被发现在卵巢，甚至在大腿内侧软组织，因此不能放过任何一个部位。如肿瘤已转移不能手术，则只能用药物治疗减少皮质激素的产生，如酮康唑、美替拉酮、氨鲁米特、OP'DDD等，要注意监测肾上腺皮质功能，避免过低。对严重低血钾盐口服，并加用螺内酯以对抗盐皮质激素过多。

第七章　其他疾病

第一节　肾血管性高血压

肾动脉狭窄性病变引起肾血流量减少和肾缺血,导致高血压,称为肾血管性高血压(RVH)。国内常见的病因是大动脉炎,而西方常见的病因是动脉粥样硬化。近年来动脉粥样硬化病在我国呈明显上升趋势。肌肉纤维增生引起者较少见。肾血管性高血压的发病率约占所有高血压病因的 5%～10%。

【诊断标准】

1.临床表现

(1)本病临床表现没有特异性,有高血压的一般症状,如头痛、头晕、精神紧张、心悸、胸闷,严重时可出现恶心、呕吐、视力减退等。

(2)大多数在 30 岁前或 50 岁后发病,高血压突然发作,病程较短,病情发展迅速,或长期高血压骤然加剧。无高血压家族史,内科治疗无效或疗效不佳。

(3)部分患者伴有间歇性腰背或胁腹部疼痛。

(4)在上腹或背部肋脊角处可听到血管杂音。

2.辅助检查

(1)放射性核素肾图和肾扫描:肾图表现为 a 段下降,b 段上升缓慢,低平,c 段下降缓慢或延长等。肾扫描可显示双肾血流灌注情况,患侧肾脏常常显影淡且外形小。甲巯丙脯酸肾图:在加用甲巯丙脯酸后,示踪剂的吸收、积聚和排泄在患肾内显著延缓,该法阳性率高,敏感度达 93%,可预测大部分患者血管再通后血压能否恢复正常或者有所缓解。

(2)X 线检查

1)腹部平片:缺血或萎缩的肾脏比健侧显著缩小。此外,观察有无异常的钙化影。

2)静脉尿路造影:对本病有较高的诊断价值。通常采用快速注射连续造影法,注药后在 1、2、3、4、5、10 及 20 分钟时各摄片一张。患侧肾影缩小,长轴较健侧肾小 1.5cm 以上;患侧肾显影延迟,而后来患肾显影反较健肾浓聚且消退缓慢;有时可见患侧肾盂或上段输尿管有侧支血管之压迹。

3)逆行尿路造影:当患侧肾脏不显影或显影不满意,双侧输尿管逆行插管有助于诊断。同时可做分侧肾功能测定。

4)腹主动脉-肾动脉造影:可明确显示病变的性质、侧别与病变的范围,对病变的确诊及决定以后的治疗均极为重要。

5)数字减影血管造影(DSA):对本病诊断阳性率高,愈来愈被广泛采用。

(3)肾素测定

1)周围循环肾素活性测定:若周围循环肾素值小于 5ngAI/(ml·h)时可基本排除本病,若大于此值则提示有 RVH 的可能。

2)分侧肾静脉肾素测定:若周围循环肾素活性高,而两侧肾静脉肾素活性差别大于 2 倍,手术疗效良好;若周围循环肾素活性正常,或健侧肾静脉与周围循环肾素的比值低于 1.3,而两侧肾静脉肾素活性差别大于 1.4 倍,术后血压亦可恢复至正常或明显下降。

3)若两侧肾素活性比值小于 1.4 倍,则手术效果不佳。

4)螺旋 CT 动脉成像(CTA)及磁共振血管成像(MRA):这是一种无创伤血管成像技术,是目前诊断肾动脉狭窄较好的方法之一,对保留肾组织的肾部分切除术和血管重建手术具有重要意义。

(4)药物试验

1)肌丙素试验:静脉注射肌丙素 10mg,若在 10 分钟内血压下降 ≥30/20mmHg;舒张压降低 ≥9.3%;血浆肾素活性 ≥14ngAI/(ml·h);肾素活性反应值/对照值 ≥2.2,则为阳性。

2)转换酶抑制试验:Teprotide(即 SQ20881)为一种血管紧张素转换酶抑制剂,静脉给药 1mg/kg。近年来应用另一种转换酶抑制剂,甲巯丙脯氨酸口服25mg。若舒张压降低 ≥9.3%;血浆肾素活性 ≥18ngAI/(ml·h),肾素活性反应值/对照值 ≥3.3,则为阳性。

(5)多普勒超声:肾动脉收缩期流速峰值(PSV)>180cm/s,提示肾动脉狭窄。肾动脉和主动脉收缩期流速峰值比值>3.5,提示重度狭窄(>60%)。多普勒超声的灵敏度和特异度可达 90%。

(6)其他检查

1)眼底镜检查:观察眼底动脉情况,有助于对高血压严重程度的了解。

2)肾脏活组织检查:通过 B 超引导行肾脏穿刺活组织病理检查,有助于了解肾组织受损情况。

【治疗原则】

1.内科治疗　包括注意饮食与营养物摄取,适当控制水分和钠盐。药物包括如下几种。

(1)利尿剂(呋塞米等)。

(2)α、β受体阻断剂(普萘洛尔、可乐定等)。

(3)血管扩张剂。

(4)血管紧张素转换酶抑制剂(甲巯丙脯氨酸等)。

(5)钙拮抗剂(硝苯吡啶、维拉帕米等)。

2.外科治疗

(1)经皮穿刺肾动脉扩张和支架置入术:肾动脉狭窄病例可首先试用,如失败则选用其他方法。

(2)血管重建手术

1)动脉内膜切除术:适用于肾动脉开口或近 1/3 段动脉粥样硬化瘢块的切除。

2)肾动脉狭窄段切除术:适用于肾动脉中 1/3 段局限性狭窄的病例。

3)脾-肾动脉吻合术:适用于左肾动脉狭窄的病例。

4)肾动脉腹主动脉旁路手术(或称搭桥手术):适用于肾动脉狭窄伴狭窄后有扩张的病例。

5)自体肾移植术:适用于近侧肾动脉狭窄或经 PTA 扩张失败的类似病例。

(3)肾切除术:适用于肾萎缩功能丧失,病变广泛累及肾内分支及肾动脉修复手术失败的病例。

(4)肾部分切除术:适用于病变累及肾动脉分支,造成肾部分缺血的病例。

第二节　肾下垂

正常的肾盂位置,在第 1 或第 2 腰椎水平,右肾略低于左肾,随呼吸和体位改变可使肾脏上下移动 2～4cm。直立位时肾脏向下移动超过此范围,称为肾下垂。肾下垂多见于瘦长体形者,女性发病多于男性。约 70% 肾下垂发生于右侧,20%为双侧。肾下垂常伴有其他内脏下垂。

【诊断标准】

1.临床表现　大多数肾下垂患者无症状,多在腹部检查时无意中被发现。常见的症状如下。

(1)疼痛:腰部坠胀不适,隐痛或牵拉感,尤其站立或行走过久明显,平卧可缓解。极少数患者由于肾蒂被牵拉或输尿管急性梗阻时出现所谓 Dietl 危象,表现为急性肾绞痛,常伴有恶心、呕吐、脉搏加快、苍白、虚脱等,平卧即可缓解并有多尿。

(2)血尿:由于肾脏移动幅度大,致静脉回流障碍,肾脏淤血常可发生血尿。多为镜下血尿,偶可见肉眼血尿。

(3)消化道症状:在交感神经激惹后可出现消化不良、腹胀、嗳气、恶心、便秘、厌食等消化道症状。

(4)神经官能症症状:部分患者伴乏力、失眠、眩晕、心悸、头昏、眼花等。

(5)体检:患者可取仰卧位、侧卧位、坐位或站立位,用肾区双合诊可扪及光滑、随呼吸上下移动的肾脏。

2.辅助检查

(1)超声检查:在头低足高位半小时后用超声检查定好的肾脏位置与活动后肾脏的位置之间可得出肾脏的活动度。卧位、立位超声检查分别测量肾脏位置变化,有助于诊断。

(2)X 线检查:卧位、立位腹部平片及静脉尿路造影(IVU),可见到肾脏位置随体位改变而变化,有时还可发现肾积水。站立位 IVU 将肾下垂分为四度。Ⅰ度:肾盂降至第三腰椎水平;Ⅱ度:肾盂降至第四腰椎水平;Ⅲ度:肾盂降至第五腰椎水平;Ⅳ度:肾盂降至第五腰椎以下。

(3)放射性核素肾动态扫描显像:亦可作为诊断手段。

【治疗原则】

1.症状不明显时 一般无需治疗。可适当加强营养,增加体重,加强腹腰部肌肉锻炼,休息,多平卧等均可缓解症状。

2.局部治疗 局部应用宽束腰带或肾托,托起患肾。

3.药物治疗 肾周注射硬化剂(如奎宁明胶、醋酸酚等)使肾脏与周围组织发生粘连。

4.手术治疗 可手术将肾脏完全与肾周脂肪分离,然后用各种方法将其固定在应有的解剖位置上。

5.中药治疗 内服中成药如补中益气丸、六味地黄丸等药。

第三节　神经源性膀胱

神经源性膀胱是一类由神经性病变导致膀胱、尿道功能失常,由此而产生一系列并发症的疾病的总称。

【病因】

所有能累及与排尿生理活动有关的神经调节过程的病变,包括中枢性、外周性以及外伤和炎症等,都有可能影响正常的膀胱尿道功能,导致神经源性膀胱。

1.中枢性神经系统疾病　几乎所有的中枢性神经系统疾病,如脑血管意外、帕金森病、多系统萎缩、脊髓损伤、脊髓神经管闭合不全等,都可影响正常排尿生理过程,表现出各种类型的排尿功能障碍,对人体的危害性也最大。

2.外周性神经系统疾病　主要影响外周神经的传导功能,如糖尿病可导致末梢神经纤维营养障碍,盆腔手术导致的支配膀胱尿道功能神经损伤等,以膀胱排空障碍为主要表现形式。

3.感染性疾病　神经系统的感染性疾病,如带状疱疹、急性感染性多发性神经根炎等,如病变累及支配膀胱及尿道括约肌的神经中枢或神经纤维,可以导致膀胱及尿道功能障碍。

1990年国际尿控学会将排尿功能分为充盈/储尿期和排尿/排空期两部分,并基于所获得的尿动力学资料对患者不同期的功能逐一描述。该分类系统能较为详尽而准确描述患者膀胱尿道功能的病理生理特征。

【临床表现】

神经源性膀胱不是一种单一的疾病,不同类型、不同程度的神经病变,可以导致膀胱、尿道功能的不同改变,如膀胱壁的顺应性可以从高顺应性到低顺应性,膀胱逼尿肌收缩力的改变可以从无收缩力到反射亢进,膀胱逼尿肌和尿道内、外括约肌间的协调性也可从协调到不同程度的不协调。因此神经源性膀胱的症状也没有特异性。

按照排尿周期的变化,可以将症状分为储尿期症状和排尿期症状。储尿期主要表现为尿频、尿急、尿失禁,伴或不伴有膀胱感觉异常(感觉低下或感觉过敏)或膀胱疼痛;排尿期的主要表现是排尿前等待、尿线细、排尿费力、间断性排尿、腹压排尿、终末尿滴沥等,伴或不伴有排尿感觉异常或排尿疼痛,可出现急、慢性尿潴留。

采用问卷调查、排尿日记和尿垫记录漏尿量等方法,对排尿异常症状进行量化评价,能为疾病的诊断和治疗前后疗效的评判提供更为客观的依据。目前常用的有关下尿路症状的问卷调查表为国际前列腺症状评分(IPSS)和生活质量评估(QOL)。

【诊断】

(一)神经系统病史

在接诊神经源性膀胱患者时要详细了解患者的神经系统状况,如有无先天性疾病、外伤、帕金森氏病和脑血管意外等病史,并进行神经学的相关检查。此外还需了解患者有无与神经性疾病相关的性功能及排便功能异常,如阴茎勃起功能障碍、便秘等。

(二)体格检查

除了必要的全身系统检查外,着重进行泌尿外科专科检查和全身神经系统检查。

1.泌尿系专科检查 除了常规专科检查外,与神经源性膀胱相关的重点检查应加以注意,如检查腰背部皮肤有无色素沉着、毛细血管扩张、皮肤凹陷、局部多毛、皮赘和皮下囊性包块等现象,以间接了解有无先天性脊柱发育畸形的存在;女性患者进行双合诊检查,了解有无阴道壁萎缩或盆腔脏器脱垂的表现;直肠指诊除了解前列腺和直肠内情况外,还应仔细感触肛门括约肌的张力和肛周感觉。

2.全身神经系统检查

(1)精神状态:通过简单的检查可以大致了解患者的精神状态,还需进一步评估患者的感知能力、定位能力、记忆、语言表达和理解能力等。有些神经系统疾病,如多发性硬化症、老年性痴呆和颅内肿瘤等,对患者的神志和排尿功能都有影响。

(2)运动功能检查:主要用于评价相应部位肌力的大小,一般情况下,肌力减弱表示相应的支配外周神经损伤;而肌力亢进多见于对应脊髓节段以上部位的中枢神经系统损伤。

(3)感觉功能检查:某个区域皮肤的感觉缺损可以定位于相应的一个或多个脊髓节段,往往能提示脊髓损伤的部位。几个比较重要的皮肤区域对应的脊髓节段为:T_{10}:脐平面;L_3:前膝;$S_{3\sim5}$:会阴和肛周皮肤。比较特殊的是阴囊或阴唇前部的皮肤感觉神经纤维来源于胸腰部脊神经根,而后部及会阴部皮肤的感觉神经则来自于骶神经。

(4)神经反射检查:神经反射可以客观地证实神经损伤的存在和定位,最常用的检查方法:①球海绵体反射(BCR):为双侧性的、脊髓和躯体性的神经反射。这种反射弧的传入和传出神经纤维均来自阴部神经,其反射中枢位于 $S_{2\sim4}$。当用针刺阴茎头的背部时或轻捏阴茎头施以少许压力时,就可以引出这一反射,它表现为球海绵体肌和肛门外括约肌的收缩。这一反射也能通过更为可靠的电刺激和肌电图记录来定量测量。②提睾反射:是一个同侧的、表浅的躯体性反射。利用大头针的钝头轻划大腿内侧皮肤,便可引起这一反射。反应为同侧睾丸的升高。该反射由髂腹股沟和生殖肌神经调节,其反射中枢位于 $L_{1\sim2}$。这种激发的提睾反射的出现是较缓慢的,就像在性唤起过程中所见到的那样。无论外周反射弧的任何部分的损伤或中枢神经元的损伤,这一反射都会消失。

(三)实验室检查

尿常规检查了解有无泌尿系的感染及血尿、蛋白尿的存在;血清肌酐和尿素氮检查可以监测肾功能的状态。

(四)特殊检查

可以借助 X 线、CT、MRI 及电生理学等手段检查原发的神经系统性疾病,相对泌尿系统而言,应该采取一定的手段在疾病的不同阶段动态了解泌尿系的形态和功能。

1.上尿路功能检查　对存在上尿路功能损害风险的患者,如在储尿期和排尿期膀胱内压较高、逼尿肌-括约肌协同失调和输尿管反流的患者,可以通过 B 超、排泄性静脉尿路造影和肾图等手段评价肾输尿管的形态和功能。

2.下尿路检查　膀胱尿道造影可以了解膀胱解剖形态、有无膀胱-输尿管反流,以及有无膀胱内结石、憩室和膀胱输出道梗阻等。在女性还可判断尿道的活动性及有无膀胱后壁及尿道膨出。尿道膀胱镜并非神经源性膀胱的必要检查手段,可用于怀疑有膀胱尿道内肿瘤,或需了解有无膀胱、尿道解剖和结构异常的患者。

(五)尿动力学检查

目前为止,尿动力学检查是唯一一种能同时准确评价膀胱尿道功能和形态的方法,并能提供下尿路状况对上尿路功能变化的潜在影响。同时,尿动力学检查结果是神经源膀胱分类的重要依据。

1.常规尿动力学检查

(1)尿流率:最大尿流率最有临床价值,正常情况下男性≥15ml/min,女性≥25ml/min。该指标受膀胱内初始的尿量、逼尿肌收缩力或(和)尿道阻力的影响。完成尿流率检测后立即测量残余尿量,能更全面准确反映膀胱、尿道功能。

(2)储尿期的膀胱尿道功能检查。

1)膀胱感觉异常:通过询问膀胱充盈过程中患者的排尿感觉,以及相对应的膀胱容量加以判断和描述。可分为以下几种异常表现:①膀胱感觉过敏:常见于各种膀胱炎及特发性感觉过敏;②膀胱感觉减退或缺失:常见于骶髓损伤、糖尿病性、盆腔手术后等因素造成的膀胱尿道功能障碍,也可见于膀胱出口梗阻所致的慢性尿潴留等疾病。

2)逼尿肌活动性异常:正常情况下,膀胱充盈时,逼尿肌松弛、舒展以允许膀胱容积增大,逼尿肌稳定,不出现无抑制性逼尿肌收缩,并可以抑制由激惹试验诱发出的逼尿肌收缩,而始终保持膀胱内低压状态。由于神经控制机制的异常所导致的逼尿肌过度活跃,称之为逼尿肌反射亢进(DHR)。在诊断 DHR 时必须具备神经系统病变的客观证据,常见于中枢神经系统的多发性硬化症、脑血管疾病、脑脊膜肿瘤和骶上脊髓损伤等病变。由于盆腔手术,或糖尿病等导致支配膀胱的神经末梢功能损坏,可能导致逼尿肌收缩力明显减弱,甚至缺失。

3)膀胱顺应性(BC)异常:正常膀胱,从空虚到充盈状态逼尿肌压力仅经历较小的变化(10~15cmH_2O)。一些神经性病变可以影响 BC,如骶髓上神经损伤的神经源性膀胱,逼尿肌失去上中枢的抑制,因而导致膀胱壁张力增高,BC 下降;而盆腔手术后,或糖尿病性神经源性膀胱,膀胱失去神经支配,因而 BC 增大。

4)功能性膀胱容量(FCC)改变:FCC 即为膀胱充盈过程中所能达到的最大充盈液体量。一般正常男性的 FCC 为 300~750ml,正常女性 FCC 为 250~550ml。神经源性膀胱因病因的不同,FCC 也可有较大差异,并常伴有膀胱感觉的异常。

5)漏尿点压:指尿液从尿道口流出时的膀胱压力。根据驱使尿液流出的膀胱压力产生机制的差异,将其分为两种,即膀胱漏尿点压力(BLPP)和腹压漏尿点压(ALPP)。

BLPP 又称之为逼尿肌漏尿点压(DLPP),定义为在缺乏逼尿肌收缩的前提下,膀胱充盈过程中出现漏尿时的最小膀胱压。一般认为当 BLPP 大于 40cmH_2O 的时候,发生输尿管反流和肾积水等上尿路功能损坏的可能性远大于 BLPP 小于 40cmH_2O 的患者。

尿动力学检查时,在缺乏逼尿肌无抑制性收缩及腹压改变的前提下,灌注过程中实时膀胱压在减去膀胱压的基础值后,达到 40cmH_2O 时的膀胱容量为相对安全膀胱容量。相对安全膀胱容量越小,意味着膀胱内处于低压状态的时间越短,上尿路扩张发生越早扩张程度也越严重;BLPP 相对应的膀胱容量称为漏尿点压时的膀胱容量,若 BLPP 大于 35~40cmH_2O,则漏尿点压膀胱容量于相对安全膀胱容量之差越大,意味着膀胱内压高于 35~40cmH_2O 时间越长,而且病变的隐蔽性亦越大,因而发生上尿路损害的危险性越大。

ALPP 又称为应力性漏尿点压(SLPP),其主要用以反映尿道括约肌的关闭能力,特别是能够量化反映随腹压增加时的尿道括约肌关闭能力,多用于压力性尿失禁的诊断和分型。

(3)排尿期的膀胱尿道功能检查:排尿期压力-流率测定是目前对于排尿功能进行定量分析的最好方法。相对神经源性膀胱而言,主要有两个方面的问题,即各种神经性疾病导致逼尿肌收缩力减弱,如糖尿病、盆腔脏器手术等;或导致逼尿肌内和(或)外括约肌协同失调造成的排尿阻力增加,如骶髓上的脊髓病变等,两者的最终后果都是导致尿流率减低,排尿困难,甚至丧失自主排尿能力,并可导致不同程度的残余尿量,乃至尿潴留。

(4)尿道压力测定:用于反映储尿期尿道各点控制尿液的能力,较少用于神经源性膀胱功能的诊断。

(5)肌电图:正常情况下,随着膀胱充盈肌电活动逐渐增强。咳嗽用力使腹压突然增加的同时肌电活动也突然增加。排尿时,肌电活动消失且肌电活动变化稍早于逼尿肌收缩。排尿结束,肌电活动再次出现。若排尿时肌电活动不消失或消失不全,应考虑逼尿肌尿道外括约肌协调失调,如见于脊髓发育不良患者。

2.影像尿动力学检查　影像尿动力学检查可更精确评估所存在的尿动力学危险因素,明确神经源性膀胱产生症状的原因,还可以观测膀胱输尿管反流出现的时间和程度。

3.尿动力学检查过程中的特殊问题　在尿动力学检查及分析结果的过程中,有些问题应该特别关注。

(1)自主神经反射:对高位脊髓完全性损伤患者,在检查过程中要预见到自主神经反射的发生,并做好防范措施。

T_5 及其以上的脊髓横断性损伤可导致位于胸腰段的调节心、血管系统的交感神经元失去血管运动中枢的控制,容易受逼尿肌的兴奋诱发自主神经反射亢进。后者是高位截瘫最严重的并发症,轻者出现头痛、恶心、皮肤潮红、出汗及血压升高,重者可发生高血压脑病和高血压危象,甚至出现颅内出血、心律失常和心力衰竭等严重后果,进而威胁患者的生命。

在对高位截瘫患者进行尿动力学检查时,在膀胱充盈过程中,应采用低速缓慢灌注,同时密切观察自主神经反射亢进的临床表现,注意血压的变化。头痛、出汗、恶心等症状是自主神经反射亢进的信号,应加以警惕。如果发现血压急剧升高,立即停止灌注,排空膀胱,并给予 α 受体阻滞剂等药物降低血压,以防止脑出血等并发症的发生。

(2)原发性神经病变与尿动力学检查结果间的关系:大多数神经源性膀胱患

者,依原发性神经病变导致神经源性膀胱机制,其尿动力学检查结果可能会有一定的规律性,但并非所有情况都是如此。以脊髓损伤导致的神经源性膀胱为例,许多文献报道脊椎损伤的部位与尿动力学的改变并无严格的对应关系,甚至无法用现有的理论推测为什么这个部位的脊髓损伤会导致这样的临床症状及尿动力学检查结果。因此不能单纯性根据原发神经病变的性质来臆断排尿功能异常的类型,对该类患者的排尿功能准确评价,取决于及时和动态的尿动力学检查。

【治疗】

近年来,随着尿动力学检查技术的发展、新的治疗药物和器械的临床应用,神经源性膀胱的治疗手段和效果都有了较大的改善。具体针对每一例患者而言,其治疗方法应结合患者的病情采取个体化治疗方案。

(一)神经源性膀胱治疗原则

1.“平衡膀胱”的概念及神经源膀胱治疗目的在对神经源膀胱处理过程中,保护上尿路功能是治疗的重点,其中建立及维持对上尿路无损害威胁的“平衡膀胱”是治疗的最主要目标。在很多情况下,神经源性膀胱患者不能恢复正常的排尿功能,但必须在治疗的基础上建立“平衡膀胱”。其基本的要求为膀胱能低压储尿并有较大的膀胱容量,能在不用尿管下排空膀胱,无尿失禁,上尿路功能不受损害,方法如降低尿道阻力以适应逼尿肌收缩无力,获得膀胱排空;用人工尿道括约肌替代关闭不全或功能亢进的尿道括约肌等。

2.尿动力学检查结果作为选择治疗方案依据尽管神经源膀胱的临床表现都是排尿功能障碍,但因神经损伤的部位及病程的差异,膀胱尿道解剖及功能的病理变化迥异。因而神经源性膀胱的治疗必须依照实时尿动力检查的结果,而不是仅仅参考神经系统的病史及检查。

3.积极治疗原发病,定期随访。因为导致神经源性膀胱的神经性疾病往往是动态变化的,因此需要对每一个神经源性膀胱患者进行严格的追踪随访,以根据患者的当时情况决定是否需要相应更改治疗方案,或了解是否有新出现的需要治疗的并发症。

4.预防和治疗并发症,改善患者生活质量保护逼尿肌功能,积极预防和治疗尿路感染、肾积水、膀胱输尿管反流和泌尿系结石等并发症,采用合理的排尿或集尿等辅助装置,减轻痛苦,提高患者生活质量。

(二)保守治疗

各类保守治疗的手段和理念应终生贯穿于神经源性膀胱患者的各个治疗阶段,但应严格掌握指征。

1.**行为疗法**　即通过患者的主观意识活动或功能锻炼来改善膀胱的储尿和排尿功能,从而达到下尿路功能的部分恢复,以便减少下尿路功能障碍对机体功能的损害。行为疗法包括盆底锻炼、生物反馈和膀胱训练等。

盆底锻炼(PFE),又称"Kegel锻炼",指患者有意识地对以提肌为主的盆底肌肉进行自主收缩以便加强控尿能力,可作为基本锻炼方法或作为其他治疗的辅助锻炼方法。

生物反馈方法,即采用模拟的声音或视觉信号来反馈提示正常及异常的盆底肌肉活动状态,以使患者或医生了解盆底锻炼的正确性,可以加强盆底锻炼的效果。

2.**排尿功能的管理**

(1)手法辅助排尿:最常用的手法是Valsalva法(腹部紧张)和Crede法(手法按压下腹部)。这两种方法通过腹部按压能促进膀胱排尿,但大部不能排空。对于盆底肌完全弛缓性瘫痪的患者,这些手法可诱发机械性梗阻。长期的Valsalva或Crede手法排尿还可能导致后尿道的压力增高,尿液向前列腺和精囊的流入诱发前列腺炎或附睾炎以及其他并发症,这些非生理性的高压力亦能造成上尿路的反流,应慎重掌握指征。

膀胱按压只可用于逼尿肌活动功能下降伴有括约肌活动功能降低的患者。需强调的是括约肌反射亢进和逼尿肌-括约肌协调失调禁忌做膀胱按压。此外,膀胱-输尿管-肾脏反流、男性附件反流、各种疝和痔、有症状的尿路感染以及尿道异常也均属于禁忌。

对于膀胱颈及近端尿道仪受体兴奋性增高的患者,可考虑服用α受体阻滞剂,或行膀胱颈内口切开术,以减低尿道阻力,减少残余尿量。

(2)反射性触发排尿:膀胱反射触发包括患者和陪护人员用各种手法刺激外感受器诱发逼尿肌收缩。定期触发排空的目的是恢复对反射性膀胱的控制,即患者需要排尿时就能触发膀胱收缩。这种治疗方法多用于骶髓以上部位脊髓损伤患者,但临床效果并不十分理想。

反射性排尿是骶髓的非生理性反射,必须通过每天数次的触发才能诱发出,具有潜在的危险性,有报道称可出现膀胱形态改变、功能减退、肾盂积水和肾功能破坏。

因此,在触发性排尿的起始和实施过程中都应做尿动力学及其他相关检查。必须符合下列条件者才能进行这种训练:①患者膀胱容量和顺应性能维持4小时不导尿;②尿液镜检白细胞≤10个/HPF;③无发热;④无持续菌尿出现。

该方法最适合于括约肌或膀胱颈切开术后的骶髓上脊髓损伤患者,以维持和改善自发反射性排尿。若患者伴有下列情况:逼尿肌收缩不良(收缩太弱、太强,收缩时间过短、过长)、引发非协调性排尿、膀胱、输尿管-肾盂反流、男性患者流向精囊和输精管反流、不可控制的自发性反射障碍或复发性尿路感染持续存在,则不宜采用触发性排尿法。

(3)辅助导尿器具治疗。

1)留置导尿及膀胱训练:脊髓损伤早期膀胱功能障碍主要表现为尿潴留,许多患者接受留置导尿的方式处理,但要注意保持尿管朝向正确的方向和夹放导尿管的时间。膀胱贮尿在 300～400ml 时有利于膀胱自主功能的恢复。因此,要记录水的出入量,以判断放尿的时机。留置导尿时每天进水量须达到 2500～3000ml,定期冲洗膀胱,每周更换导尿管。

长期经尿道留置导尿管可导致反复的泌尿系感染和尿管堵塞、膀胱挛缩、继发性结石等并发症。在高位截瘫的患者,导管阻塞、尿潴留可能会诱发自主神经性反射。在男性还很容易导致尿道狭窄、男生殖系统的并发症,如阴囊脓肿、尿道瘘、尿道狭窄、尿道憩室和附睾炎等。即使采用经耻骨上膀胱造瘘引流的方法,也只能减少男性生殖系统的并发症。由于造瘘管的持续引流,久而久之膀胱失用性萎缩,造成换管困难而容易损伤膀胱引起出血;另外造瘘管不能与腹壁组织紧密粘连,容易从造瘘管旁溢尿,导致患者生活不便。

2)阴茎套集尿:阴茎套集尿的目的是男性患者把漏出的尿液收集到一个容器中,防止了尿液溢出,使小便管理更卫生,减少难闻的气味,改善了生活质量。

采取此种方法管理排尿的患者一定要行尿动力学检查,了解尿失禁的原因。若患者为小容量低顺应性膀胱,由于逼尿肌无抑制性收缩,或膀胱内持续高压导致的漏尿,长期用此方法管理排尿是一种非常危险的处理措施。不解决膀胱内高压的问题最终会导致膀胱输尿管反流,及肾功能损坏,进而威胁患者的生命。

因而这种方法只能用于有一定的膀胱安全容量及足够低的膀胱逼尿肌漏尿点压的患者。该疗法实际上是对尿失禁的姑息治疗:尽管阴茎套明显优于尿垫,但能引发很多问题和并发症。阴茎套固定太紧,时间过长会引起皮肤的机械性损伤,从而继发阴茎损伤。皮肤对阴茎套过敏也是引起皮肤损伤的常见原因。此外,阴茎长期浸泡在阴茎套内,潮湿的环境有可能导致阴茎皮肤的感染,进而诱发逆行尿路感染。

(4)间歇性导尿术(IC):IC 系指定期经尿道或腹壁窦道插入导尿管以帮助不能自主排尿的患者排空膀胱或储尿囊的治疗方法。无菌性间歇性导尿术(AIC)在医院内由医务人员操作,多用于需要短期进行间歇性导尿以排空膀胱,或(和)促进膀胱功能恢复的患者,如由于神经性、梗阻性或麻醉后的种种原因所引起的暂时性尿潴留或排空不完全,或脊髓损伤早期的脊髓休克期,或用于长期需要间歇性导尿患者早期,以帮助患者建立个体化的间歇性导尿方案。

自我间歇性清洁导尿(CISC)多用于需要长期接受间歇性导尿的患者,在医生的指导下,患者在医院外自己操作,或由家属辅助完成导尿。

间歇性导尿能够达到膀胱完全排空而下尿道没有持续留置的异物,因而有很多优点:①降低感染、膀胱输尿管反流、肾积水和尿路结石的发生率,是目前公认的最有效的保护肾功能的方法;②可以使膀胱周期性扩张与排空,维持膀胱近似生理状态,促进膀胱功能的恢复,重新训练反射性膀胱;③减轻自主神经反射障碍;④阴茎、阴囊并发症少;⑤对患者生活、社会活动影响少,男女患者均能继续正常的性生活。在不同脊髓损伤部位和程度的患者中,间歇性导尿是保护膀胱顺应性,减少与之相关上尿路并发症的最好方法。与间歇性导尿相比,经尿道或耻骨上径路留置导尿管、反射性排尿、尿垫处理尿失禁等方法有更多更严重的并发症和更差的预后。

(5)经尿道留置支架术:该方法主要用于治疗尿道括约肌张力增高而膀胱容量及顺应性尚可的脊髓损伤性神经源性膀胱患者,能显著降低平均排尿压和残余尿量,改善膀胱自主性反射失调症状,提高排尿节制能力,使患者从尿管治疗的负担中解脱,获得良好的社会心理益处。

3.药物治疗　因神经源性膀胱的发病机制及类型不同,药物的选择需要根据患者的具体尿动力学表现类型,如选用 α 受体阻滞剂盐酸坦索罗辛、特拉唑嗪、多沙唑嗪等降低尿道内括约肌张力;选用 M 受体阻滞剂奥昔布宁、托特罗定、曲司氯铵等减低膀胱逼尿肌兴奋性。此外对神经源性损伤和疾病所致的逼尿肌活动亢进患者,口服药物疗效不佳者,可采取膀胱内药物破坏去神经性治疗,主要方法有辣椒辣素或 RTX 膀胱内灌注、膀胱壁卡尼汀注射等。

(1)辣椒辣素和 RTX:辣椒辣素对膀胱的作用机制还没有完全了解,一般认为其临床疗效是阻断膀胱感觉传入神经的结果。辣椒辣素刺激膀胱感觉神经无髓鞘 C 纤维,通过释放 P 物质使初级传入神经纤维丧失活性而增加膀胱容量。RTX 是从一种从大戟色素体(类似仙人掌的植物)中提取的辣椒辣素类似物。与辣椒辣素分子结构和药理作用类似,但 RTX 辣度为辣椒辣素的 1000 倍,而局部刺激作用明显小于辣椒辣素。

(2)A 型肉毒杆菌毒素:A 型肉毒杆菌毒素(BTXA)系由肉毒梭状芽孢杆菌产

生的一种神经毒物,其能阻止神经肌肉接头处胆碱能神经末梢乙酰胆碱的释放。研究表明逼尿肌局部注射BTXA可造成神经肌肉传导阻滞,可用于高张力神经源性膀胱,使逼尿肌失去神经支配后松弛,降低膀胱储尿期压力和增加膀胱容量;亦可经尿道行尿道外括约肌注射BTXA,用于伴有明显的逼尿肌-外括约肌协同失调的患者,再配合各种手法诱发排尿反射,也能显著降低患者尿道阻力,减少残余尿量。

4.电、磁刺激治疗　电刺激在治疗神经源性膀胱方面有一定的疗效。它主要是通过刺激盆腔组织器官或支配它们的神经纤维和神经中枢,从而对效应器产生直接作用,或对神经通路的活动产生影响,最终改变膀胱尿道的功能状态,改善储尿或排尿功能。

(1)骶神经前根电刺激:1976年英国Brindley和美国Tanagho利用横纹肌与平滑肌的收缩特性不同,即前者的收缩、舒张反应远较后者为快的特点,将骶神经前根电刺激(SARS)技术应用于人体,并配合进行骶神经后根切断去传入,以扩大膀胱容量和减轻括约肌的不协调收缩,获得了良好的排尿效果,被认为是治疗SCI患者排尿功能障碍的最理想方法。

进行SARS排尿必须具备两个先决条件:①患者的骶髓-盆腔副交感传出通路完整;②患者的膀胱未发生纤维化,具有较好的收缩功能。Brindley认为下列患者可供选择:①反射性尿失禁的女性,因为女性缺乏合适的体外集尿装置,且女性骶神经后根切断后对性功能影响很小;②不存在反射性阴茎勃起的男性,或明确表示对性功能无要求的男性;③反复发生尿路感染的患者;④由膀胱或直肠激发存在自主神经反射亢进的患者;⑤截瘫患者较四肢瘫者为好,这类患者手部功能不受影响,可自己操作体外无线电刺激器。

(2)骶神经调节:骶神经调节又称为骶神经刺激(SNS),作为排尿功能障碍的一种治疗手段,近年来在欧美非常流行,被誉为对传统治疗方法的革新。骶神经调控的机制是通过"电发生器"发出短脉冲刺激电流连续施加于特定的骶神经,以此剥夺神经细胞本身的电生理特性,干扰异常的骶神经反射弧,进而影响与调节膀胱、尿道括约肌及盆底等骶神经支配的效应器官,起到"神经调节作用",不仅对排尿异常有调节作用,同时对"排便障碍"同样亦有效。目前SNS治疗急迫性尿失禁、尿急尿频综合征和慢性尿潴留通过了美国FDA的批准。

在既往SNS多中心临床实验中,神经源性疾患以及以疼痛作为原发症状者被排除在外,但包括了尿频尿急合并疼痛的患者。已有少量的临床研究表明,SNS在部分神经源性疾患引发的排尿功能障碍,如多发性硬化症、隐性脊柱裂等也有较好疗效。

(3)功能性磁刺激(FMS):磁刺激是根据法拉第原理设计的,即利用一定强度的时变磁场刺激可兴奋组织,从而在组织内产生感应电流。研究人员发现,利用高速功能性磁刺激器刺激骶部神经有助于排尿,可用于SCI后神经源性膀胱的治疗,其确切机制目前尚不十分清楚。SCI后神经源性膀胱常与逼尿肌的过度兴奋有关,通过刺激盆底神经的肛门直肠分支、阴部神经和下肢肌肉的神经可以抑制逼尿肌的过度活动,刺激S_3传入神经根也可以激活脊髓的抑制通路。另外刺激盆底的感觉传入神经通路也可能直接在脊髓水平或经其他神经旁路抑制逼尿肌运动神经元的冲动,从而抑制排尿反射或逼尿肌不稳定收缩和反射亢进。

(三)神经源性膀胱的手术治疗

1.膀胱扩大术 由先天性脊髓发育不良、脊髓脊膜膨出和高位脊髓损伤等原因所致的神经源性膀胱,膀胱容量小,逼尿肌反射亢进伴/不伴有低顺应性膀胱,药物或神经刺激治疗改善不明显的患者,可以考虑行肠膀胱扩大术,或自体膀胱扩大术,以建立一个低压大容量的储尿囊。目前手术方式向大容量、低压和可控方向发展,同时保留了膀胱三角区和正常的排尿途径,避免了尿流改道引起的并发症和生活不便。具体术式可采取自体膀胱扩大术、回肠膀胱扩大术、结肠膀胱扩大术等,对于术后仍不能自主排空膀胱的患者,仍需要配合采用间歇性导尿。若患者不适合做膀胱扩大术,如肠道粘连,或一般情况差,不能耐受长时间的手术,可单纯采取尿流改道术,如输尿管皮肤造口,以避免高压膀胱对肾功能的影响。

2.人工尿道括约肌(AUS)置入术 人工尿道括约肌可用于各种原因导致尿道括约肌功能丧失,并出现真性尿失禁的患者。一般认为置入AUS的指征是:①上尿路正常;②无膀胱输尿管反流;③肾功能正常;④无难以治疗的尿路感染;⑤有足够的膀胱容量;⑥无逼尿肌无抑制性收缩,或药物能控制逼尿肌的不稳定性收缩;⑦必须具有使用人工尿道括约肌装置的智力和操纵能力。

对于神经源性膀胱而言,还有许多特殊之处,这些问题在选择安置AUS之前必须和患者进行充分的交流。由于神经源性膀胱患者尿道内、外括约肌的完整性尚在,在膀胱颈和尿道膜部仍保留一定的张力。在逼尿肌收缩力不足,或无收缩力的情况下,很难将膀胱内的尿液排空,因此神经源性膀胱患者在人工括约肌置入前需进行经内镜括约肌切开术,以变为完全性尿失禁。但这种破坏性手术是一种不可逆的操作,必须向患者及其家属介绍手术必要性,以及安置AUS不成功后导致的真性尿失禁后果。

对于下列神经源性膀胱患者:①伴有严重逼尿肌反射亢进尿失禁;②合并原发

性膀胱挛缩;③严重膀胱输尿管反流尿失禁;④尿道内梗阻;在考虑接受 AUS 置入治疗前,必须采用各种形式的手术或神经阻断治疗,扩大储尿囊容量,增加储尿囊顺应性,解决膀胱输尿管反流等问题。

第四节 膀胱过度活动症

膀胱过度活动症(OAB)是一种以尿急症状为特征的症候群,通常伴有尿频和夜尿症状,可以伴有或不伴有急迫性尿失禁。在尿动力学检查时可表现为逼尿肌过度活动,也可为其他形式的尿道-膀胱功能障碍。一般来讲,本症不包括急性尿路感染或其他形式的膀胱尿道器质性病变所导致的膀胱刺激症状。

OAB 与下尿路症状群(LUTS)是一对容易混淆的概念,鉴别要点为 OAB 仅包含储尿期症状,而 LUTS 既包括储尿期症状也包括排尿期症状。

虽然大家公认 OAB 是一个人群中发病率很高的疾病,准确的流行病学调查却并不容易,这是由于人群的变异、定义的差异以及诊断方法和标准的不同所致。OAB 的发生率随年龄而增加,而在性别之间无显著差异(男性 15.6%,女性 17.4%)。虽然特发性的尿频和尿急症状在男女两性的发生率很接近,急迫性尿失禁在女性要更为常见。

【病因及发病机制】

目前对 OAB 的了解还很不完整。OAB 的发生与神经通路的损害、逼尿肌结构的改变以及膀胱感觉神经的敏感性等有密切关系。OAB 患者具有相似的症状,这提示其发病机制有相似之处。研究显示不稳定膀胱的动物模型和 OAB 患者常有膀胱平滑肌的自发性收缩活动增加、弥散的痉挛性收缩、应激反应的改变和膀胱平滑肌纤维超微结构的特征性改变。

中国泌尿外科学会发布的指南认为,OAB 的病因主要可归纳为以下四种:①逼尿肌不稳定:由非神经源性因素所致的储尿期逼尿肌异常收缩引起的相应的临床症状。②膀胱感觉过敏:在较小的膀胱容量时即出现排尿欲。③尿道及盆底肌功能异常。④其他原因:如精神行为失常、激素代谢失调等。

【诊断】

(一)筛选性检查

1.病史

(1)典型症状:尿频、尿急及急迫性尿失禁等。应尽可能详细准确地询问每一种症状的状况,如:白天和夜里排尿的次数、两次排尿间的时间间隔、为什么会如此频繁的排尿？是因为强烈的尿意还是仅仅因为要避免尿失禁？每次排尿前都有一种强烈的尿意吗？如果有,那么排尿的行为能被延迟多长时间？发生尿失禁了吗？尿失禁的严重程度、患者漏尿的量、患者意识到自己的尿失禁行为了吗？

(2)相关症状:排尿困难、尿失禁、性功能、排便情况等。

(3)排尿日记及尿垫试验:可以记录尿失禁的一般状况及评估其严重程度。①排尿日记应记录下列内容:每日摄入液体的种类、时间、数量,排尿次数及排尿量,漏尿量多少,是否有急迫的尿意,在什么情况下出现漏尿。②尿垫试验:即在给定的时间段内对漏尿进行的半客观的测量。

(4)相关病史:泌尿及男性生殖系统疾病及治疗史;月经、生育、妇科疾病及治疗史;神经系统疾病及治疗史。

2.体格检查

(1)一般体格检查。

(2)特殊体格检查:泌尿及男性生殖系统、神经系统、女性生殖系统检查。

3.实验室检查　尿常规、尿培养、血生化、血清 PSA(男性 40 岁以上)。

4.泌尿外科特殊检查

(1)尿流率:尿流率低可能是膀胱出口梗阻或是逼尿肌收缩力减弱所致;此外,当逼尿肌产生足够高的压力以致高过尿道所增加的压力时,尿流率可能保持不变。为区分这两种病因,要同时测定逼尿肌压力及尿流率。

(2)泌尿系统超声检查(包括残余尿测定)。

(二)选择性检查

指导患者,如怀疑患者有某种病变存在,应该选择性完成的检查项目。

1.病原学检查　疑有泌尿生殖系统炎症者,应进行尿液、前列腺液、尿道及阴道分泌物的病原学检查。

2.细胞学检查　疑有尿路上皮肿瘤者应进行尿液细胞学检查。

3.KUB、IVU、泌尿系内腔镜、CT 或 MRI 检查怀疑泌尿系其他疾病者。

4.侵入性尿动力学检查　可进一步证实 OAB 的存在,确定有无下尿路梗阻,评估逼尿肌功能。进行全套尿流动力学检查的指征包括:①尿流率减低或剩余尿增多;②首选治疗失败或出现尿潴留;③在任何侵袭性治疗前;④对筛选检查中发现的下尿路功能障碍需进一步评估。

【治疗】

(一)首选治疗

1.膀胱训练　方法是白天多饮水,循序渐进地延长排尿间隔,逐渐使每次的排尿量大于 300ml；入夜后不再饮水，尤其勿饮刺激性、兴奋性饮料，可服用适量镇静安眠药物，使能安静入睡。治疗期间应记录排尿日记，增强治愈信心。膀胱训练还包括生物反馈治疗、盆底肌训练及其他行为治疗如催眠疗法等。通过膀胱训练，抑制膀胱收缩，增加膀胱容量，降低膀胱的敏感性。但对于低顺应性膀胱、储尿末期膀胱压大于 $40cmH_2O$、伴有严重尿频者此法禁用。

2.药物治疗

(1)托特罗定：这是非选择性 M 受体拮抗剂，用于缓解膀胱过度活动所致的尿频、尿急和急迫性尿失禁症状的一线药物，也是目前对逼尿肌组织选择性作用最强的药物，不良反应较少且耐受性较好。

用法：初始推荐剂量为 2mg/次，2 次/天，然后根据患者的反应和耐受程度调整剂量。

禁忌证：尿潴留、胃滞纳、未经控制的青光眼患者；已证实对本品有过敏反应的患者；重症肌无力患者、严重的溃疡性结肠炎患者和严重的巨结肠患者。

(2)其他 M 受体拮抗剂：阿托品、奥昔布宁、苯胺太林等。

(3)镇静、抗焦虑药：丙米嗪、多塞平、地西泮等。

(4)前列腺素合成抑制剂：吲哚美辛。

(5)钙通道阻滞剂：维拉帕米、硝苯地平。

(6)其他药物：黄酮哌酯疗效不确切，中草药制剂尚缺乏可信的大宗的试验报告。

3.改变首选治疗的指征

(1)无效。

(2)患者不能坚持治疗或要求更换治疗方法。

(3)出现不可耐受的不良反应。

(4)可能出现不可逆的不良反应。

(5)治疗过程中尿流率明显下降或剩余尿量明显增多。

(二)可选治疗

主要适用于首选治疗无效或有效但不能耐受者，及首选治疗禁忌者。

1.膀胱灌注辣椒辣素、树胶脂毒素(RTX)、透明质酸酶以上物质可参与膀胱感觉传入，灌注后降低膀胱感觉传入，对严重的膀胱感觉过敏者可试用。

2.A 型肉毒毒素膀胱逼尿肌多点注射：对严重的逼尿肌不稳定具有疗效。它通过抑制神经肌肉接头处胆碱能神经末梢的乙酰胆碱释放而使肌肉瘫痪。此方法可松弛尿道括约肌，改善逼尿肌-尿道括约肌协同失调患者的膀胱排空；也能松弛逼尿肌,减轻脊髓损伤患者的逼尿肌过度活动。

3.神经调节:骶神经电调节治疗,对部分顽固的尿频、尿急及急迫性尿失禁患者有效。主要是通过电刺激骶神经根(S_3),引起阴部传入神经兴奋,使骶反射平衡及协调得到恢复,从而改善 OAB 的症状。

4.外科手术

(1)手术指征:应严格掌握,仅适用于严重低顺应性膀胱,膀胱容量过小且危害上尿路功能,经其他治疗无效者。

(2)手术方法:逼尿肌横断术、膀胱自体扩大术、肠道膀胱扩大术、尿流改道术。

【其他疾病伴发 OAB 症状的诊治】

(一)膀胱出口梗阻患者 OAB 的诊治要点

膀胱出口梗阻(BOO)常见病因有良性前列腺增生和女性膀胱颈梗阻等。

1.筛选检查 症状、Qmax、残余尿等。最大尿流率<15ml/s,剩余尿>50ml 时考虑 BOO。

2.选择性检查 充盈性膀胱压力测定及压力/尿流率测定,确定有无 BOO、BOO 的程度,以及逼尿肌功能。

3.治疗

(1)针对膀胱出口梗阻的治疗。

(2)根据逼尿肌收缩的功能状况制定相应的 OAB 症状治疗方法如逼尿肌功能正常、增强或亢进者可适当辅助使用抗 OAB 的治疗;逼尿肌收缩功能受损者慎用抗 OAB 的治疗。

(3)梗阻解除后 OAB 仍未缓解者应进一步检查,治疗可按 OAB 处理。

(二)神经源性排尿功能障碍患者 OAB 的诊治

神经源性排尿功能障碍的常见病因有脑卒中、脊髓损伤及帕金森病等。

1.积极治疗原发病。

2.原发病稳定、无下尿路梗阻的 OAB,诊治原则同 OAB。

3.有下尿路梗阻者诊治同继发于 BOO 的 OAB 的治疗原则。

(三)压力性尿失禁(SUI)患者 OAB 的诊治

1.筛选检查发现以下情况者应怀疑可能同时存在压力性尿失禁

(1)病史提示既有急迫性尿失禁,又有压力性尿失禁的表现。

(2)生育前后和绝经前后控尿能力出现明显变化。

(3)如压力性和急迫性两种尿失禁症状兼有。

(4)女性盆腔器官膨出。

2.选择性检查

(1)体格检查:直接观察患者在腹压增加时尿道口的漏尿情况。

(2)尿动力学检查:膀胱测压、腹压尿漏点压或尿道压力描记。

(3)排尿期膀胱尿道造影:膀胱颈和近端尿道关闭情况/下移或活动情况。检查目的在于确定是否合并压力性尿失禁,及确定压力性和急迫性尿失禁的程度。

3.治疗

(1)以 OAB 为主要症状者首选抗 OAB 治疗。

(2)OAB 解除后,压力性尿失禁仍严重者,采用针对压力性尿失禁的相关治疗。

(四)逼尿肌收缩力受损患者的 OAB 诊治

1.筛查检查发现以下情况应高度怀疑 OAB 伴逼尿肌收缩力受损

(1)排尿困难症状。

(2)存在明显影响逼尿肌功能的疾病,如糖尿病、脑卒中等。

(3)有逼尿肌功能可能受损的指征,如肛门括约肌松弛、会阴部感觉明显减退等。

(4)最大尿流率<10ml/s,且图形低平。

(5)排尿困难严重,尿流率明显减低或有大量剩余尿,但前列腺不大者。

2.选择性检查诊断标准

(1)压力-流率测定提示低压-低流。

(2)无膀胱出口梗阻。

3.一线治疗

(1)排尿训练,定时排尿。

(2)在检测残余尿基础上适当使用抗 OAB 药物。

(3)辅助压腹排尿。

(4)必要时采用间歇导尿或其他治疗。

(5)可加用受体阻滞剂,降低膀胱出口阻力。

4.二线治疗

(1)骶神经电调节治疗。

(2)暂时或永久性尿道改流。

(五)膀胱局部病变引起的 OAB 诊治

如急、慢性泌尿系特异性和非特异性感染,急、慢性前列腺炎,泌尿系肿瘤,膀胱结石,膀胱及前列腺手术后膀胱痉挛等。虽然这些膀胱局部病变不称为 OAB,

但在控制和解除膀胱局部病变后,仍可使用本原则指导治疗,以缓解 OAB 症状。

1.筛选性检查

(1)如尿常规发现有红细胞,则应行尿细胞学、超声、IVU、膀胱镜检查,必要时行输尿管镜、CT、及 MRI 等除外泌尿系肿瘤及结石。

(2)如尿常规发现有红、白细胞,而尿培养阴性者,应查尿抗酸杆菌、IVU 等除外泌尿系结核。

2.治疗

(1)积极治疗原发病。

(2)在积极治疗原发病的同时,使用抗 OAB 药物,以缓解症状。

第五节　压力性尿失禁

当腹压突然增加时(如喷嚏、咳嗽、大笑、搬提重物、运动等)尿液不自主地从尿道外口漏出称为压力性尿失禁。在腹压增加时,无逼尿肌收缩,膀胱压升高大于尿道压,尿道闭合压呈负值时发生的尿失禁称为真性压力性尿失禁。真性压力性尿失禁几乎均发生于女性,男性发生真性压力性尿失禁者极为罕见。

【诊断标准】

压力性尿失禁的诊断主要依据主观症状评估、客观体检和辅助检查,并排除其他疾病。

1.主观症状评估

(1)患者主诉在咳嗽、打喷嚏、大笑、搬提重物、运动时,尿液不自主地从尿道外口漏出。根据不同的情况分为轻、中、重度。轻度为用力咳嗽时偶发尿失禁,重度为直立或卧位变化时即有尿失禁,严重影响患者的生活及社交活动。

(2)注意患者有无其他泌尿系统症状,如尿路刺激症状,排尿困难症状,下腹部会阴部疼痛、不适症状,有无血尿等。

2.客观体检

(1)体检时注意外生殖区有无盆腔脏器膨出及膨出程度,必要时妇科会诊评估;神经系统的异常表现为会阴直肠感觉异常,肛门括约肌张力及收缩力异常,下肢肌力的异常以及反射的异常。

(2)体检时可做下列试验

1)诱发试验:患者仰卧,双腿屈曲外展,分开大阴唇,观察尿道口,咳嗽或用力增加腹压同时尿液漏出,腹压消失后漏尿也同时消失为阳性。阴性者站立位再行检查。检查时注意询问漏尿时或之前是否有尿急和排尿感,若有则可能为急迫性尿失禁或合并有急迫性尿失禁。

2)膀胱颈抬举试验:患者不排尿,截石位,先行压力诱发试验,若为阳性,则将中指及示指插入患者阴道,分别放在膀胱颈水平尿道两侧的阴道壁上,嘱患者咳嗽或做 Valsalva 动作增加腹压,有尿液漏出时用手指向头腹侧抬举膀胱颈,如漏尿停止则为阳性。提示压力性尿失禁的发病机制与膀胱颈和近端尿道明显下移有关。注意试验时不要压迫尿道,否则会出现假阳性。

3)棉签试验:截石位,消毒后于尿道插入无菌棉签,棉签前端应插过膀胱颈。无应力状态下和应力状态下棉签活动的角度超过 300 提示膀胱颈过度活动。

4)尿垫试验:推荐 1 小时尿垫试验。患者无排尿,安放好已经称重的收集装置,开始试验;15 分钟内喝 500ml 无钠液体,然后坐下或躺下;步行半小时,包括上下一层楼梯;起立和坐下 10 次;剧烈咳嗽 10 次;原地跑 1 分钟;弯腰拾小物体 5 次;流水中洗手 1 分钟;1 小时终末去除收集装置并称重。

3.辅助检查

(1)尿道膀胱造影:侧位拍片,压力性尿失禁时膀胱尿道后角常大于 1100。

(2)尿动力学检查:无创项目如尿流率和残余尿高度推荐。侵入性检查项目如尿道压力描记,腹压性漏尿点压力测定,压力-流率测定及影像尿动力学检查等在手术治疗前推荐检查,以确定是否存在逼尿肌过度活动,逼尿肌收缩受损或膀胱出口梗阻。

(3)膀胱镜检查:怀疑膀胱内有肿瘤、结石、憩室和膀胱阴道瘘等疾病时要做此检查。还可除外膀胱颈挛缩。

(4)尿常规,尿培养:排除尿路感染。

【治疗原则】

压力性尿失禁治疗应遵循以下原则。

1.个体化治疗　根据患者具体情况采用针对性的治疗。对合并膀胱过度活动症的压力性尿失禁患者建议首先采取膀胱行为治疗、盆底肌训练和抗胆碱能药物等措施控制膀胱过度活动症(OAB),待 OAB 控制满意后,再对压力性尿失禁进行诊断,尿失禁严重程度及对患者生活质量的影响进行重新评判,并据此采取相应处理。对合并膀胱出口梗阻的患者应先解除梗阻,待稳定后再评估处理压力性尿失禁。合并逼尿肌收缩力受损的患者,如最大逼尿肌收缩压大于 $15cmH_2O$,无明显残余尿,平时无明显腹压排尿状态,可先行保守和药物治疗处理压力性尿失禁,无效时考虑手术,但术前应告知尿潴留自家间歇导尿的可能性;如最大逼尿肌收缩压

小于或等于 $15cmH_2O$，或有大量残余尿或平时明显腹压排尿，不建议手术治疗。对合并盆腔脏器脱垂的患者，若脱垂无需手术治疗，按单纯压力性尿失禁处理；若脱垂部分需要手术治疗，可在修补盆腔脏器脱垂的同时行抗尿失禁手术治疗。

2.遵循从无创到微创、再到有创的治疗顺序

(1)非手术治疗

1)盆底肌训练：此法方便易行、有效，目前尚无统一的训练方法，共识是必须要使盆底肌达到相当的训练量才可能有效。可参照如下方法实施：持续收缩盆底肌(提肛运动)2～6秒，松弛休息 2～6秒，如此反复 10～15 次。每天训练 3～8 次，持续 8 周以上或更长。盆底训练也可采用特殊仪器设备，通过生物反馈实施。

2)减肥：肥胖是女性压力性尿失禁的明确相关因素。患有压力性尿失禁的肥胖女性，减轻体重 5％～10％，尿失禁次数将减少 50％以上。

3)阴道重锤训练、电磁刺激等治疗。

4)药物治疗：选择性 $α_1$ 肾上腺素受体激动剂，常用药物：米多君、甲氧明。副作用：高血压、心悸、头痛和肢端发冷，严重者可发作脑卒中。绝经期妇女可试用己烯雌酚，每日 2mg，20 天为一疗程，但有增加子宫内膜癌、乳腺癌和心血管病的风险。

(2)手术治疗

1)无张力尿道中段吊带术：最大优势在于疗效稳定、损伤小、并发症少。根据放置路径不同分为经耻骨后和经闭孔途径。常用的有 TVT、SPARC、IVS、TVT-O 及 TOT 等。TVT 的长期随访结果显示治愈率在 80％以上。经耻骨后的常见并发症包括膀胱穿孔、出血、排尿困难、对置入吊带的异物反应、吊带侵蚀入尿道或阴道、肠穿孔和感染，最严重的髂血管损伤。经闭孔途径基本排除了损伤膀胱或髂血管的可能性，但有可能增加阴道损伤的风险，可引起闭孔血肿、大腿疼痛等。

2)Burch 阴道壁悬吊术：可分为开放手术和腹腔镜手术。经耻骨后将膀胱底、膀胱颈及近端尿道两侧之阴道壁缝合悬吊于 Cooper 韧带，以上提膀胱颈和近端尿道，从而减少膀胱颈的活动度。

3)膀胱颈吊带术：自膀胱颈及近端尿道下方将膀胱颈向耻骨上方向悬吊并锚定，固定于腹直肌前鞘。吊带材料主要为自身材料，也可为同种移植物、异体或异种移植物以及合成材料。与无张力尿道中段吊带术不同，如何调整吊带对尿道的松紧程度，以获得控尿的同时减少排尿困难的发生，是手术的关键环节。本术式疗效较好，但并发症发生率较高。

4)其他可选择的手术方式：Marshall-Marchetti-Krantz(MMK)手术；针刺悬吊

手术如 Pereyra 手术、Stamey 手术；阴道前壁修补术；注射疗法（创伤小，严重并发症发生率低，但疗效有限，尤其是远期疗效较差，可选择性用于膀胱颈部移动度较小的 Ⅰ 型和 Ⅲ 型压力性尿失禁患者，尤其是伴严重合并症不能耐受麻醉和开放手术者）；人工尿道括约肌（对 Ⅲ 型压力性尿失禁有确切疗效，并可获得长期控尿，但费用昂贵，并发症的发生率较高）。

第六节　精索静脉曲张

精索静脉曲张是指精索蔓状静脉丛异常伸长、扩张和迂曲。此病多见于青壮年，发病率约占男性人群的 10％～15％。精索静脉曲张可影响精子的生成和精液质量，是导致男性不育症的病因之一。

【病因】

精索静脉曲张主要由解剖性因素所致，90％发生于左侧，原因为：①左精索内静脉下段走行于乙状结肠之后易受其压迫；②左精索内静脉呈直角汇入左肾静脉，血流阻力大；③左肾静脉通过主动脉与肠系膜上动脉之间，易受压迫。以上解剖因素使血液回流阻力增大，血液淤滞导致精索静脉迂曲、扩张。此外静脉瓣膜发育不全、静脉丛壁平滑肌或弹力纤维薄弱，均会导致精索内静脉曲张。导致继发性精索静脉曲张的因素主要包括腹膜后肿瘤压迫精索内静脉、癌栓栓塞肾静脉等。

精索静脉曲张对男性生育功能的影响目前处于研究阶段，迄今尚无定论，近40％的不育男性有精索静脉曲张，其对睾丸生精功能和精液质量的影响可能通过以下一种或数种机制联合作用：肾上腺代谢产物反流、阴囊温度过高、睾丸内局部缺氧、睾丸内过度灌注损伤和局部睾丸激素失调等。双侧睾丸静脉系统间有丰富的吻合支，往往也会对健侧的睾丸生精功能产生影响。

【诊断标准】

1.临床表现

（1）原发性精索静脉曲张可有男性不育史。

（2）症状轻者可无症状，仅于体检时发现，但静脉曲张程度与症状轻重并不完全一致。

（3）可有患侧阴囊坠胀、沉重及疼痛感，疼痛可向下腹部、腹股沟及腰部放散，长时站立行走或活动后症状明显，休息或平卧后症状缓解或消失。

（4）体格检查立位视诊，可见患侧阴囊较健侧松弛下垂、胀大，重者可见阴囊皮肤蚯蚓状曲张静脉团；卧位时曲张静脉团缩小或消失。继发性精索静脉曲张立卧位曲张静脉团块无明显变化。精索静脉曲张程度可分为Ⅲ度。Ⅰ度:触诊不明显,但令患者屏气、增加腹压时可触及曲张静脉(Valsalva 试验);Ⅱ度:立位时阴囊外观正常,但可触及曲张静脉;Ⅲ度:曲张静脉团块视诊、触诊均较明显。

2.辅助检查　多普勒超声检查、放射性同位素阴囊血池扫描可帮助明确诊断。如怀疑静脉曲张为继发性因素所致,需仔细检查同侧腰腹部,行超声、静脉尿路造影、CT 或 MRI 等影像学检查以除外肿瘤性病变。对于男性不育者,需行精液常规检查。在不育人群中有相当比例患者有亚临床型精索静脉曲张,体格检查难以发现,应用高频超声探头检查可提高诊断能力。

【治疗原则】

1.无症状或症状较轻患者　可仅用阴囊托带或穿弹力内裤。

2.手术治疗　手术指征为有明显临床症状、不育或精液异常,对有亚临床型精索静脉曲张的不育患者多数学者亦倾向于积极治疗。手术方式主要有以下几种。

(1)精索内静脉栓塞术。

(2)开放精索内静脉结扎术:主要有经腹膜后、腹股沟管内、腹股沟管下及阴囊内精索静脉结扎或切除术,经腹膜后以及经腹股沟斜切口行精索内静脉高位结扎术较为常用。

(3)腹腔镜精索内静脉高位结扎术:创伤小,患者恢复快,目前主要应用于治疗双侧精索静脉曲张。

对于青少年精索静脉曲张是否需要手术干预、何时干预、采用何种术式目前尚无定论。有研究显示精索静脉曲张亦会影响青少年精液质量,同时也会影响患侧睾丸大小。有学者认为当患侧睾丸大小超过正常差异时(2ml 或体积的 20%)有手术指征,术后青少年睾丸仍会有后续增长。

第七节　鞘膜积液

由于鞘膜本身或睾丸、附睾等发生病变造成鞘膜囊内液体的分泌与吸收失平衡、积聚液体增多形成囊肿,称为鞘膜积液。根据鞘状突闭合的位置不同,可分为睾丸鞘膜积液、精索鞘膜积液、睾丸精索鞘膜积液(婴儿型)、交通性鞘膜积液和混合型鞘膜积液。鞘膜内如长期积液、内压增高,可影响睾丸的血运和温度调节,引起患侧睾丸萎缩。

【诊断标准】

1.临床表现

(1)症状:积液量少时可无症状;当积液量逐渐增多,可有患侧阴囊下坠感、牵拉感或胀痛。巨大鞘膜积液时,阴茎缩入包皮内,影响排尿、性生活和行走。

(2)体格检查

1)睾丸鞘膜积液:睾丸鞘膜腔内有较多积液,多数呈卵圆形或球形,表面光滑,呈囊性感,无压痛,睾丸与附睾多触摸不清,透光试验阳性。

2)精索鞘膜积液:囊性积液位于阴囊内睾丸上方或腹股沟内,呈椭圆形或梭形,表面光滑,可随精索移动,透光试验阳性,下方可触及睾丸与附睾。

3)睾丸精索鞘膜积液(婴儿型):鞘状突在内环处闭合、精索处未闭合并与睾丸鞘膜腔相通,外观多呈梨形,位于阴囊内,睾丸与附睾触摸不清,外环口虽因受压扩大,但与腹腔不相通。

4)交通性鞘膜积液:积液量与体位有关,平卧位积液量减少或消失,立位时增多,可触及睾丸和附睾,透光试验阳性。

5)混合型鞘膜积液:睾丸与精索鞘膜积液同时存在,互无交通,可并发腹股沟疝或睾丸未降等。

2.辅助检查　超声检查可显示腹股沟及阴囊内囊性病变,有助于明确诊断。

【治疗原则】

1.随访观察　婴儿型鞘膜积液多可自行吸收,2岁以内基本消退,不需治疗;成人鞘膜积液如无症状、积液量少且长期无增长,不需治疗。

2.穿刺抽液,注射硬化剂治疗　穿刺抽液易复发;注射硬化剂治疗必须排除鞘膜腔与腹腔相通,因其具有局部形成硬块、继发感染等并发症,应用尚有争议。

3.手术治疗

(1)鞘膜翻转术:临床最为常用,操作简便,手术效果好。

(2)鞘膜囊肿切除术:主要应用于精索鞘膜囊肿。

(3)交通性鞘膜积液:于内环口处高位结扎并切断未闭合的鞘状突,并行鞘膜翻转术。

第八章　腹腔镜手术

第一节　经腹途经腹腔镜肾癌根治切除术

1990 年 Clayman 等首次经腹腔成功实施腹腔镜肾切除术（LRN）。腹腔镜肾癌根治切除术与传统肾癌开放手术相比，能明显减少术中出血，缩短住院时间，减轻术后痛苦，促进病人恢复。

腹腔镜肾癌根治术有经腹腔和经腹膜后两种途径，选择何种入路主要需综合考虑瘤体大小、标本的取出方式、有无腹腔手术史和手术者的经验。经腹膜后途径尽管操作空间相对较小、周围脂肪多、缺乏清晰的解剖标志、对技术要求高，但这种途径解剖结构泌尿外科医师较熟悉，可直接、迅速进入手术野，分离组织少、损伤轻，可缩短手术时间，因其不需切开后腹膜，因此受腹腔内脏器干扰及发生肠道并发症的可能性小，符合泌尿外科的手术原则，并且避免腹腔污染，尤其是引流物（血液、尿液）局限于后腹腔是其特有的优势。经腹腔途径具有手术野大、解剖标志明显等优点，但对腹腔有一定的干扰，有致肠损伤、肠麻痹和腹膜炎的危险，且腹腔有手术、外伤史或粘连时限制了腹腔镜的应用。当切除 7～8cm 的肿瘤时，采用经腹途径要优于腹膜后途径，手术更容易、更安全。

【适应证】

局限性肾肿瘤（分期为 $T_1 \sim T_2 N_0 M_0$）而对侧肾功能可以代偿是本术式的最佳适应证。

【禁忌证】

1.有腹部手术史者：由于可导致腹腔粘连及局部解剖不清，不宜选择经腹途径。

2.既往有过肾脏手术史如肾部分切除、肾实质切开取石等，应列为相对禁忌。

3.过度肥胖：近期患肾严重感染的患者，腹主动脉瘤，黄色肉芽肿型肾盂肾炎，即使是经验丰富的泌尿外科腹腔镜医师，也要尽量避免对其实施腹腔镜肾切除术。

4.肿瘤已侵犯肾静脉和下腔静脉或巨大肾肿瘤为手术禁忌证。

【术前准备】

术前需对肾癌患者进行评估,以决定是采用腹腔镜手术还是开放手术治疗。

1.B 超、CT:了解局部及远处肿瘤转移情况,明确临床分期。

2.肿瘤已经侵犯肾周的患者需行胸部 X 线片和腹部 CT 或头颅 CT 检查,以排除胸、腹部或其他器官被侵犯。

3.CT 提示有肾静脉或下腔静脉癌栓者行 MRI、血管造影或彩超检查,CTA 可以明确是多支还是单支肾动脉。

4.对有骨痛症状的肾癌患者检查血碱性磷酸酶和血钙水平,必要时行骨扫描检查。

5.通过增强 CT、IVU 和 ECT 认真评估对侧肾功能。对侧肾功能不全或存在潜在性肾损害的患者,考虑行肾部分切除术。

【麻醉与体位】

1.气管内插管全身麻醉。

2.患者取 70°健侧斜卧位,背部靠一软垫,固定患者患侧向上,调整手术床,使患者腰部以下与身体轴线呈 30°。

3.腰部放置棉垫用以支撑背部,腋窝放置腋垫支撑以防止术中身体侧倾。用宽胶布将病人髋部缠绕固定于手术台上以支撑髋部下肢。

【trocar 位置设计】

根据操作者习惯和患者体型设计,以下为常用的 Trocar 位置设计。TrocarA(10~12mm):腹直肌外侧缘,脐水平上 1~2cm,相当于肾蒂体表投影下方 2cm 左右,放置腹腔镜。置入此 Trocar 后,连接气腹机,保持气腹压力 1.73~2.0kPa(13~15mmHg)。直视下探查腹腔脏器无损伤,再置入其他 Trocar。充分建立气腹有利于准确放置 Trocar。Trocar B(5mm):放置在腹直肌外缘肋缘下 4cm 处。Trocar C(12mm):腋前线肋缘下 2cm 处。Trocar D(5mm):放置在肋弓下缘与腋中线交点,用于放置扇形拉钩。一般 3 个 Trocar 可满足手术需求,右侧手术可以放置 Trocar D,用于牵拉肝脏、胰腺或取肾脏肿瘤标本。

【手术步骤】

1.游离升降结肠　用超声刀或电钩沿 Toldt 线切开侧腹膜,上至肝结肠韧带或脾结肠韧带,下至髂血管水平。推开或切除腹膜外脂肪层,切开融合筋膜,在肾筋膜前叶和融合筋膜之间向内游离,将结肠肝区或结肠脾区翻向内侧。

2.游离肾动静脉　于肾门处切开肾周筋膜,上下至肾上下极,用吸引器钝性游离,小的血管或淋巴管用超声刀或电钩切断,逐渐暴露肾静脉和肾动脉。右侧先于肝脏下方游离下腔静脉近端右侧缘,显露右肾静脉的腔静脉汇入点,充分游离肾静脉周围,性腺血管在肾静脉下方直接汇入腔静脉,可以用超声刀慢档切断,或用钛夹或 Hem-o-lok 钳夹闭切断。左侧可沿性腺血管向近端游离,找到肾静脉。如果肾门附近存在较少的结缔组织,肾静脉比较容易辨认。游离肾静脉前后方,在接近肾静脉处结扎、切断性腺静脉。在性腺静脉汇入肾静脉端的上缘可找到肾上腺静脉。如需切除肾上腺,则在此结扎并切断肾上腺静脉。在肾静脉后方找到 L_2 升静脉,将其保留在游离平面以下。

3.切断肾动脉　右肾动脉在进入肾蒂前经过下腔静脉后方,在充分游离汇入腔静脉处的肾静脉主干后,在肾静脉后方可找到肾动脉主干。游离肾动脉,在其近心端置 2 个、远端置 1 个 Hem-o-lock,切断肾动脉。左侧通常在肾静脉下方游离肾动脉,有时需要也可在肾静脉上方游离肾动脉。分离肾静脉后方,找到肾动脉主干,用超声刀小心地分离肾静脉和肾动脉之间的淋巴组织,游离肾动脉至足够长度,切断同右侧。

4.切断肾静脉　肾动脉完全结扎后,肾静脉会塌陷,这时肾静脉周围已有空间足够使用 Hem-o-lok 钳。在其近心端置 2 个、远端置 1 个 Hem-o-lok 夹,切断肾静脉。

5.游离腰大肌　处理完肾蒂血管后,沿腰大肌表面腰肌前间隙分离肾脏背侧。

6.处理肾上腺血管　肿瘤位于上极的患者:右侧沿下腔静脉右侧继续向上游离,分离肾上腺静脉,结扎切断。使右肾上腺与下腔静脉分离,显露肾上腺下极,用 2 个钛夹夹闭肾上腺下极的血管并在两钛夹之间切断,或用超声刀游离。同法处理肾上腺中部和上极,结扎切断肾上腺上极和中部的血管。左侧沿腹主动脉旁向上分离,在肾上腺静脉汇入肾静脉的近心端结扎并切断肾静脉,再用超声刀或钛夹处理肾上腺动脉,游离肾上腺后和肾脏一同切除。

肿瘤位于肾下极,肾上腺未被侵犯的病例可保留肾上腺。在肾上极切开肾周脂肪,在肾脏与肾上腺之间的层面游离,结扎肾上腺下方的血管蒂。

7.切断输尿管　沿腰大肌表面向下游离,找到输尿管,在髂血管水平用 2 个钛夹夹闭并于中间切断。

8.取出标本　通过操作 Trocar 放入标本袋,无折叠打开标本袋,将整个手术标本,包括肾脂肪囊、输尿管,放入标本袋。将切口扩大 5～6cm,将标本袋经此口取出。亦可取腹股沟斜切口取出标本。

9.关腹　降低气腹压力至 0.67kPa,检查手术野是否还有出血点,在腹腔镜监视下拔除 Trocar,留置负压引流管,分层缝合各切口。

第二节　后腹腔镜肾癌根治切除术

适应证、禁忌证、术前准备同经腹腹腔镜肾癌根治切除术。

【麻醉及体位】

1.气管内插管全身麻醉。

2.健侧卧位 90°。

【Trocar 位置设计】

于左腋后线肋脊角下 2cm 处水平切开皮肤 2～3cm（A 点），用大血管钳钝性分开腰背筋膜进入后腹腔间隙，用示指伸入间隙由后向前推开腹膜，分离腹膜后间隙，经此切口放入自制气囊扩张器，通过导尿管用 50ml 注射器注入空气至少 800ml 扩张腹膜后间隙，保留气体 5min 完成后腹腔操作空间建立。从 A 点伸入示指，在示指的引导和保护下分别于腋中线髂前上棘（B 点）和腋前线肋缘下（C 点）做切口，A、B、C 三点分别置入 12mm、10mm 和 5mm 直径的 Trocar，A 点为超声刀、钛夹钳或 Hem-o-lok 钳的操作孔，B 点放置 30°自动对焦电子镜，C 点为分离钳、无损伤抓钳或吸引器的操作孔。

后腹腔内以气腹机持续充入二氧化碳气体，压力维持在 10～14mmHg。

【手术步骤】

1.清理腹膜外脂肪：后腹腔内大量的肾旁脂肪填充了扩张后的空间，并常在术中下垂坠入手术野，妨碍手术操作。为了使手术得以顺利进行，需要对初始状态的后腹腔进行扩大和整理。识别腰大肌，充分剥除肾周筋膜外脂肪和腹膜外脂肪，仔细识别腹膜和肾周筋膜的分界，即腹膜反折线。按照从上到下，从里到外的顺序进行清理，遇到小血管用超声刀或电勾电凝。

2.切开肾周筋膜：判断肾脏位置，于腹膜返折线后方切开肾周筋膜，以无损伤抓钳抓起腹膜，轻压肾脏，寻找腹膜和肾周筋膜之间的间隙，用超声刀在肾周筋膜和腹膜间由上而下锐性加钝性分离，注意保护腹膜勿穿孔（如果肿瘤位于右肾，此处侧推开腹膜后可见十二指肠和下腔静脉，注意重点保护，可使用超声刀背钝性推开分离，分离时尽量动作轻柔，缓慢进行），直至显露肾门和肾脏上下极。

3.腹膜面处理满意后，靠近腰大肌切开侧椎筋膜进入腰大肌腰方肌前间隙，沿腰大肌与肾周筋膜之间用超声刀锐性分离，尽可能将肾脏推向腹侧，充分暴露肾脏背侧，直至显露肾门和肾脏上下极。

4.将肾脏向上掀起，沿输尿管和腰大肌间分离直达肾动、静脉。打开血管鞘充分游离肾动、静脉，Hem-o-lok 钳结扎锁近肾端 1 枚、远肾端 2 枚夹闭先后夹闭并剪断肾动、静脉。

5.沿肾脏背侧于肾上极上方切开肾周筋膜，探查肾上腺下缘，如肾上腺无异常，应予以保留。沿肾上腺下缘下 0.5cm 处以超声刀锐性切断肾周脂肪，此处小血管较多，尽量使用超声刀的凝切功能（左侧肾上腺底部有肾上腺中央静脉汇入左肾静脉，应仔细分离后以钛夹夹闭并切断），完全游离肾脏上极后使肾脏腹侧和背侧分离会合。于肾下极下方充分分离后，肾周筋膜会合成条索状，于此处打开可见内含的输尿管和性腺静脉，分别游离后以钛夹夹闭并切断。

6.经 12mm 直径 Trocar 置入标本袋，将标本置入袋中暂放在髂窝处。检查创面和肾蒂区无活动性出血（降低气腹压力，确保在常压下也无活动性出血）后，由 A 点向 C 点方向扩大切口长 5～7cm，将标本袋取出，再次检查创面无活动性出血，于 B 点放置引流管至肾窝，缝合关闭切口。

第三节　经皮肾镜取石术

一、概述

1941 年，Rupol 和 Brown 用窥镜从开放性手术的肾造瘘口中取出了残留于肾内的残石，建立了经皮肾手术通路的概念。1955 年 Goodwin 等采用经皮穿刺肾脏造瘘的方法治疗肾积水获得了成功，奠定了经皮肾穿刺技术用于诊断和治疗上尿路疾病的基础。1976 年 Fernston 和 Johansson 首先报道了经皮肾镜取石术，揭开了现代经皮肾镜技术治疗上尿路结石的序言。随着技术及设备的不断进步和完善，经皮肾镜取石术已成为了治疗上尿路结石的重要手段，并在很大程度上替代了开放手术，成为了治疗复杂性肾结石的首选方法。

经皮肾镜取石术根据手术通道的大小，分为标准通道手术（PNL）和微通道手术（MPNL），通常把 F24～30 的通道称为标准通道，而 F12～20 的通道称为微通道。国外的文献中，微通道经皮肾镜取石主要用来治疗小于 2cm 的肾结石或儿童肾结石。我国学者率先将这种微通道的手术用来治疗各种复杂性的肾结石，取得了较好的疗效，推动了微通道手术的发展。国内的多组大宗病例报道显示，微通道手术在治疗复杂性肾结石方面同样可以获得较高的无石率，而且并发症较少。由于微通道手术在我国的普及程度较高，因此，被称为是具有中国特色的经皮肾镜取石术。

不论是 MPNL 还是 PNL 均属于同一种类的手术，二者所遵循的外科原则、手术的方法和步骤是一致的，其区别主要是在于手术通道的大小不同而已。在临床工作中，对于两种通道的具体选择是没有严格的规定和要求的。手术者可根据自己的经验、习惯、患者结石的情况以及所具备的设备条件来选择手术通道。对于初学者来说，可以先从微通道手术开始。

对于复杂性的肾结石，单纯的 PNL 技术很难将结石取净，常常需要与其他的治疗方法联合应用。目前，联合应用的方法主要包括下列两种组合：①MPNL 或 PNL 与 SWL 联合治疗。这种治疗方法称为肾结石的"三明治"疗法。其含义为：首先通过经皮肾镜最大程度地清除结石；对于窥镜难以到达的肾盏内的结石，行 SWL 治疗；SWL 治疗后再次行经皮肾镜取石，以进一步清除结石，即 PNL＋SWL＋PNL。需要特别强调的是，最后的治疗必须是 PNL。②MPNL 或 PNL 与软镜的联合应用。头部能弯曲至 180°或更大角度的纤维软镜可以进入到硬镜不能进入的输尿管和肾盏内，有利于对结石进行处理，能提高治疗后的无石率。

在手术的疗效方面，两种方法各有利弊。微通道手术的优点为：创伤小、并发症少；建立通道容易，便于学习和掌握。不足之处是，通道小，清除碎石的速度相对较慢。另外，如果通道过小，不仅影响清石，还会造成肾内的高压，导致因灌注液吸收过多引起的各种并发症。手术通道的选择一定要合理，并不是越小越好，应将 F18 或 F16 的通道作为常规通道。标准通道手术是经典的手术，其优点为：通道大、碎石清除快，特别是配合超声碎石的应用，可使清石的速度进一步提高。不足的方面为，通道的建立相对复杂和相对较难，手术的并发症相对较多。

作为一个现代泌尿外科医生，应该熟悉和掌握两种通道的手术，并能将二者有机地结合起来用于上尿路结石的治疗。对于某些复杂性的巨大结石，当需要建立多个通道处理时，可选择标准通道作为主要的取石通道，而其他的手术通道则采用微通道。这样的结合，既有利于结石的清除，也有利于减少肾脏的损伤。

二、与手术相关的解剖学

（一）肾脏的位置

正常的肾脏位于腹膜后间隙的上部，T_{12} 与 L_2 或 L_3 之间，于脊柱两侧呈八字形分开。右肾一般比左肾低 2～3cm。肾脏随呼吸上下移动，其移动范围为 3～5cm。双肾的冠状面与人体的冠状面向后呈 30°。肾门在前面的体表投影为第 9

肋前端,后面为脊肋角。当俯卧位垫高上腹部,特别是在麻醉后腹壁张力消失的情况下,肾脏的活动度增大,肾脏容易向头侧移位,影响穿刺的进行。

(二)肾脏的供血

从主动脉发出的双肾动脉主干,在到达肾门附近后分为前后双支。前支进一步分出 4 支前段动脉,供血肾脏的上、下极和前面的中部。后支即后段动脉,主要供血肾脏后面中部的剩余区域。50%以上的后段动脉走行于肾脏后面中上部的表面,靠内穿刺肾脏的中上部,容易损伤到该动脉,肾段动脉穿过肾窦后分为叶间动脉,后者在皮髓质交界处形成弓状动脉,弓状动脉再进一步发出小的叶间动脉,供血肾皮质。由于各肾段动脉之间缺乏吻合,因此,在前后段动脉的供血区之间,即肾脏外侧凸缘后方 1~2cm 处,形成了一个无血管区,称为 Brodel 线,通过该线建立通道,能有效减少主要血管的损伤。

(三)肾脏集合系统的结构

肾脏的集合系统由肾小盏、肾大盏及肾盂构成,肾大盏通常分为上、中、下三组,三组大盏汇合成肾盂。肾盂为一前后扁形的漏斗状结构,根据肾盂在肾内部分的多少,将其分为肾内型肾盂和肾外型肾盂。在肾脏的两极,各主盏(即大盏)由各小盏融合而成,这些小盏的盏口可朝向不同的方向,而且差别较大,经皮肾镜手术通常是选择朝向后外侧的盏口建立手术通路。在肾脏的中部,肾盏分前后两组(前盏和后盏),前盏常靠外侧,后盏则靠内侧。在 IVU 和逆行造影片上,后盏表现为致密度较高的圆柱状影,前盏常呈杯口状。由于肾脏各盏的解剖变异较大,在目标肾盏的选择上,一定要以肾脏造影所显示的各肾盏的具体解剖形状为依据。

(四)肾脏的毗邻

肾脏为腹膜后器官,右肾的前面与肾上腺、肝脏、右半结肠及十二指肠降部相邻。左肾的前面与肾上腺、脾、胃、胰腺、空肠及左半结肠相邻。12 肋常斜行越过左肾后面中部和右肾后面的上部。双肾的后面上 1/3 借膈肌与肋膈窦相邻。

三、手术适应证及禁忌证

(一)手术适应证

1.大于 2cm 的肾结石。

2.SWL 治疗失败的小于 2cm 的肾结石。

3.有症状的肾盏憩室结石。

4.需要同时处理肾盂输尿管连接部狭窄的肾结石。

5.嵌顿性输尿管上段结石。

（二）手术禁忌证

1.未纠正的全身出血性疾病。

2.严重的心、肺功能障碍、高血压、糖尿病。

3.结石合并同侧肾肿瘤。

4.严重的脊柱畸形。

5.极度肥胖,建立皮肾通道困难者。

6.结石合并未治愈的肾结核。

7.结石合并脓肾未引流者。

四、术前准备

1.经皮肾镜取石术:与其他外科手术一样,术前必须进行各种常规检查,以全面评价患者的全身情况及各重要器官的功能状况,积极治疗和控制各种疾病。特别要注重对凝血功能的检查,接受抗凝治疗的患者,应在术前 10～14 天停药。

2.常规作尿液培养:不论是感染性结石,还是结石合并感染的患者,其尿液中常能培养出细菌。临床上可根据细菌的药敏试验来指导术前、术后的抗感染治疗。

3.KUB、IVU 检查:能明确含钙结石的位置、形状、大小和数目,了解肾盂和肾盏的形态、各肾盏与十一、十二肋的关系。对于 IVU 显影不良者,需要行逆行插管造影。B超检查可全面了解肾脏的形态、积水的程度、皮质厚度、结石肾盏的空间,并能发现肾后结肠及肾脏的肿瘤。CT 扫描的目的在于:了解结石在肾内各盏的分布情况,特别是前后盏的分布情况,为手术通道的设计提供依据;可发现肾后结肠,避免肠道的损伤;能及时发现肾脏的肿瘤;通过对结石密度的测定可初步预测结石的成分。

4.对因梗阻造成的肾功能不全或脓肾的患者,应积极行肾脏穿刺造瘘引流,以改善肾功能或控制感染,为二期手术做好准备。

5.认真设计手术通路:因为手术通道的正确与否,不仅影响到手术的疗效,而且与并发症的发生有较大的相关性。对于每一个接收 PNL 手术的患者,术前必须根据结石的大小和部位来合理地设计手术通道,包括目标肾盏的选择及需要的通道数量。设计通道的基本方法如下:中盏或下盏结石,直接建立结石肾盏的通道;肾盂结石可选择经中盏或下盏的通道;输尿管上段结石,主要选择经中盏的通道,通道与输尿管纵轴的角度最好为 90°左右,一般不要小于 60°,否则会影响窥镜进入输尿管的深度；上盏结石，由于直接穿刺上盏往往有困难，因此可通过经下盏的通道并结合软镜的应用进行处理，也可尝试经十一肋间或十肋间穿刺结石肾盏建立通路，但要注意并发症；部分鹿角状结石，可根据结石的分枝情况采用中盏或下盏的单一通道，或中、下盏的双通道进行治疗；完全性鹿角状结石或涉及 3 个以上肾盏的多发性结石，常需要建立多个通道进行处理，可首先在中盏或下盏建立通道，根据结石被清除的情况，再决定是否需要新增通道和通道的数量。也可同时建立两个通道进行取石。

6.经皮肾镜取石术由于存在着手术失败、结石不能取净以及需要通过开放手术处理各种并发症的可能性。因此，术前需要向患者进行充分告知和沟通。

7.预防性使用抗菌药对于每个患者都是必要的，即使是尿液培养阴性的患者，术前 2 小时也应常规静滴抗菌药。

8.为避免术中膀胱过度充盈，术前应常规留置导尿管。

9.需要通过逆行造影显示目标肾盏或制造人工肾积水的患者，术前应行输尿管逆行插管。

五、手术器械和设备

(一)建立手术通道的器械

1.穿刺针　穿刺针为由针芯、针鞘二部分组成的 18G 穿刺针，针鞘可通过 0.035 和 0.038 英寸的导丝。

2.导丝　常用的是 0.035 或 0.038 英寸的金属导丝，导丝需具备头软、体硬、不易折叠的特性。斑马导丝在这方面的特性较好，也可选用血管导丝。

3.通道扩张器

(1)筋膜扩张管：为聚乙烯材料制成的头部呈锥形的扩张管，不透过 X 线。内径能通过 0.035 英寸的导丝，外径一般从 F8 开始，以 F2 递增，最大口径可达到 F30。F12 以上的扩张管可配有作为工作通道的 Peel-away 鞘。由于扩张管的外鞘较薄，很容易推人肾内，使用过程较为方便。筋膜扩张管是较常用的扩张管，特别适合于微通道手术。

(2)Amplatz 扩张管：是一种以 KurtAmplatz 的名字命名的扩张管，其内径可通过 F8 的导管，扩张管的外径从 F12 到 F30。外鞘的径线比同型的扩张管大 F4。扩张管的硬度较筋膜扩张管为硬。

(3)金属同轴扩张器：为不锈钢材料做成的硬性扩张器，由 F8 的硬性金属引导杆、不同径线的扩张管和外鞘三部分组成。三者可按顺序套叠在一起,其形状如同拉杆天线,可将通道扩张至 F24 或 F26。

(4)气囊扩张管:是一种带有气囊和外鞘的装置,气囊的长度 10～15cm,直径 10-12mm,扩张径线为 F24 或 F26。

(二)窥镜及取石器械

各种不同径线的输尿管镜和肾镜均可用于手术,具体的选择取决于手术通道的大小。取石的器械有鳄嘴形取石钳,三爪取石钳及套石篮等。

(三)影像摄录系统

包括氙灯光源、摄像头、视频转换器、监视器等设备。

(四)常用的碎石设备

1.气压弹道碎石机

2.钬激光

3.超声波-气压弹道碎石机

4.其他的碎石设备如液电碎石、电子动能碎石等,目前已少用。

(五)液压灌注泵

用于将冲洗液泵入肾内,以保持术野的清晰,帮助碎石的排出。脉冲式的灌注较符合手术的需要。

(六)辅助定位设备

1.C 形臂 X 光机　移动的 C 形臂可从不同的角度监视穿刺针的进针方向和深度。

2.超声波仪　带有穿刺架的超声探头,可准确地引导目标肾盏的穿刺,选择分辨率较高的机型。

六、手术方法

(一)麻醉与体位

【麻醉方法】

1.硬膜外麻醉　是较常用的麻醉方法,多数患者可在硬膜外麻醉下完成手术。

2.全麻插管　对于脊柱畸形、肥胖、结石复杂、估计手术时间较长或手术难度较大的患者,应采用全麻插管,以保证良好的麻醉效果和气道的通畅。肋骨上穿刺上盏入路的手术,选择全麻插管更为适宜,即使出现胸腔并发症,也不会造成严重的后果。

3.局部麻醉　沿已建立好的通道进行的再次取石术,如果手术难度不大,手术时间不长,可在局麻或局麻加静脉镇痛下完成。新建通道的手术,不推荐局部麻醉。

【体位】

1.俯卧位　通常采用的体位为俯卧位,适当垫高腹部,使腰部稍隆起,以减小肾脏向前的活动度,有利于手术通道的建立。垫高腹部的部位不能过低,否则会使肾脏位置上移,影响穿刺。

2.俯卧位患侧垫高 30°该体位可使后排肾盏更接近垂直线,有利于提高穿刺的准确性,对于初学者有一定帮助。

3.侧卧位　可用于部分不能平卧的患者,常取 60°侧卧位,不作为常规体位。

(二)选择穿刺点

原则上,第 11、12 肋下,肩胛下线与腋后线之间的范围内均可作为穿刺的区域。术者可根据取石的需要选择具体的穿刺点。靠内超过肩胛下线的穿刺容易损伤肾脏主要血管,靠外超出腋后线的穿刺则容易损伤结肠。

十二肋下是较安全的穿刺区域,通常用来穿刺下盏处理下盏或肾盂结石,也可作为经下盏的通道处理上盏结石。肾脏位置较低时也可穿入中盏。

十一肋间或十一肋下(十二肋较短者)常作为穿刺肾中盏的区域,也可穿刺部分上盏,是最常用的穿刺区域。因为经后排中盏入路的通道,容易将导丝置入到输尿管,保证手术的成功,并可获得较大的取石范围,能有效处理肾盂、输尿管上段及部分上、下盏的结石。为避免胸膜和肺脏的损伤,穿刺点应靠近腋后线。

十肋间虽然较容易穿入上盏,可通过上盏的通路处理上盏或中、下盏的结石,但胸膜及肺脏损伤的发生率较高,一般不作为常规的穿刺区域,只在处理某些特殊的病例时采用。术中应注意及时发现胸腔并发症,并进行相应的处理。

为避免损伤肋间血管和神经引起的出血和术后疼痛,穿刺时不要紧贴肋缘下进针,应与肋骨下缘保持一定的距离。

(三)穿刺目标肾盏

由于肾脏后外侧 Brodel 线附近皮质内的血管较少和较小,肾脏包膜至肾后盏之间的皮质通路距离最短。因此,理想的手术入路是经过 Brodel 线和肾乳头进入肾后盏,此入路有效地减少肾血管的损伤,减少手术出血。穿刺针的轴向尽可能与肾盏的轴向一致,这样可使窥镜获得最大的活动范围,并能有效减少因窥镜摆动引起的皮质撕裂伤。由于肾盏的解剖变异较大,以及结石部位的不同,实际的手术中,并不是每个通道都能做到经乳头进入后盏,如有时需要直接穿前盏或穿刺憩室肾盏建立通道。但对于大多的手术,仍需要按上述的解剖要求来进行。为保证穿刺的准确性,穿刺需要在 X 线或超声定位下进行。不提倡"盲穿"建立通道。

【X 线定位法】

1.目标肾盏的显示　　可通过逆行插管造影、静脉尿路造影或盏内的结石来显示目标肾盏。在 X 线垂直位下将所确定的目标肾盏的体表投影点用血管钳作一标记,以指导进针的方向。逆行插管造影可较好地显示各肾盏,并使之扩张,有助于穿刺和导丝的置入。空气造影可帮助后盏的显影,而且不影响对结石的观察,注入的气体(二氧化碳或空气)一般不超过 20ml,这种方法曾有过引起气体栓塞的报道。对于排泄性和逆行造影均不能显影的肾集合系统,可用 7 号细长注射针于 $L_1 \sim L_2$ 横突外侧 $1 \sim 1.5cm$ 处穿刺肾脏造影,也可以直接穿刺结石造影,以此来显示目标肾盏。

2.目标肾盏的穿刺　　皮肤进针点应根据目标肾脏的轴向来确定,往往选择在目标肾盏体表投影点的外侧或外下方。进针的方法为,X 线垂直透视下,患者于呼气末屏住呼吸,穿刺针指向目标肾盏的体表投影点,与身体平面呈 $30 \sim 60°$角,斜行穿向目标肾盏。进入肾皮质后,可见穿刺针随呼吸而摆动,穿刺肾盏时常有轻微的突破感。进入肾盏的标志为,退出针芯后可见尿液流出或用注射器抽出尿液。若肾盏被结石占据和阻塞,尿液则难以流出或被抽吸出,但可有明显的穿刺针与结石的撞击感,并可看到结石被推动的征象。初学者往往要经过反复多次的试穿,并通过变化 C 臂角度的帮助下才能完成目标肾盏的穿刺。应该指出,只要穿刺部位选择正确,多针穿刺一般不会造成肾脏的严重损伤。但要反对毫无顾忌、盲目地反复穿刺。在没有确定穿刺针进入肾盏的情况下,最好不要注入造影剂,否则,进入到皮质内的造影剂会影响目标肾盏的显示。穿刺成功后需要测量和记录皮肤至肾盏的距离,以指导扩张管进入的深度。应避免直接穿刺肾盂建立通道,原因之一是容易损伤大的血管,之二是无皮质支撑的通道工作鞘容易脱出,术后易发生漏尿。

【超声波定位法】

1.穿刺前应对肾脏积水的程度、肾盏的形态、结石的部位进行全面的了解。应结合 IVU 或逆行造影所显示的目标肾盏与肋骨的关系来确定皮肤进针点,在确定了进针点后,再决定目标肾盏,测量进针的深度。

2.在超声探头,最好是带穿刺架探头的引导下,穿刺针对准目标肾盏穿入,进针过程中要辨清针道的方向。进入肾盏后拔出针芯,见尿液流出或用注射器抽出尿液证实穿刺成功。

（四）置入导丝

固定住针鞘,将一0.035英寸或0.038英寸的金属导丝从鞘内置入。最好能将导丝置入到输尿管内,这样在扩张通道的过程中导丝不会脱出,可保证手术的成功。X线透视下,由于导丝能被清晰地显示,可通过对其方向的调整,使之进入到输尿管内。超声波定位则难以辨认出导丝的方向,若导丝进入到了输尿管,可感到推送导丝的阻力较小,并能较深地置入。不论是哪一种定位方法,如果导丝未能进入输尿管,应让其尽可能多地盘曲于肾盂或肾盏内,导丝在肾内的长度在10cm以上。

推送导丝的过程中,要始终固定好针鞘,以免导丝进入肾脏后的反弹作用使其退出。当针鞘内的导丝需要退出时,回拉的力量一定要适度,若阻力较大,则提示导丝与针鞘之间已成角。这种情况下要先退出少许针鞘,再回拉导丝,否则,如果强行用力,会因为针鞘的切割作用,使导丝被切断或剥脱于肾内。针鞘退出后,一定要用手指在皮肤进针点处将导丝固定好,避免其弹出。

（五）扩张、建立通道

【微通道手术】

沿导丝边缘切开皮肤约6mm,可用血管钳适当分离皮下及肌层。先将一根F8的筋膜扩张管沿导丝旋转推入肾内,如果F8的扩张管通过腰背筋膜或肾包膜有困难,则要改用更细的F6或F7扩张管进行引导。F8的扩张管进入后,再顺序扩入不同径线的扩张管,通常需要扩张到F16或F18。扩张管进入的深度要超过皮肤与肾盏的距离1~2cm,目的是让扩张管尖端的锥状部分完全进入肾盏内,以利于工作鞘的置入。X线透视下进行的手术,可对扩张过程进行动态监视,能有效避免通道的丢失。整个扩张过程中一定注意固定、保护好导丝,避免其脱出,特别是导丝在肾内的部分较短的情况下,更应注意。建议最好采用F18的通道进行手术,其目的是既能保证灌注液的有效回流,减少其吸收,又有利于碎石颗粒的排出,提高工作效率。通道过小,不利于碎石的排出,而且易发生因肾内高压导致的灌注液大量吸收引发的各种并发症。

【标准通道手术】

1.筋膜扩张管扩张法 具体方法与上述微通道扩张法一致,只是通道需扩张到F24以上。

2.Amplatz扩张管扩张法 使用时先将一根F8的导管沿导丝置入到肾内或输尿管内,再将不同径线的扩张管套在该管上逐一扩张。由于外鞘较厚,其径线要比同型号的扩张管大F4,因此需要用大一号的扩张管扩张后,才容易将小一号的外鞘推入肾内,例如,F26 的扩张管扩张后,置入 F24 的外鞘。

3.金属同轴扩张法　首先沿导丝将一硬性引导杆置入肾内,在引导杆的支撑和引导下,将不同径线的扩张管一根套叠一根依次扩入肾内,直至需要的径线。固定好外鞘,一次性退出引导杆和扩张管。也可先用筋膜扩张管扩张至 F14,留置 peel-away 鞘,金属引导管连同套叠在一起的 F14 以下的扩张管沿导丝进入肾内,退出 peel-away 鞘,再换金属扩张管作进一步扩张,这种方法在很大程度可避免肾盂的穿孔。在推送扩张管的过程中,一定要用手指固定好引导杆,避免因其进入过深造成的损伤和穿孔。

4.气囊扩张法　在 X 线监视下将气囊沿导丝推入集合系统,通过高压注入的气体,一次性将肾皮质及通道周围的其他组织扩张至 F24 或 F26,工作鞘在气囊的支撑下沿气囊表面推入集合系统。该方法的优点为,建立通道简单快捷,皮质通道的出血少。缺点是费用昂贵,曾经有过手术史的病人,气囊难以将致密的筋膜组织和疤痕组织扩开。

(六)置入工作鞘

当通道扩张到需要的径线后,在扩张器的支撑和引导下,工作鞘旋转推入集合系统,置入的深度与扩张管进入的深度一致。置入过深,会造成通道对侧集合系统的损伤或穿孔。置入过浅,工作鞘进不到肾内,通道内的出血不能被及时压迫,会在肾内形成凝血块,影响手术的视野。另外,在重新寻找和建立通道的过程中,会使灌注液大量进入腹膜后腔。进入到正确位置的工作鞘,窥镜进入后,可看到呈灰白色的肾盂或肾盏黏膜及黏膜上的血管纹理,并可看到结石。如果镜下见到黄色的脂肪组织,则提示工作鞘未进入肾内或已穿出到肾外。

为预防因导丝脱出,而导致的工作通道丢失。必要时可在窥镜直视下放入第 2 根导丝,先退出工作鞘。然后再沿其中一根导丝将其置入,让一根安全导丝位于工作鞘之外。

(七)碎石

窥镜在灌注泵泵出的生理盐水冲洗下,沿工作通道进入肾内,根据 KUB 和 IVU 所示的位置寻找结石。有时结石表面被凝血块覆盖,难被发现,需将凝血块清除后方能见到。看到结石后,需要在窥镜的直视下先将工作鞘的远端对向结石的靠通道面,再进行碎石。碎石常从结石的后外侧缘开始,尽可能使结石碎裂成小颗粒,以利于清除。处理鹿角状结石,应先将通道肾盏内的结石分枝击碎,再击碎结石主体,对于窥镜不能进入到肾盂内进行碎石的结石分枝,应保留结石分枝处的部分主体结石,用窥镜或工作鞘将盏内的结石分枝推到肾盂内进行碎石。不要在肾盏颈口部将结石分枝击断,否则,会导致处理上的困难。在寻找和击碎结石的过程中,工作通道的摆动不宜过大,过大的摆动会导致皮质的撕裂,引起严重的出血。手术的时间不宜过长,因为术中的失血、液体及毒素的吸收往往会随着手术时间的延长而增多。超过1小时的碎石,应常规给用速尿10~20mg,以促使吸收的液体排出。

1.钬激光碎石　钬激光是一种固态激光,通过热效应使结石破碎。碎石的原理为,结石表面和结石中的水在吸收钬激光的能量后被汽化形成小球,汽化小球随后裂解所产生的冲击波形成了二次压力,在这个力量的作用下结石被粉碎。钬激光碎石所需要的功率取决于结石的大小和结石的硬度,一般可从20~80W。

对于大的结石,碎石通常从结石的边缘部开始,光纤不直接接触结石,而是距结石约1mm,以高功率(≥60W)连续发射的方式,将结石呈虫蚀样削落。这种非接触式方法击碎的结石往往呈粉末状或细颗粒状,容易被冲洗出,使需要再次碎石的几率减小。也可采用从结石中央钻孔的方式击碎结石。对于移动性的小结石,可用工作鞘或光纤将结石抵在肾盂或肾盏壁上进行碎石。当光纤接触结石进行碎石时,可产生一种类似爆破的效应,使结石被迅速破碎。这种方法如果用于处理大的结石,容易形成大的碎块,使再次碎石的几率增加。

钬激光是目前最有效的碎石设备,特别是60W以上的大功率钬激光具有较强的碎石效果。其优点为:不论是哪种成分的结石均能被击碎;碎石的速度较快,碎石的粉末化及细颗粒化的程度较高;可同时处理各种软组织病变,如狭窄、息肉等;较细的光纤可用于各种微通道手术和软镜手术。

钬激光碎石应注意的问题,碎石的过程中窥镜应离开结石远一点,因为激光产生的高温和溅起的碎石可造成镜面的损坏。另外,钬激光具有较强的组织穿透作用,要避免误伤组织引起的出血或穿孔。

2.气压弹道碎石　气压弹道碎石机是20世纪90年代初,由瑞士EMS公司开发的一种腔内碎石设备。设备由空气压缩机、气流输出管道、安装在工作手柄内的弹槽和子弹体、碎石探杆等部分组成。其原理是空压机产生的高压气体($3\times10^5\sim5\times10^5$Pa),通过管道传送至弹槽内使子弹体产生高速运动,高速运动的子弹体再将能量传递到探杆尖端,以高能量撞击结石。当能量超过结石的应力时,结石就发生破碎。

碎石过程中,需要将探杆尖端用一定力度抵在结石上才能将其击碎。对于较大的或非移动的结石,碎石应从结石的边缘部分开始,这样可使被击碎的结石颗粒往往较小,便于被清除。对于小的或移动性的结石,为避免其移动,需要用探杆或工作鞘将结石抵在集合系统壁上,进行碎石。

　　气压弹道碎石是目前应用最广的碎石设备,其优点是价格便宜,能有效击碎各种成分的结石,无热损伤,可用于标准通道和微通道手术。缺点为被击碎的结石颗粒往往较大,需要再次碎石的几率相对较高,击打碎石的冲击力会造成集合系统黏膜血管的损伤,并会使一些小的碎石嵌入到黏膜下,甚至会造成肾盂穿孔,导致碎石外移及液体外渗。

　　3.超声波-气压弹道联合碎石　　超声波、气压弹道碎石机是一种将超声波及气压弹道两种碎石方法结合在一起的设备。气压弹道碎石杆可从中空的超声探杆中置入,两种设备由一组控制开关所控制。对于大的结石,通常是先用气压弹道碎石机将其击碎为小的颗粒,再通过超声波碎石将小颗粒的结石进一步粉碎、吸出。对于硬度较低的鸟粪石和小的结石,可直接用超声碎石将其粉碎。该设备的优点为:清除碎石的速度较快,可有效缩短手术时间;由于负压装置的吸引作用,碎石很少移位,碎石的清除较为彻底。由于超声波探杆的径线较粗,该设备用于标准通道的手术。

（八）清除碎石

　　被击碎的结石碎片多数是通过灌注液流出时将其带出。少部分碎石需要用取石钳或套石篮取出。结石被击碎的程度是影响其被清除的主要因素,良好的碎石能源,如钬激光,超声波-气压弹道碎石机可有效地将结石击碎和清除,提高手术的无石率。

（九）放置引流管

　　经皮肾镜取石术后,应常规放置双猪尾状内引流管和肾造瘘管,其目的是:引流尿液、减少尿外渗;压迫皮质通道、减少出血;为再次手术保留通道。当碎石进入输尿管后,则会使得内引流管的置入困难。这种情况下,如果是肾结石手术,可放弃置管,如果是输尿管结石手术,则需要将引流管的一端置入到结石远端的输尿管内,将导管的另一端盘曲于肾盂内,到时间从肾造瘘口拔出。肾造瘘管应放置在肾盂或扩张的上、下盏内。置入的深度要合适,以免因打折而影响引流。放管的方法为,在窥镜直视下将工作鞘推送至肾盂或肾盏内,造瘘管从鞘内置入,置管的深度可略超出工作鞘的长度。肾造瘘管要通过缝线固定于皮肤。

　　术后若伤口漏尿较多,其原因往往是肾造瘘管打折或进入到了输尿管,使得尿液的引流不畅,需要通过造瘘管造影来明确,如果为前述原因则需要在X线透视下进行调整。术后一周,若结石已取净,可拔出肾造瘘管,拔管前1~2天要夹闭肾造瘘管,观察有无腰痛、发热、漏尿等症状,要无症状才能拔管。内引流管通常要留置2周以上。

近几年来,无肾造瘘管的经皮肾镜取石术的报道逐渐增多,其前提条件是结石简单、清除彻底、术中无明显出血,内引流管位置满意,肾皮质有一定厚度。否则,留置肾造瘘管是必要的和安全的。

(十)再次手术

由于受结石的复杂性、手术时间、术中出血等因素的影响,部分病例难以通过一次手术将结石取净,因此需要进行再次或多次的取石。再次手术分为两种,一种是沿已建立好的通道进行的手术,另一种是新建通道的手术。

1.经原通道的手术　手术时间一般为前一次手术后的5～7天。如果手术不复杂,可在局麻或局麻加静脉镇痛下完成。如果结石复杂、手术时间较长,则需在硬膜外麻醉或全麻插管下进行。

手术方法为,先经肾造瘘管将导丝放入肾内,拔出肾造瘘管,沿导丝扩张通道和置入工作鞘,其余步骤与前述碎石、取石相同。这种再次手术的最大优点为视野的清晰度较好。

2.新建通道的手术　第一次手术后,根据影像检查的结果,对于估计用已建立好的通道难以处理的残余结石,在排除了联合 SWL 或软镜取石的可行性后,则需要建立新的通道取石。其方法与前述手术通道的建立一致。

(十一)多通道取石

对于完全鹿角状结石或涉及多个肾盏(3 个以上)内的多发性肾结石,常需要建立多个通道来处理。术前估计单通道难以取净的结石,第一次手术即可建立两个通道,常选择中盏和下盏的通道。术后再根据 KUB 所示的结石残留情况来决定是否需要增加新的通道。多通道取石的优点为:取石范围广,结石清除率高;可有效避免因窥镜摆动幅度过大而造成皮质通道的撕裂伤;能较好地保持肾内的低压状态,减少灌注液的吸收;对于感染性结石,可有效降低脓毒血症的发生;有利于保持清晰的手术视野,即使一个通道内有出血,其他的通道仍可继续工作。有关的资料显示,只要入路正确,通道数量的增加,并不会导致手术并发症的增加。特别是微通道手术,其优势更为明显。相反,如果通道的数量不够而强行取石,则容易导致通道皮质和结石肾盏颈口的损伤,引起严重的出血。需要注意的是,通道并不是越多越好,不能盲目增加,应根据手术的实际需要来选择通道的数量,通道的数量一般不超过 3 个。

(十二)一期或分期手术

对于合并有因梗阻造成的脓肾或肾功能不全的患者,要先行经皮肾穿刺造瘘引流,并进行积极的抗感染治疗。5～7 天后,若感染被有效控制,肾功能得到恢复,可考虑行取石手术。否则,应延长引流的时间。未经引流治疗的脓肾禁忌行一期经皮肾镜取石术,因为手术会导致大量的细菌和毒素入血,引起严重的全身感染,甚至危及生命。

由于经皮肾镜取石技术已较成熟,因此,已没有必要采用先行肾脏穿刺造瘘,待通道成熟后再行二期取石手术的必要。

(十三)分步手术

对于缺乏术中 C 臂 X 光机和超声穿刺设备的医院,可采取分步的方法进行手术,其方法如下。患者先在 X 光室或超声波室于局麻下完成目标肾盏的穿刺,尽可能将导丝置入到输尿管内(X 线下容易完成),若导丝不能置入到输尿管内,则应多盘曲于肾内。F8 的扩张管扩张通道后,沿导丝置入 F6 的导管作为手术通道管,退出导丝,导管固定于皮肤。随后将患者送入手术室,麻醉后,取俯卧位。先从导管内置入一根导丝,其深度应等于或大于导管的深度,退出导管,保留导丝,其余步骤与前述手术步骤一致。由于扩张通道过程中,缺乏影像监视,有可能会发生通道的丢失,但如果导丝已进入到了输尿管或膀胱,手术则不会失败。

第四节　腹腔镜输尿管切开取石术

【概述】

当输尿管结石直径过大,一般超过 15mm,或结石下方有息肉包裹,或因其他原因无法行体外冲击波(SWL)或输尿管镜碎石而需要采用开放手术治疗时,腹腔镜输尿管切开取石手术作为微创治疗方法已基本取代了传统开放手术。Lipsky和 Gaur 等先后在 1993 年和 1994 年报告经腹腔途径和经腹膜后途径行输尿管切开取石术。国内学者 1995 年首先报道采用经腹膜后途径开展腹腔镜输尿管切开取石术,所有患者一次手术后复查 X 线片输尿管无残留结石,手术效果佳。1999年 Turk 报道一组 26 例腹腔镜输尿管切开取石,其中 21 例采用经腹膜后途径,5例采用经腹途径,取出的输尿管结石直径为 20～45mm。对于两种途径腹腔镜输尿管切开取石术,学者认为术后效果相同,但经腹膜后途径对腹腔胃肠道干扰较小,术后恢复较快,经腹腔途径手术结束时必须要关闭侧腹膜,避免术后尿液渗漏至腹腔引起腹膜炎。

【适应证和禁忌证】

(一)适应证

1.直径＞15mm 的结石,质地致密坚硬,经 SWL 治疗或输尿管镜碎石无效或失败者。

2.结石嵌顿时间较长,输尿管黏膜水肿、结石周围息肉包裹者。

3.结石嵌顿导致输尿管严重梗阻或上尿路感染甚至积脓等情况者。

4.输尿管严重迂曲,不宜行输尿管镜或经皮肾镜者。

(二)禁忌证

1.有腹部或腰部手术病史者,腹腔或腹膜后严重粘连者。

2.有其他腹腔镜手术禁忌证如心、肺功能不全等者。

【术前准备】

行静脉肾盂造影或逆行肾盂造影检查了解输尿管的解剖位置及是否存在狭窄,术前行腹部平片定位,术前晚灌肠。

【手术方法】

(一)经腹膜后途径腹腔镜输尿管切开取石术

1.麻醉和体位　采用气管插管全麻,先截石位,后健侧卧位、头低脚低垫高腰桥呈夹克刀体位。

2.手术关键

(1)输尿管导管的放置:截石位,F21 膀胱镜下患侧输尿管内留置 F4 输尿管导管一根,头端置至结石水平。

(2)后腹腔的建立和 Trocar 的放置:术者立于患者背侧,监视器位于患者腹侧头端。在腋后线肋缘下 1 横指处作一长约 15～20mm 切口,钝性分离肌肉,用钳尖刺破腰背筋膜进入后腹膜腔间隙,用手指将腹膜向前推开后,置入气囊,注气约 300～500ml 扩张后腹膜腔间隙,气囊扩张 5 分钟后取出。再次进切口伸入手指,探查扩张后的后腹膜腔,并在手指引导下,分别在腋中线髂嵴上 2 横指处、腋前线平第一切口处插入 5mm、10mm Trocar,术中如需要可在腋前线髂前上棘上 2 横指处增加一个 5mm Trocar。切口内插入 10mm Trocar。腹膜后间隙注入 CO_2,气腹压力控制在 12～15mmHg。

(3)分离输尿管:检查后腹腔,腹膜外脂肪较多者可先切除取出体外,沿腰方肌外侧缘切开与其相连的 Gerota 筋膜,进入肾筋膜后层与腰方肌、腰大肌之间的间隙,在此层面将肾输尿管随肾筋膜一起游离翻向腹侧。在腰大肌前方切开肾筋膜后层,找到输尿管。腹腔镜下可发现输尿管结石所在部位增粗,用钳夹质地较硬即可证实输尿管结石所在。

(4)切开输尿管、取出结石:术者左手用无创抓钳在结石上方固定结石及输尿管,用电钩在结石上方切开约 2/3 输尿管壁,见到结石后可用电钩剜出或用取石钳取出结石,置入自制标本收集袋,将结石先放入收集袋,待手术结束后在经第一切口处随 Trocar 取出。

(5)放置输尿管内支架管、缝合输尿管:检查输尿管切口处有无肉芽组织,并将其切除并送病理检查,从切口探查下段输尿管可见输尿管导管;然后拔出输尿管导管,置入 F6 的双 J 管于输尿管内作支架,若置管困难,亦可考虑将输尿管导管在腹腔镜下向上越过切口置入肾盂内作支架;用 5-0 无创可吸收线间断缝合输尿管切口 2~3 针,缝合时注意切勿缝合过多导致输尿管狭窄,同时亦注意输尿管黏膜的对合。国外曾报道输尿管切口长度小于 10mm,可以不缝合,切口沿支架管自然愈合。但是,学者还是主张缝合输尿管,减少漏尿和伤口感染等并发症的发生。

(6)引流管的放置:盐水冲洗伤口,并将气腹降至 5mmHg,检查无活动性出血,在髂嵴上 10mm Trocar 处插入并留置橡胶引流管一根,拔除各 Trocar,切口缝合 1~2 针,手术结束。

(二)经腹腔途径腹腔镜输尿管切开取石术

取 60°侧卧位,在脐水平腹直肌外缘切开皮肤,长约 20~30mm,钝性分离进入腹腔后,插入 10mm Trocar。注入 CO_2 气体建立气腹,压力控制在 12~15mmHg,在电视监视下分别于锁骨中线髂前上棘水平、锁骨中线肋弓缘下插入 5mm、10mm Trocar,必要时在腋中线肋弓下插入 5mm Trocar 供助手协助暴露。

术者切开 Toldt 线,向内侧牵拉结肠,暴露后腹膜。切开肾筋膜在腰大肌前方找到输尿管和结石后,按上述手术关键进行操作。

【术后处理】

术后 6 小时患者可以下地活动并可进食,术后第 1 天测定伤口引流液的肌酐值,若引流量少于 10ml,引流液肌酐与血清肌酐值相等,术后 24 小时内可拔除引流管。Foley 导尿管在术后第 2 天可拔除,静脉应用抗生素 24 小时后可改为口服预防抗生素 2 周,输尿管内双 J 管可在术后 4 周拔除。3 个月后行静脉肾盂造影检查评估输尿管愈合情况。

【并发症及处理】

(一)尿漏

一般在 1 周左右可自行停止,若漏尿量多、时间长,多有输尿管支架管阻塞,应注意保持通畅。若输尿管支架管拔除后出现持续的腰腹疼痛不适,多为尿漏所致,应尽快行膀胱镜下输尿管插管引流。

(二)输尿管狭窄

Roberts 关于输尿管致密结石的前瞻性研究表明,输尿管切开取石术(开放式或腹腔镜)引起输尿管狭窄的发生率很低。若术后发生输尿管狭窄,多为感染、输尿管切口缝合过紧所致,视具体情况可采用输尿管镜扩张或内切开,必要时行输尿管狭窄段切除端-端吻合术。

第五节　腹腔镜肾部分切除术

【概述】

近年来,由于经皮肾镜技术及输尿管软镜技术的成熟与发展,绝大部分肾结石已完全可以采用上述两种方法得到有效的治疗,既往采用肾部分切除术治疗局限性肾盏多发结石或粘连严重的多发性肾结石的临床方法,随着肾结石其他微创治疗方法的不断进展,其适应证越来越受到挑战。

自 1993 年 Winfield 及其同事开展了第 1 例腹腔镜肾部分切除术以来,腹腔镜下控制肾蒂行肾部分切除术,创伤小、恢复快、手术效果佳,已越来越受到广大泌尿外科医生们的推崇。但是,同时对泌尿外科医生也提出较高的技术要求。该术式中需要处理的关键问题是如何控制出血及关闭肾集合系统。在开放手术时,控制出血可以通过暂时阻断肾蒂血流和冰屑局部降温的方法来达到目的,但是,在腹腔镜手术下则难以应用。起初有人尝试用裁剪的止血带将肾上极或下极圈住,收紧后压迫止血。随后 Cadeddu 报告采用打结器止血,但临床使用时止血的效果并不理想。目前主要采用 Santisky 钳或裁剪的止血带夹住肾蒂来控制肾脏血流,冷水灌注使肾脏降温,用冷刀行肾部分切除,再缝合肾集合系统和肾实质。必要时在肾实质表面喷洒生物蛋白胶或放置止血纱布加强止血,从而取得了较好的临床疗效。2002 年 Gill 报告用此术式治疗 50 例肾肿瘤患者的经验,平均肾热缺血时间(23±7.4)分钟(9.8～40 分钟),得出结论是腹腔镜肾部分切除术的效果与开放肾部分切除术的效果相同,肾功能保留良好。

【肾结石行腹腔镜肾部分切除术的适应证】

与开放性肾结石肾部分切除术的适应证相同,腹腔镜肾部分切除术主要应用于局限性的肾盏内多发性结石、肾脏的一极皮质明显变薄无功能,或者肾脏的上极或下极合并肾肿瘤等情况。

【术前准备】

术前常规行静脉肾盂造影检查了解结石位置及结石与肾盏、肾盂的关系,必要时行逆行插管造影检查;肾脏 B 超和(或)彩色多普勒超声检查了解肾皮质厚度及肾血流分布的情况,便于手术方式的设计。双肾螺旋 CT 检查通过三维血管模拟成像了解双肾动静脉及其二三级分支的走行。放射性核素肾扫描评价分肾功能。术前留置尿管、胃管。

【手术方法】

1.麻醉与体位　气管插管全麻。健侧卧位,呈夹克刀体位。术者站在患侧的腹侧,助手站在患者的背侧。腹腔镜影像系统放置患者背侧头端。

2.Trocar 的放置　一般多采用 4 个穿刺点,必要时可增加穿刺点。第一孔位于腋后线肋下缘,置入 12mm Trocar;第二孔位于腋中线髂嵴上 2 横指处,置入 10mm Trocar;第三孔位于腋前线肋缘下,置入 5mm Trocar;第四孔位于髂前上棘内侧 20mm,置入 5mm Trocar;必要时可在第一、二孔之间增加一个穿刺点。

3.手术关键

(1)后腹腔的建立:在第一孔处切开皮肤及各层直至腰背筋膜下,用手指分离腹膜后腔,将腹膜向前推挤,置入自制气囊扩张器至腹膜后腔,注气 500～800ml 并停留 5 分钟后放气拔出,在手指引导下依次放置各个 Trocar。连接 CO_2 进气管,压力设置在 12～15mmHg。

(2)游离肾脏及输尿管:用超声刀或电刀切开 Gerota 筋膜,在电视监视下钝、锐性交替分离肾脂肪囊,一般从肾下极切开脂肪囊并向上逐步游离肾脏直至完全显露病变肾上极。于腰大肌内侧找到输尿管,沿输尿管向肾蒂方向游离。

(3)肾蒂的游离和控制:将输尿管向一旁牵引,在肾门附近根据血管搏动逐步钝性游离肾动脉,于第一孔处,置入无损伤血管夹,用 Ham-o-lock 钳使血管夹张开,夹住肾动脉阻断渗血流。静脉注射肌苷 1.0g,并记录肾脏热缺血时间。

(4)低温下切除病变肾上极:经 Trocar 向腹膜后腔内肾脏周围注射冰屑或冰盐水,使肾脏降温,用剪刀、电刀或超声刀等沿病变肾上极切开肾实质直至肾盏或肾盂,完整切除结石及病变肾上极,向肾盂内探查是否残余结石,若有一并取出。

(5)缝合肾盂、肾实质:用 5-0 可吸收线连续缝合肾盂黏膜关闭肾盂腔,用 3-0 可吸收线 U 型缝合肾实质 2～4 针,肾实质切面可喷洒生物蛋白胶或填压止血纱布止血。

(6)引流管的放置:松开肾动脉血管夹,恢复肾脏血供,并检查肾创面有无活动性出血,用取物袋取出标本,盐水冲洗伤口,并将气腹降至 5mmHg,检查无活动性出血,在髂嵴上 10mm Trocar 处插入并留置橡胶引流管一根,拔除各 Trocar,切口缝合 1～2 针,手术结束。

【术后处理】

术后患者应按肾外伤处理,绝对卧床休息至少 2 周以上方可下地活动,并且活动应该循序渐进,3个月内不宜进行剧烈的体育活动或重体力劳动。如出现血尿应该再次卧床休息,监测生命体征,适当给予止血、抗生素等药物治疗,并进行 B 超或 CT 等检查,以明确肾周有无血肿,必要时及时输血治疗或进行 DSA 肾脏血管造影栓塞止血治疗。

【并发症的预防与治疗】

肾部分切除术主要并发症包括术中或术后出血、尿漏、切口感染及肾功能不全等。早期由于技术操作的不熟练,并发症发生率较高,如 1995 年 Polascik 等报道的在他完成的 66 例患者中有 33 例(50%)有并发症的发生。目前由于手术技术的改进,术者较为扎实的开放手术基础,熟练的腹腔镜操作、缝合技术和充分的术前准备,控制热缺血时间在 30 分钟以内,高质量地完成肾部分切除术,术后保持引流管的通畅,可以避免上述并发症的发生。Gill 的 50 例病例报道证实腹腔镜肾部分切除术是可行的和有效的。而且,将来随着病例数量的增加、技术的熟练和改进,该术式能在合适的病例中得到推广应用。

第六节　腹腔镜肾切除术

【概述】

腹腔镜肾切除术是当今代表微创泌尿外科成功的手术之一,其目前发展的技术已相当完善。1998 年 Weinberg 和 Smith 应用腹腔镜手术技术成功地切除一个猪的栓塞后的肾脏,在随后很短的时间内,随着腹腔镜胆囊切除术的开展,腹腔镜外科手术技术逐渐地发展成熟。1990 年 6 月,Clayman 领导的一个小组在华盛顿大学进行了第一例腹腔镜肾切除术,以后腹腔镜肾切除术在全世界的范围得到了广泛的开展。与普通开放性手术相比,腹腔镜肾切除术明显地降低了与手术相关的死亡率。其优点包括缩短住院时间、术后恢复快、减少止痛药物和镇静药物的使用量,以及完全康复时间加快等。因此,腹腔镜肾切除术被认为是目前肾切除的标准手术方式。

一项关于经腹途径与腹膜外途径腹腔镜肾切除手术效果对比的多中心研究表明,腹膜外途径肾切除术的手术时间及术后恢复饮食所需要的时间更短,术中麻醉药需要量更少。腹膜外途径避免了腹腔内容物对手术视野的干扰,同时也极大地降低了手术过程中损伤内脏及血管的风险。正因为腹膜外途径肾切除手术比经腹途径手术更具优势,文献报道的腹膜外途径肾切除手术在腹腔镜肾切除术中所占的比例由 1993 年的 26%升至 1996 年的 51%。学者认为,经腹途径和腹膜后途径肾切除术均有其各自的特点,应根据患者的病情和术者对术式掌握的程度酌情选择。

【适应证与禁忌证】

（一）适应证

腹腔镜下肾切除术在肾结石手术治疗中应用的适应证主要包括下列几点：

1.无功能肾　肾结石伴有巨大肾积水或者积脓、估计肾脏无功能,或者伴有结核性"自截肾"、肾囊性病变导致肾功能丧失,多囊肾合并肾结石。

2.萎缩肾　肾结石导致肾萎缩,或者伴有慢性肾盂肾炎性肾萎缩、血管性肾萎缩及肾性高血压。

3.肾结石合并肾、肾盂、输尿管恶性肿瘤　一般以 T_3 期以内可行根治性肾切除术的肾、肾盂、输尿管恶性肿瘤。

4.近年来有作者认为,除了存在着肾包膜粘连严重者以外,其他开放性手术能切除的肾脏均适合行腹腔镜肾切除手术。

（二）禁忌证

1.肾脏病变有急性感染征象,黄色肉芽肿性肾盂肾炎。

2.患肾既往有手术病史。

3.肾周围感染、肾脏与周围组织可能有严重粘连者。

4.较大的 T_4 期恶性肿瘤,可能已侵入下腔静脉内或肾包膜外。

5.其他不适于腹腔镜手术的疾病,如严重心肺疾病、肠梗阻、未被纠正凝血障碍性疾病、腹腔感染等。

【术前准备】

完成血肌酐、尿培养、肾图、肾脏B超和静脉肾盂造影等各项检查,充分评估双侧分肾功能。必要时行CT检查了解肾脏形态和与周围脏器的毗邻关系。术前一天开始改为流食,只需作一般性肠道准备,术前认真同患者及其家属谈话,交代腹腔镜手术的特点与术中中转开放手术的可能性,麻醉诱导期可使用抗生素。

【手术方法】

（一）腹膜后途径腹腔镜肾切除术

1.气腹的建立　目前多采用 Hasson 技术,即用尖刀切开皮肤 15～20mm,用血管钳钝性分离各层直至腰背筋膜下,伸入食指,将腹膜往前推移,置入自制气囊扩张器至腹膜后腔,注气 500～800ml 扩大腹膜后腔,停留 5 分钟后放气拔出,在手指引导下依次放置各个 Trocar。连接 CO_2 进气管,压力设置在 12～15mmHg。

2.切开 Gerota 筋膜　Gerota 筋膜是一层紧贴于腰大肌上方的白色筋膜,在腰大肌上方与腰大肌平行切开 Gerota 筋膜,切开 Gerota 筋膜后可见肾周脂肪组织。

3.游离肾脏 一般从肾背侧弓状缘处分离肾周脂肪,逐步游离肾脏上下极,并逐步向肾门附近游离,游离过程中注意避免损伤肾包膜,否则容易导致出血。由于肾盂内局部感染导致肾周围粘连,则会增加游离肾脏的难度,这时需耐心仔细、钝锐性交替逐步游离肾脏。

4.处理肾蒂 肾蒂血管解剖特点:从上往下顺序是肾动脉、肾静脉及肾盂,从腹侧至背侧顺序是肾静脉、肾动脉及肾盂。在后腹腔中容易显露肾动脉,先提起输尿管向上牵引,在肾盂的上缘可见肾动脉搏动,用吸引器杆小心地沿血管外膜钝性分离肾动脉,在肾动脉的下缘可显露肾静脉。分离肾静脉时由于其管壁薄、属支多,容易损伤,必须小心谨慎,仔细分离。结扎肾动静脉可用 Ham-o-lock 也可用 Endo-GIA。性腺血管、腰动静脉及其属支可不结扎,但为防止分离时不慎损伤引起出血或为了更好地显露肾门,必要时也可结扎切断。肾蒂的处理是整个腹腔镜肾切除术中最重要、最关键的一步,必须高度重视,在腹腔镜肾切除手术失败的病例中,有近 50% 是由于在处理肾蒂血管时出血而被迫中转开放手术的。因此,术者在手术前对肾脏的处理方法必须有充分的思想准备。手术中术者不仅要有娴熟的手术技巧和熟悉的解剖知识,还应该具有足够的耐心和细心。

5.取出肾脏 当肾脏被完全切除下来后,可以在后腹膜腔内随意地翻动,以便确定肾脏是否被完全地游离切除。将大小合适的取物袋经 12mm 切口放入后腹腔,展开后将肾脏放其中,收紧袋口。降低气腹压力,再次检查肾蒂残余血管断端及腹膜后腔创面是否存在着活动性出血。若无出血,则可通过最大的 Trocar 切口将标本取出,必要时可适当扩大切口。

6.关闭切口 术后于最低的 Trocar 切口位置放置橡胶引流管一根,放出 CO_2 气体,取出全部 Trocar,缝合伤口。

(二)经腹途径腹腔镜肾切除术

1.麻醉与体位 采用气管插管全麻。健侧卧位,固定患者,调整手术床使患者腰部以下与身体轴线成 30°。术者站立于患者腹侧,助手站立于背侧。

2.手术关键

(1)气腹的建立:在 Trocar 处连接 CO_2 进气管,压力设置在 12~15mmHg。

(2)游离结肠:左肾切除术时,先用电钩或带电灼的剪刀从髂血管平面开始沿 Toldt 线切开降结肠外侧腹膜至脾脏上缘,切断膈结肠、脾结肠及脾肾韧带,使脾脏与胰腺及结肠一起移向内侧,此时应避免损伤横膈膜。右肾切除术时,腹膜切开应向头部方向切至结肠肝曲水平,包括右侧三角韧带、右前方的冠状韧带及肝横结韧带,向内方提起结肠显露肾结肠间结缔组织并切断之,完全游离结肠,此时肾脏因重力下坠而与肝脏分离。

(3)游离输尿管:结肠充分移开后,即可看到腰大肌,输尿管通常位于腰大肌内侧缘与下腔静脉和主动脉外侧缘之间,性腺血管的深面,找到输尿管后,可用一根带子绕过牵拉输尿管帮助游离,必要时行性腺血管予以结扎、切断,提起输尿管使其保持一定张力。向上游离至肾下极和肾门,注意此时暂时不要切断输尿管,游离肾脏时,可通过牵引输尿管提起肾脏。

(4)游离肾脏:在肾脏下极处切开 Gerota 筋膜和肾脂肪囊,游离肾门外的肾周脂肪,而肾积水的病例,在用吸引器抽出肾盂内的积水后,肾脏较易游离,若肾周粘连较紧分离肾脏有困难,则可暂停肾脏分离,先显露肾门。分离肾下极时应注意迷走血管的存在。

(5)处理肾蒂:提起输尿管及肾下极,辨认进入肾门的血管,可用吸引器分离肾血管,性腺血管、腰动静脉及其属支可不需结扎,但分离时不慎损伤引起出血或为了更好地显露肾门,必要时也可结扎切断。将弯钳伸入肾、输尿管与腰大肌之间的间隙,向上托起肾脏下极,显露肾门,拉直肾蒂血管会有利于肾门的分离和结扎。将肾下极从腰大肌表面完全游离,游离时应该注意贴近腰大肌及肾实质进行。

(6)结扎肾蒂:仔细分离肾门脂肪,找到肾动、静脉,紧贴血管外膜游离,肾动脉的保留端上 2 个、切除端上 1 个 Ham-o-lock 夹,然后切断肾蒂。肾静脉用直线型切开缝合器切断,直线型切开缝合器很少用来切断动脉。若没有 Ham-o-lock 夹而对钛夹钳夹血管的效果不肯定时,可用直线型切开缝合器切断肾动脉。但是,肾动脉保留端还应再上 2 个钛夹。在使用直线型切开缝合器前,需游离足够大的空间,否则容易造成血管撕裂而导致大出血。最后,切断输尿管。

(7)取出肾脏:切除的肾脏可剪碎或整体取出。如采用剪碎取出的方法,则必须用较坚韧的 LapSac 拾物袋,以避免组织搅碎器搅碎肾脏时拾物袋破裂。另一种取出肾脏的方法是将肾脏放入袋中,通过延长的 Trocar 口完整取出。

(8)放置引流管,结束手术:手术结束前,用生理盐水冲洗术野,检查确定无出血后,吸尽冲洗液,复位结肠。后腹膜可不必缝合,拔除管套管,经此切口放置引流管人腹腔内,放出 CO_2 气体,取出全部 Trocar,缝合伤口。

【术后处理】

1.手术完成后可以拔除胃管,肛门排气后可进食。

2.注意观察引流管引流情况,若无明显血性液体引流出,鼓励其 24 小时后下床活动,若引流量较多且为血性,应考虑有出血的可能,必要时再次手术止血。

3.术后 24 小时后可拔除导尿管,术后 1 周左右即可出院。

【并发症及处理】

1.出血 是最常见的并发症,往往也是腹腔镜手术中转开放的主要原因。

(1)实质脏器损伤出血:常见为肝、脾损伤出血,损伤较轻者可在腹腔镜下修复,填塞止血。如损伤程度较重、出血量较大不易控制,则应及时转开放手术。

(2)血管损伤:最容易损伤的血管分别是肾动脉、肾静脉、腹主动脉、下腔静脉、性腺静脉、肾上腺静脉、腰静脉。如果腹主动脉或者下腔静脉损伤,则出血量大,来势凶猛,血液瞬间即可充满整个手术野。在这个情况下,腹腔镜下往往难以处理,盲目钳夹或电凝止血是非常危险的。因此,应该当机立断立即转开放手术。

2.空腔脏器损伤 较为少见且不易被发现,多为肠管和胆囊。术中操作应注意有无异常液体出现,以便及时发现。损伤较轻时可在镜下修复,如损伤较重则应转开放手术修补。

第七节　腹腔镜肾输尿管及膀胱袖状切除术

肾盂和输尿管移行细胞癌的标准术式是经腹(或经腰)、下腹部双切口行肾脏输尿管全切加膀胱输尿管口袖套状切除,该术式能成功切除病变肾脏,彻底切除下段输尿管及部分膀胱壁,有效地预防输尿管残端癌及膀胱癌的发生,在临床上应用广泛,但其手术创伤大、时间长、并发症较多。1952 年,McDonald 等率先报道使用电切镜经尿道切除输尿管的膀胱壁内段,再经腰部切口做肾输尿管全切,整块取出标本,减少一个手术切口,相应来说减少了手术创伤。随着腹腔镜技术广泛应用于临床,Clayman 于 1991 年首次报道采用腹腔镜技术切除肾、输尿管,其后多个中心采用多种方式腹腔镜下行肾盂输尿管全切术,结果证明均可达到根治目的,且具有并发症少、损失小、康复快的优点,而在切缘阳性率及无瘤生存率方面无明显差异。并且随着手术技巧的提高、相关器械的完善,腹腔镜肾盂癌根治手术时间逐渐减少,将成为治疗肾盂癌的标准术式。

腹腔镜肾输尿管膀胱袖状切除术大体包括三种。

1.下腹部小切口辅助的腹腔镜手术 经腹或腹膜后入路行腹腔镜肾脏切除术,处理完肾脏及上段输尿管后,取下腹部切口处理输尿管下段。通常行输尿管全切膀胱壁内段袖套状切除。切口位置选择依手术医生的经验和习惯有所不同,可有腹直肌旁切口、平行腹股沟韧带上方切口等方式,但为保证彻底处理膀胱壁内段,原则上手术切口尽量靠近膀胱入口处。切除的肾脏和上段输尿管都可以通过该切口拖出体外。

2.电切镜＋腹腔镜法　一种是先电切,再行腹腔镜手术。先取膀胱截石位,首先用电切镜经尿道用环状电极(或钩形电极)沿患侧输尿管口周围环形电切开膀胱壁,直至显露膀胱周围脂肪,创缘彻底电凝止血,观察输尿管口周围完全游离,均可看到周围脂肪组织。留置三腔导尿管,然后摆体位行腔镜肾切除术,术中先行夹闭输尿管下段,待切除肾脏后,提起输尿管并向下游离至膀胱入口处,将输尿管向上拖出。术后持续保留导尿。

另一种方法是先行腹腔镜肾切除术,完整切除肾脏及上段输尿管,经输尿管断端插入输尿管导管至膀胱,丝线缝过输尿管断端并牢靠地固定在输尿管导管上,然后改截石位,经尿道插入电切镜,将输尿管膀胱入口全周用电切环充分烧切,直至看到脂肪,并彻底止血。电切镜内插入异物钳,钳夹住输尿管导管末端通过外鞘拉出体外。输尿管从膀胱内离断时有落空感,其后阻力消失,可判断输尿管已经完全离断,再次插入电切镜彻底止血。保留导尿,务必保持尿管通畅。

该方法避免了下腹部切口,直视下行输尿管膀胱入口处电切可保证治疗效果,但也存在尿外渗、肿瘤种植转移等问题。该方法均常规保留导尿至少7d,来保证患者膀胱切口完全愈合。

3.完全腹腔镜法　目前尚无完全腹膜后处理下段输尿管的手术报道,本节所指的是经腹腹腔镜肾盂癌根治术,在完全切除肾脏及上段输尿管后,下腹部正中脐下5cm偏健侧1cm增加1个Trocar,脐部Trocar作为观察镜,腹直肌旁切口作为一个操作孔,充分游离下段到膀胱壁内段,提起输尿管,绕输尿管根部2cm切除输尿管及部分膀胱壁,腹腔镜下缝合膀胱切口。完整取出标本。

一、经腹途径

【适应证】

无明显周围组织或脏器浸润,无远处器官或广泛淋巴结转移的各期肾盂及输尿管上皮肿瘤。

【禁忌证】

1.严重的心肺功能不全患者。

2.未控制的重度凝血功能障碍。

3.未控制的重度感染。

4.已经明确的广泛转移的肾盂恶性肿瘤。

5.孤立肾或对侧肾功能不良,不能完全代偿。

6.患侧肾脏曾有手术史,如肾部分切除、肾实质切开取石等。

7.既往有腹部手术史,术后可导致腹腔粘连及局部解剖不清,易导致肾周粘连、肠管与腹壁粘连,增加手术难度及手术并发症发生率。

8.过度肥胖患者,尽量避免对其实施腹腔镜肾切除术。

9.慢阻肺患者,尽量待其肺功能改善后实施手术。

6、7、8、9为相对禁忌证。

【术前准备】

1.常规检查　术前行血常规、尿常规、生化全套、乙肝五项、胸部 X 线片、心电图等常规检查,明确患者基本情况。其中胸片可作为有无肺部转移的筛查手段,如胸部 X 线片提示异常可进一步行 CT 检查,明确诊断。

2.特殊检查

(1)尿脱落细胞检查:行尿脱落细胞检查以希望获得病理确诊。尿脱落细胞检查为无创、方便的检查手段。但尿脱落细胞检查的阳性率偏低限制了它的临床应用。据研究尿脱落细胞阳性率与细胞的分化程度有关,肾盂肿瘤低分化肿瘤细胞易呈阳性结果,而高分化的肿瘤脱落细胞学检查多为阴性。行输尿管导管逆行插管,收集肾盂尿或者用等渗盐水冲洗患侧肾盂,甚至刷取活检可提高诊断的阳性率。

(2)肾、输尿管、膀胱 B 超:为临床上采用最多的筛选方式,具有方便、无创的优点,可发现肾盂内 1cm 大小的肿瘤,并且可明确肾盂内的占位性病变是否实性、回声的强弱、肿瘤的血供情况等。其缺点是对于<1cm 的肿瘤检出率偏低,与血块、肾乳头腮大等情况鉴别困难。

(3)CT、增强 CT 检查:可发现>0.5cm 的肿瘤,对于体积较小的早期肾盂癌尤其适用。该检查可表现出肿瘤的部位、大小、形态、边缘及密度、肿瘤对肾实质侵犯程度以及对肾门、肾周及邻近器官的浸润、有无淋巴结转移等。为检查肾盂肿瘤的重要方法,对确定疾病性质和鉴别诊断均有重要意义。

(4)KUB+IVP:静脉尿路造影在肾盂癌的诊断中具有重要意义,观察患者上尿路及膀胱有无充盈缺损情况,来诊断肾盂病变,排除膀胱内转移病灶,但其仍有假阳性率高的缺点。

(5)CT 泌尿系成像(CTU):兼顾 CT 平扫加增强和 KUB 加 IVP 的优点,CT平扫可发现肾盂内可疑占位,增强 CT 扫描可将可疑占位与肾乳头肥大、肾盂内血块等相鉴别,泌尿系成像可对整个泌尿系情况有明确了解。CTU 对于肾盂癌的诊断准确性大大提高,在部分医院已逐渐成为检查诊断肾盂癌的首选方法。

(6)输尿管镜检查:影像检查只是作为肾盂癌的基本确诊方法,明确诊断输尿管癌需行输尿管镜检查,可获得病理标本,了解分期、分级等情况,但相对费用较高,并且属于有创检查,部分需确诊患者可考虑行该项检查。

术前控制病人血压基本正常,糖尿病患者控制空腹血糖在 10mmol/L 以下。由于腔镜下肾脏手术有时需时较长,术前对老年人可行肺通气功能检查。术前常规禁食水、灌肠、备皮及镇静,对于感染性疾病患者术前应用抗生素。

【麻醉】

气管内插管全身麻醉。

【手术步骤】

1.体位:经尿道膀胱、输尿管口电切常规采用截石位,经腹腔入路切除肾脏及输尿管常采用 70°侧卧位。患者健侧卧位,腋窝放置垫肩以保护臂丛,抬高腰桥使肋缘和髂骨之间的距离增大,以便手术部位充分暴露。术者和助手立于患者的腹侧,消毒铺巾范围包括从脐到脊椎,及从乳头到髂骨顶部。电视监视器放置于术者对侧。

2.Trocar 位置设计:依术者习惯不同有两种放置方法。

(1)第一种:放置第 1 个 Trocar 于患侧锁骨中线脐水平下 4cm 处,作为观察镜通道。充分气腹,维持二氧化碳气腹压力在 12~14mmHg,在腹腔镜的直视下于患侧锁骨中线外侧 2cm、肋缘下 2cm 及腋前线肋缘下穿刺置入 2 个 Trocar 作为腹腔镜操作套管。Trocar 置入时应避开上腹部的血管。放置的 Trocar 之间必须分开一段距离以方便操作。第 4 个 Trocar 的位置可选在肋缘下 2、3 穿刺点间用于牵拉肝、脾。

(2)第二种:放置第 1 个套管于脐,作为观察镜通道。充分气腹,维持二氧化碳气腹压力在 12~14mmHg,在腹腔镜的直视下于腹正中线下 2cm 及患侧腹直肌旁平脐水平穿刺置入 2 个 Trocar 作为腹腔镜操作套管。第 4 个 Trocar 的位置可选在肋缘下腹直肌旁用于牵拉肝、脾。

3.打开结肠旁沟,右肾脏切除切开结肠肝曲、升结肠旁沟,将结肠推向中线。将后腹膜沿肝脏下方一直切开至腔静脉水平,并予钝性分离,向内侧推开十二指肠,清楚显露出下腔静脉。左肾 CJerota 筋膜前方覆盖着脾、胰腺和结肠脾曲。术中沿 Toldt 线的切口要尽量长一些,范围从髂血管至结肠脾曲,将横结肠从 Gerota 筋膜前推开,必要时切断脾肾韧带,完全游离脾脏外缘,将整个脾脏向外上牵起。

4.打开 Gerota 筋膜,于肾下极内侧寻找输尿管。输尿管常位于性腺静脉深面,在肾下极内侧稍加分离即可显露,进而可小心地将输尿管游离出来尽量向下游离输尿管,使用钛夹或丝线将输尿管在低位结扎,暂不切断,备游离下段输尿管及部分膀胱壁时用。再向上游离输尿管,一直到暴露出肾盂输尿管的连接部位。游离肾脏下极及后侧,直到暴露肾蒂血管。

5.处理肾脏的动静脉。经腹腹腔镜手术时通常先显露肾静脉,后显露肾动脉,将肾动脉完全游离后,近端用 2 个 Hem-o-lok 夹,远端用 1 个 Hem-o-lok 夹,然后剪断肾动脉。如果肾静脉较细,可直接应用 Hem-o-lok 夹处理,对于肾静脉较粗者,可先用粗丝线结扎,再用 Hem-o-lok 夹处理。部分患者肾门附近粘连紧密,当分别游离肾动静脉困难时,可用直线切割吻合器将肾动静脉一起离断。

6.将肾下极提起,游离肾中上极和背侧,遇异位血管时应超声刀切断,保证创面干净,术野清晰。最后将肾脏完全游离。

7.检查有无活动性出血,保证肾蒂血管结扎彻底,根据术者的习惯,采用各自的方式处理下段输尿管及部分膀胱壁。

二、后腹腔途径

适应证基本同"经腹途径",既往有腹部手术史引起肠粘连的患者尤其适合后腹腔途径。

禁忌证、术前准备、麻醉均同"经腹途径"。

【手术步骤】

1.体位及 Trocar 位置设计同后腹腔肾癌根治术。

2.输尿管的显露及游离。腹腔镜进入腹后腔后,清理腹膜后脂肪组织,可清楚地看到腰大肌、肾周筋膜,打开肾周筋膜,通过肾周筋膜后叶与侧椎筋膜之间无血管平面向腰大肌内侧稍深处分离,即可显露输尿管,钝性分离输尿管周围组织,将输尿管向上游离。

3.游离肾蒂、处理肾动静脉。沿肾筋膜后层向内侧游离,可到达肾蒂背侧。清理肾门处肾周脂肪组织,根据动脉搏动可于脂肪内找到肾动脉。首先游离暴露出肾动脉并以 Hem-o-lok 夹夹闭或结扎。肾静脉常位于肾动脉下方,以 Hem-o-lok 夹结扎、离断肾动脉后可从容游离肾静脉,分别游离切断肾上腺静脉、腰静脉等其他小分支。观察暴露肾静脉距离足够长后,肾静脉可经结扎后或以直线切割器离断。

4.肾脏的游离。消除血供的肾脏将变软、变小,所以在 Gerota 筋膜下将整个肾脏游离。

5.处理下段输尿管及入口处膀胱壁,用 9mm 钛夹夹闭或丝线结扎输尿管,完成肾脏的切除。

第八节　腹腔镜肾囊肿去顶减压术

单纯性肾囊肿是最常见的肾脏囊性疾病,任何年龄均可发病,但主要见于成人,50 岁以上更为多见,发病机制尚未完全阐明。常表现为一侧或两侧肾脏有一个或少数几个囊肿,一般呈孤立的球形或卵圆形,表面光滑,轮廓清楚,多位于肾皮质表浅部位,也可位于深层皮质或髓质,与肾盂肾盏不相通,并能改变肾脏外形。

体积较小、无肾实质或肾盂肾盏明显受压而且没有症状的肾囊肿无需治疗;较大的囊肿可改变肾脏外形并压迫邻近正常组织,严重者造成输尿管梗阻、积液、感染等;当出现严重压迫症状,或有出血、感染、高血压、肿瘤或囊肿与肾盂肾盏相通等并发症时则需积极治疗。

肾囊肿治疗方法主要有:①B 超或 CT 介入穿刺抽液并注入硬化剂治疗,优点是费用少、治疗简便、创伤小,缺点是复发率较高。适合于囊肿直径>4cm 且有症状者,尤其是老年、体弱、不愿手术或手术禁忌者。②开放手术,适用于肾脏各部位囊肿,效果可靠,缺点是创伤大、并发症多、住院时间长。③腹腔镜肾囊肿去顶减压术,具有安全、创伤小、效果可靠、并发症少、复发率低等优点,目前已成为单纯性肾囊肿治疗的金标准。张旭等通过开放手术与腹腔镜手术治疗肾囊肿的对比,认为腹腔镜肾囊肿去顶减压术是肾囊肿治疗的最佳选择。

【适应证】
1.单纯性肾囊肿直径>4cm,对肾实质或肾盂肾盏造成压迫,损害肾功能者。
2.肾囊肿合并有高血压、血尿或伴有发热、腰痛者。

【禁忌证】
1.合并出血性疾病的患者。
2.心肺功能不全难以耐受手术的患者。
3.合并肠粘连、腹腔内感染或既往曾行腹腔手术的患者,不宜行经腹途径手术。
4.严重感染性肾囊肿。
5.疑有恶变倾向、或囊肿与肾盂相通的肾囊肿。

【术前准备】

1.B超可以了解囊肿数目、大小、囊壁厚度及囊肿位置等,并可与肾实质性肿块相鉴别。

2.静脉肾盂造影(IVP)能显示囊肿压迫肾实质的程度,并可与肾积水相鉴别。

3.CT对囊肿大小、囊壁厚度及囊肿位置测定方面比B超更加精细,CTU能够进一步鉴别肾积水。

【麻醉】

一般选择气管内插管全身麻醉。

【手术步骤】

1.经腹腔途径肾囊肿去顶术(以左侧为例)

(1)体位及Trocar位置设计:患者取健侧70。斜卧位,于平脐腹直肌外侧缘做一1cm切口,此切口可根据囊肿位置适当上下调整。Veress针进至肌层,两把巾钳于切口两侧提起腹壁,Veress针继续进入腹腔(有落空感),注水试验证实穿刺成功。接通气腹机,注入CO_2,使腹内压力增至2.0kPa,置入10mm Trocar,置入腹腔镜,在直视下分别于腋前线肋缘5~10cm下、锁骨中线肋缘下2~5cm置入10mm和5mm Trocar。

(2)显露肾囊肿:将结肠拉向内侧,沿降结肠旁沟切开侧腹膜及脾结肠韧带,显露肾脏部位,根据囊肿位置选择合适部位切开肾周筋膜及脂肪囊,游离显露肾囊肿。

(3)囊肿去顶:提起囊壁,剪开囊肿,吸尽囊液,观察囊壁无异常后距肾实质约0.5cm处环形剪除大部分囊壁,并用电凝钩电凝切缘防止出血。检查无活动性出血,肾周放置引流管,缝合关闭侧腹膜切口。排除腹腔内气体,关闭Trocar孔。

2.后腹膜途径肾囊肿去顶术

(1)建立后腹腔:患者取健侧卧位,于腰大肌旁平行第12肋肋缘下做一1.5cm切口,用长弯钳及示指钝性分离肌层及腰背筋膜至后腹腔间隙内,用手指钝性分离腹膜后腔,形成一个可置入一个气或水囊的间隙。在此腔隙放入自制气或水囊管(以橡胶手套掌面部分粗丝线结扎固定于16F导尿管上),注入无菌空气或水约500ml,扩张腹膜后间隙,保留约5min,排空气或水囊并取出。伸入手指在其引导下分别于腋前线肋缘下及腋前线髂嵴上1cm分别穿刺置入5mm与10mm Trocar;原切口置入10mm Trocar,并缝合筋膜及皮肤。连接气腹机注入CO_2气体,置入腹腔镜。

(2)显露肾囊肿:于腰大肌表面切开Gerota筋膜及肾脂肪囊,根据囊肿部位选择向肾背侧或腹侧游离肾脏,显露囊肿。

(3)囊肿去顶:同经腹途径方法处理囊肿,放置引流管,关闭切口。

第九节　腹腔镜多囊肾去顶减压术

多囊肾(PKD)是肾囊性疾病中常见的一种,属于遗传性疾病。多囊肾分为常染色体显性遗传性多囊肾(ADPKD)和常染色体隐性遗传性多囊肾(ARPKD)两类。后者又称婴儿型多囊肾,并不多见,多数在生后不久死亡,极少数较轻类型的患儿可存活至儿童期或成年。ADPKD是常见的多囊肾病,属于单基因遗传性肾病,本病的特点具有明显的家族聚集性,其发病年龄多在30~50岁,故过去常称其为"成人型多囊肾"。

以往多囊肾的外科治疗方法主要依靠经皮囊肿穿刺抽液、硬化治疗,单次治疗囊肿个数太少,治疗效果常常不理想。1911年,Rovsing首先报道了3例多囊肾开放去顶减压术,但人们对多囊肾去顶减压术颇有争议。反对者认为手术本身会加重肾脏损伤进一步导致肾功能恶化;支持者认为去顶减压可以减轻不断增大的囊肿对肾脏造成的压迫,从而减轻相应的临床症状,同时防止健存肾单位的进一步损伤,延缓肾功能恶化,延长患者寿命。目前多数学者认为合并疼痛、高血压的早中期患者,如果药物治疗无效,施行囊肿减压术可降低血压、减轻疼痛、改善肾功能、延长生存期。随着腹腔镜技术的成熟和发展,腹腔镜肾囊肿去顶减压术由于其微创的特点正在成为治疗ADPKD的重要术式。

【适应证】

1.临床诊断为多囊肾,且其中一个囊肿直径≥5cm,合并腰腹部胀痛、或高血压或肉眼血尿比较严重。

2.对于曾行开放手术或腹腔镜手术后症状复发的患者,可以再行LCD,身体情况较好的患者可同时行双侧LCD术。

【禁忌证】

1.严重的心、肺、脑、肝等重要脏器功能障碍者,不能耐受气管插管和全身麻醉患者应避免手术。

2.肾功能严重损伤者应尽量避免手术,患者术前肌酐尽量控制在$442\mu mol/L$以下。

3.凝血功能障碍者。

4.腹腔内有严重的感染以及腹膜炎者。

5.既往有重大腹部手术史,严重腹腔粘连的,特别要避免经腹腔途径。

6.怀疑囊肿有恶变者。

【术前准备】

1.术前完成各项常规手术化验检查,对心、肺、肝、脑等重要脏器功能进行评估。

2.常规腹部 CT、B 超等检查,如肾功能良好者还有必要行增强 CT 扫描或 IVP 检查,以排除较大或深部的囊肿以及肾盂旁的囊肿与肾盂相通的可能,预防术后尿外渗。

3.术前患者一般情况的改善包括控制血压、抗感染、镇痛、纠正贫血,肾功能差者必要时透析治疗等。

【麻醉】

一般选择气管内插管全身麻醉。

【手术步骤】

经腹左侧多囊肾去顶术。

1.体位及 Trocar 位置设计   患者取右侧 70°斜卧位,抬高腰部。一种方法是在平脐腹直肌外侧缘处建立气腹,做一 1cm 纵行切口,应用 Veress 气腹针穿刺进腹腔,确定气腹针进入腹腔后,接气腹机并注入 CO_2 气体(设定腹腔压力 12～15mmHg)。于气腹建立处进入 10mm Trocar,置入腹腔镜,直视下分别于腋前线肋缘下 5～10cm、锁骨中线肋缘下 2～5cm 置入 10mm 和 5mm Trocar。另一一种方法是在锁骨中线肋缘 2～5cm 建立气腹,肋缘下 2cm 与左侧锁骨中线交接处先用尖刀片切一0.5cm 的切口,应用 Veress 气腹针穿刺进腹腔,确定气腹针入腹腔后,接气腹机并注入 CO_2 入 10mm Trocar,直视下于腋前线肋缘下 5～10cm、平脐腹直肌外侧缘置入 10mm 和 5mm Trocar。在保证穿刺安全和有利于操作的原则下,常需根据患肾的大小、腹部有无手术史等适当变换穿刺位置。

2.手术操作   操作件置入腹腔后应先仔细观察、辨认各脏器位置,分离粘连带。可沿右侧结肠旁沟打开侧腹膜,于肾周筋膜外充分游离暴露整个肾脏,注意时刻观察保护肠道。处理囊肿时可应用超声刀或电凝钩去除囊肿壁,排出吸尽囊液并电凝囊壁边缘止血。较大的囊壁应尽量完整去除并送病理,以排除肿瘤的可能,同时还应注意其囊腔内面是否有肿瘤、结石等赘生物或深面的隐藏囊肿;直径<1cm 而且囊壁较厚的囊肿可仅穿刺开口引流。术中根据情况如囊肿较小时,可以应用少量冰盐水冲洗,以减轻操作时的高温对正常肾组织的损害。手术结束前应仔细检查有无活动性出血,因为在气腹压力下一些小的渗血可能在气腹消失后渗

血加重,术后还要尽量吸尽残留囊液和冲洗液,以防止感染和粘连。

术中如果游离广泛、肾脏活动度较大、肾蒂长,为了避免术后肾脏扭转可以加行肾脏固定术,应用 1-0 Dexon 可吸收线将肾脏被膜缝合固定于其周围组织上 3～4 针。术后常规在肾窝处放置负压引流管,如果渗液较多可再放置 1 根腹腔引流管。

双侧 LCD 术,可以先行一侧手术后,重新摆体位、消毒、铺巾再行另一侧 LCD术。对于体形较瘦患者也可以采用"5 孔法",术中只需稍微变换体位,一次消毒、铺巾完成。具体步骤:(以先做左侧为例)患者先取右侧卧位,抬高腰部。在左肋缘下与锁骨中线交接处建立气腹,在脐部置入第 1 个 Trocar 放入腹腔镜,观察下分别于建立气腹处和左肋缘下与左侧腋前线交接处置入第 2、第 3 个 Trocar,置入操作件行左侧 LCD 术。左侧手术完毕后,拔出第 2、第 3 个 Trocar,放置左侧引流管并封闭穿刺孔。保持原置入腹腔镜的操作孔不变,将手术床倾向左侧,稍抬高对侧腰部,在右侧对称部置入右侧的第 2、第 3 个 Trocar 并放入操作件进行右侧的LCD 手术。

手术要求术前消毒面积要大,术中变换体位时要轻微,不要污染术区。一侧手术完成后放置引流管,在行对侧手术时注意夹闭引流管。该方式可以减少术中重新消毒、铺巾的时间并减少一个操作孔,但显露效果不如常规 LCD 术。

第十节　腹腔镜活体供肾切除术

1995 年 Ratner 等完成了首例腹腔镜活体取肾手术,此后 10 余年,关于腹腔镜活体取肾的手术器械、手术途径和操作技术取得极大的丰富和发展。目前美国每年的活体供肾移植数量占肾移植总数的 50％以上,而在美国的几个主要器官移植中心,每年腹腔镜活体取肾手术数量占活体取肾手术总数的 50％以上。

【适应证】

1.精神心理健康,具有完全行为能力。

2.无全身特异性或非特异性感染,无尿路感染。

3.无不能耐受手术的心、肺、脑疾病。

4.无凝血机制障碍。

5.无恶性肿瘤。

6.无糖尿病及高血压病。

7.双侧分肾功能均正常。

8.无蛋白尿、血尿。

9.供者泌尿系统无可能影响肾功能的畸形或结石等病变。

10.供肾血管解剖无严重变异,不影响植肾手术操作。

11.与受者 HLA 配型良好,淋巴毒试验阴性。

12.供者年龄一般不超过 50 岁。

【术前准备】

术前常规灌肠,留置导尿管;采用经腹途径术前留置胃管;静脉预防性应用广谱抗菌药物。

【器械准备】

0°或 30°腹腔镜及配套设施,2 个 10mm 或 12mm Trocar(根据施夹器大小而定),一个 10mm Trocar,2 个 5mm Trocar,Hem-o-lok 施夹器及可吸收夹,超声刀,吸引器,电钩,抓钳。手辅助腹腔镜应准备手辅助装置。

【麻醉】

气管内插管全身麻醉。

【手术方法】

1.经腹腹腔镜活体供肾切取术

(1)体位:斜卧位,背部与手术床面呈 70°,腰部垫高。

(2)放置 Trocar:在脐与髂前上棘连线中点(A 点)放置 10mm Trocar,置入腹腔镜,建立人工二氧化碳气腹,压力不超过 2kPa,在腹腔镜监视下置入后续 Trocar。第 2 个 Trocar 选择在锁骨中线肋缘下(B 点,5mm),第 3 个 Trocar 选择在 A 点与 B 点连线中点(C 点,10mm 或 12mm),必要时于腋前线肋缘下放置第 4 个 Trocar(D 点,5mm),术中协助显露。

(3)手术步骤

1)显露肾脏腹侧:打开结肠旁沟腹膜,将结肠充分剥离,使其自然垂下,完全显露肾脏腹侧。

2)显露肾静脉:取左肾时应于腹主动脉左侧切开 Toldt 筋膜,显露跨过腹主动脉的左肾静脉,向足侧分离显露性腺静脉并以超声刀离断,此时注意避免损伤汇入肾静脉的腰静脉引起出血。也可首先显露性腺静脉,然后沿其向头侧追踪分离显露肾静脉。向头侧分离显露肾上腺静脉并以超声刀离断。游离肾静脉至腹主动脉前方。取右肾时首先游离十二指肠降段,显露其后方的下腔静脉,于下腔静脉的右侧找到肾静脉,右肾静脉较短,小心分离其头侧缘和足侧缘,注意避免损伤汇入肾静脉与下腔静脉交角处的性腺静脉和肾上腺静脉。

3)显露肾动脉:取左肾时根据左肾静脉后方的动脉搏动辨认左肾动脉,小心分离,注意避免损伤左肾静脉。左肾动脉较短,尽量将其分离至腹主动脉起始处。取右肾时于右肾静脉后方分离右肾动脉,右肾动脉较长,一般分离至下腔静脉右侧即可。

4)游离输尿管:于肾下极水平找到输尿管,注意保留输尿管的血供,尽量向远端游离至近髂血管处。

5)游离肾脏:打开肾周脂肪囊,以超声刀于肾包膜外游离肾脏,注意保留肾门处脂肪组织。

6)切断输尿管:于髂血管前方以钛夹夹闭输尿管,在钛夹近端剪断输尿管。

7)做下腹部取肾切口:在下腹部沿皮纹做 8cm 斜切口,切开皮肤、皮下组织和腹外斜肌腱膜,顺腹内斜肌纤维走行拉开肌肉,不打开腹横筋膜和腹膜,保持气腹。此时应做好肾脏灌注的一切准备工作。

8)切断肾动脉:将肾脏下极背侧向头侧掀起有利于显露肾动脉,2 枚 Hem-o-lok 夹阻断肾动脉近端,于远端剪断肾动脉。施夹过程中注意避免损伤肾静脉。

9)切断肾静脉:肾动脉离断后,以 2 枚 Hem-o-lok 夹阻断肾静脉近端,于夹远端剪断肾静脉。

10)取出肾脏:肾静脉离断后迅速打开下腹部切口,以手将肾脏取出体外低温灌注备移植。

11)缝合切口:查术野无活动性出血,肾门处放置引流管自 D 点 Trocar 戳口引出体外。逐层关闭切口。

2.经腹膜后腹腔镜活体供肾切取术

(1)体位:侧卧位,腰部垫高。

(2)放置 Trocar:于腋中线髂嵴上一横指处(A 点)切开皮肤 1.5cm,钝性分离皮下组织、肌肉和腰背筋膜达腹膜后,以手指简单分离出一个较小的空间,放入自制气囊,充气 500ml 扩张腹膜后腔,然后在手指引导下于腋前线肋缘下(B 点)置入 5mm Trocar,于腋后线肋缘下(C 点)置入 10mm 或 12mm Trocar,必要时于腋中线肋缘下置入 5mm Trocar,术中协助显露。A 点放入 10mm Trocar,缝合切口,自该 Trocar 置入腹腔镜。建立人工二氧化碳气腹,压力不超过 2kPa。取右侧肾脏时,B 点与 C 点 Trocar 大小相反。

（3）手术步骤

1）显露肾动脉：于肾周筋膜外沿腰大肌游离肾脏背侧。根据动脉搏动辨认肾动脉，小心分离，左肾动脉短，尽量将其分离至腹主动脉起始处。右肾动脉较长，分离至下腔静脉后方即可。

2）显露肾静脉：取左肾时一般于左肾动脉的前下方寻找左肾静脉，分离时避免损伤其属支，以超声刀离断性腺静脉、腰静脉和肾上腺静脉。取右肾时一般先于肾下极水平分离出下腔静脉，向头侧追踪找到肾静脉。右肾静脉短，其与下腔静脉交角处常有小的静脉属支，注意避免损伤。

3）游离输尿管：于肾下极水平找到输尿管，注意保留输尿管的血供，尽量向远端游离至近髂血管处。

4）游离肾脏：打开肾周脂肪囊，以超声刀于肾包膜外游离肾脏，注意保留肾门处脂肪组织。

5）切断输尿管：于髂血管前方以钛夹夹闭输尿管，在钛夹近端剪断输尿管。

6）做取肾切口：于 A、D、2 个 Trocar 连线间做切口长 8～10cm，钝性分离肌肉，暂不切开腰背筋膜，维持气腹。此时应做好肾脏灌注的一切准备工作。

7）切断肾动脉 2 枚 Hem-o-lok 可吸收夹阻断肾动脉近端，于可吸收夹远端剪断肾动脉。施夹过程中注意避免损伤肾静脉。

8）切断肾静脉：肾动脉离断后，以 2 枚 Hem-o-lok 夹阻断肾静脉近端，于远端剪断肾静脉。右肾静脉短，尽量靠近其起始部位阻断并离断。施夹过程中注意避免损伤下腔静脉。

9）取出肾脏：肾静脉离断后迅速打开取肾切口，以手将肾脏取出体外低温灌注备移植。

10）缝合切口：查术野无活动性出血，肾门处放置引流管自 C 点 Trocar 戳口引出体外。逐层关闭切口。

3. 手辅助腹腔镜活体供肾切取术　　与完全腹腔镜技术相比手辅助腹腔镜技术有其独特的优势：①同开放手术一样，可以发挥手的触觉作用，尤其便于术中寻找动脉血管；②手指协助显露手术部位具有其他操作器械无可比拟的灵活性；③术中用手指做钝性分离安全性更高；④术中出血，可马上用手指压迫止血，并可方便地显露出血部位，有利于快速止血；⑤对于处理粘连较重的部位，手指协助暴露、分离和止血的优势更为突出。手辅助腹腔镜可以减少手术并发症的发生率，并能够节省手术时间。因此，不少术者将其应用于活体供肾切取术。

　　手辅助装置通常采用强生公司生产的"工"字形双面一体化装置,俗称"蓝碟"。一面置于体外,一面置入腹腔内。将手自"蓝碟"的通道放入腹腔内,顺时针转动"蓝碟"的体外部分能够关闭通道,维持气腹。

　　在手辅助腹腔镜活体供肾切取术中,手辅助装置切口通常位于腹正中线,切口长度6~8cm。由于手的帮助,使得腹腔镜下显露肾蒂血管、游离肾脏和离断肾动、静脉更为方便。离断肾蒂血管后,逆时针旋转"蓝碟"的体外部分,打开通道,以手迅速将供肾取出体外低温灌注备移植。

第九章 输尿管镜技术

20世纪70年代末,输尿管镜开始应用于临床,经过近30年的不断完善,输尿管镜的临床应用范围越来越广泛。随着输尿管镜技术的进步及配套设施的不断完善,输尿管镜技术将在泌尿系统疾病的诊断和治疗中起到更加重要的作用。

一、输尿管镜检查术

【适应证】

1.以诊断为目的的适应证

(1)静脉尿路造影或CTU发现肾盂、输尿管有充盈缺损者,输尿管镜检查可进一步明确病变的性质。

(2)各种检查正常,但尿细胞学检查发现有肿瘤细胞者。

(3)尿路造影检查输尿管狭窄或梗阻,需要进一步明确病因。

(4)上尿路原位癌或表浅肿瘤的活检。

(5)肾盂或输尿管肿瘤局部非根治性切除术后随诊。

(6)来自上尿路的血尿,需要进一步查找病因。

2.以治疗为目的的适应证

(1)肾盂、输尿管结石。

(2)体外冲击波碎石术后形成输尿管"石街"的治疗。

(3)肾盂、输尿管异物。在拔除肾造口管或输尿管支架管时发生断裂,致使部分导管残留于肾盂、输尿管内,输尿管内支架管移位或支架管一端未置入膀胱内,均可用输尿管镜取出。

(4)输尿管狭窄行扩张、内切开手术治疗,并放置输尿管内支架管。

(5)肾盂、输尿管表浅肿瘤电灼、电切术。

(6)上尿路出血时电灼止血。

【禁忌证】

1.全身出血性疾病的患者。

2.全身情况差无法耐受手术者。

3.泌尿系感染急性期患者。

4.尿道狭窄、前列腺增生影响输尿管镜进入者。

5.有盆腔外伤、手术及放疗等病史者。

6.结石远端输尿管狭窄或严重弯曲者。

7.无法摆截石位者,如髋关节畸形。

【麻醉】

通常采用硬膜外麻醉,不能采用硬膜外麻醉的患者也可采用静脉麻醉。

【体位】

截石位,此外,可根据术中情况采用健侧或患侧下肢低垂的截石位。

【术前准备】

1.常规检查血、尿、肝肾功能、血小板计数、出凝血时间,了解病人一般情况,能否进行手术。

2.术前应做 CTU 或 IVP,了解患者双肾功能、尿路形态、输尿管走向、粗细、有无畸形。

3.术前控制尿路感染。

4.术前禁饮食,排空大便,或清洁灌肠。手术当天术前定位片,了解术前结石位置。

【手术步骤】

1.男性患者首先提起阴茎使镜体达精阜后再将阴茎和镜体转为水平,在灌注泵的水压作用下使后尿道冲开,同时将镜体进入膀胱。女性病人用左手手指分开小阴唇,确定尿道外口后,直视下将输尿管镜插入膀胱内。

2.输尿管镜下先观察膀胱,了解膀胱内情况和双侧输尿管开口情况,包括开口大小、位置、有无结石,最后进行术侧输尿管镜进镜。

3.向手术侧输尿管内插入斑马导丝,输尿管镜顺导丝贴近管口,再将镜体旋转180°,斜面朝上,镜尖贴近 6 点处,液压灌注下使输尿管口冲开,轻推镜体使其进入壁间段后,再将镜体转为原位。

4.利用灌注液使输尿管膨胀,慢慢推进镜体,注意保持整个输尿管管腔位于输尿管镜视野中央。

5.镜体进入壁间段后可将体位转为头低脚高位,同时腰部垫高,使输尿管拉直便于镜体进入。

6.输尿管镜进入输尿管后,沿着导丝逐步进入,行检查或治疗。在输尿管镜上行过程中,应始终保持导丝在视野中央,严禁暴力上行,防止输尿管穿孔或撕脱。

7.手术结束后根据术中情况决定是否留置支架管。

二、输尿管结石气压弹道碎石术

对于输尿管结石,目前仍认为 ESWL 为

首选治疗方法,但结石的部位、大小及停留时间长短等因素均对 ESWL 治疗效果产生一定影响。相比之下,URL 对 X 线阴性结石、>1cm 且在输尿管内停留时间长的结石、双侧输尿管结石及单侧多发性结石的疗效明显优于 ESWL。尤其在输尿管中下段结石的处理上,因操作相对容易、成功率高,而并发症发生率低,其优越性表现得十分突出。目前,URL 已与 ESWL 同为输尿管中下段结石的一线治疗方法,许多医院还把 URL 作为治疗首选。至于 ESWL 失败病例及 ESWL 后输尿管"石街",URL 更是具有不可替代的作用。此外,对于结石梗阻性急性肾衰竭、妊娠合并输尿管结石、移植肾输尿管结石等特殊病例,URL 也具有独特的应用优势。

输尿管镜碎石术的主要器械输尿管镜有硬镜和软镜两大类。目前广泛使用的硬性输尿管镜为半硬性输尿管镜,它具有更小的外径,更大的工作通道,更容易到达输尿管上段;软镜可以较硬镜更容易顺利到达输尿管上段以及肾脏集合系统。但是软镜也会因为其的柔软性而总是易于退回膀胱内,故而并不推荐治疗输尿管下段结石。近来新改良的 Storz 半硬式输尿管镜,增强了最大偏向性,使其在输尿管手术中体现出明显的优势。

目前常用的腔内碎石术有超声碎石术(USL)、液电碎石术(EHL)、气压弹道碎石术(PL)和钬激光碎石术(HLL)等。相对而言,USL 的效率较低,而 EHL 的并发症发生率较高,临床应用最多的是 PL 和 HLL。PL 是 20 世纪 90 年代开展的新型高效腔内碎石技术,该方法能击碎各种结石,操作安全简便,且不产生热效应,从而对输尿管壁不产生热损伤。HLL 以其高效的碎石能力及很小的组织穿透性成为目前公认最好的能量源,而且它也是唯一可以适用于软镜的碎石设备,尤其是对并发狭窄或息肉致尿路梗阻者,可用激光行狭窄段切开或息肉电灼,这是其他能量源所不具备的。此外,它还便于治疗小儿、孕妇泌尿系结石。采用 HLL 治疗输尿管结石,成功率可达 90% 以上。HLL 已给泌尿系结石的治疗带来又一革命性

变化。

【适应证】

1.输尿管中段、下段结石。

2.ESWL 后的石街。

3.结石并发可疑的尿路上皮肿瘤。

【禁忌证】

1.不能控制的全身出血性疾病。

2.严重的心肺功能不全,无法耐受手术。

3.未控制的泌尿系感染。

4.严重尿道狭窄,腔内无法手术解决。

5.无法摆截石位者,如髋关节畸形。

【术前准备】

1.术前常规检查同开放手术,了解病人一般情况。

2.术前控制尿路感染。

3.手术当天术前定位片,了解术前结石位置。

【操作器械】

除输尿管镜外尚需要下列器械。

1.气压弹道碎石装置并调试。

2.取石钳、取石篮。

3.输尿管扩张套装。

4.斑马导丝,双"J"管。

5.部分病人息肉增生明显,可能需要输尿管镜电切器械。

【操作步骤】

1.麻醉选择　持续硬膜外麻醉或全麻。

2.体位　截石位。

3.输尿管镜进镜　输尿管镜进入膀胱观察膀胱情况后,斑马导丝置入术侧输尿管,输尿管镜沿导丝进入术侧输尿管。在上行过程中,了解结石以下输尿管情况和结石处输尿管有无狭窄,有无炎性息肉,若炎性息肉遮盖结石导致无法看到时可用电切电极切除息肉,直到看到结石。

4.气压弹道碎石

(1)输尿管镜看到结石后,略升高灌洗液压力,使包裹结石的黏膜从结石上能分离,然后调低水压。

（2）气压弹道探针进入输尿管镜，直视下进行碎石，结石击碎后水压要调小防止结石冲回肾脏。

（3）取石钳或取石篮取出较大的结石，放入膀胱让病人自行排出。

5.碎石结束后　常规放置双"J"管作内引流，防止术后感染和影响肾功能。

【术后处理】

1.术后常规使用抗生素 5～7d。

2.观察尿液颜色变化、尿中有否结石排出，有条件的可做结石成分分析。

3.观察体温变化及腰部体征，鼓励病人多饮水，防止上尿路感染。

4.留置双"J"管，一般 2～4 周拔除，留置导尿管若无尿路感染 1～2d 拔除，有尿路感染尿检阴性后拔除。

第十章　肾移植

基于移植免疫学、免疫抑制剂和临床手术技术的进展,目前肾移植已成为终末期肾病患者的最佳治疗方法,与血液透析相比较,它具有以下优点。

1.使血肌酐恢复或接近正常水平,从而明显改善慢性尿毒症的恶心、瘙痒、心包炎等一系列症状。

2.避免血液透析造成的营养物质丢失,并能纠正贫血,改善心功能,使患者体力得到恢复。

3.恢复社会活动和工作,提高生活质量。

4.从整体宏观上看,可减少患者医药花费,大大延长患者寿命。

【适应证】

1.慢性肾功能不全终末期不可逆的疾病,如慢性肾小球肾炎、慢性肾盂肾炎、间质性肾炎、多囊肾、糖尿病肾病、高血压肾病、遗传性疾病及免疫性疾病所致的肾功能衰竭等。

2.各年龄段均可做肾移植,但年龄小和年龄过大均增加移植肾丢失和死亡的危险。年龄小于 65 岁以下较理想,身体状况良好者,可放宽年龄。

3.体内无感染灶,身体情况能耐受肾移植手术。

4.无活动性消化道溃疡、肿瘤、肝炎及结核病史,无精神疾病史及家族史者。

5.与供肾者组织配型良好者。

6.无尿毒症所致的严重并发症,如顽固性心功能衰竭、慢性呼吸衰竭等。

【禁忌证】

有以下情况之一者不宜做肾移植。

1.散在的恶性肿瘤者或单个肿瘤手术后不足 2 年者,乳腺癌、浸润性宫颈癌、皮肤黑色素瘤至少要观察 5 年。

2.顽固性心功能衰竭者。

3.慢性呼吸功能衰竭者。

4.严重的心血管病变者。

5.凝血功能紊乱者。

6.精神及心理障碍、药物及毒品成瘾者。

7.严重的泌尿系统先天畸形者。

8.肝功能异常,如肝硬化、慢性活动性肝炎者。

9.活动性结核者。

10.严重糖尿病者。

11.艾滋病毒携带者。

【供者的选择】

1.亲属供肾(活体)选择标准

(1)供者来源:有自主行为能力,直系亲属(父母、同胞、子女),二级亲属(姨表亲),夫妻间,尽量选用组织配型相近者。

(2)年龄以 18～65 岁为宜。

(3)ABO 血型必须与受者相配或相溶。

(4)淋巴细胞毒性试验小于 10%。

(5)排除急、慢性病史(如糖尿病、高血压、镜下血尿、蛋白尿、泌尿系统畸形、心理障碍、过度肥胖、血栓病史)。

(6)排除遗传性肾脏疾病如多囊性肾病。

(7)肾小球滤过率在 80ml/min 或以上者。

2.尸体供肾选择标准

(1)HLA-A、B、DR 配型要求供、受者之间有 3 个抗原相同。

(2)ABO 血型必须与受者相配。

(3)淋巴细胞毒性试验小于 10%。

(4)年龄不超过 70 岁。

(5)生前无全身细菌或病毒感染性疾病,如肾结核、活动性肝炎等。无血液疾病,无肿瘤和心肺肝肾疾病等。

(6)排除近期有注射吸毒者,排除冷、热缺血时间过长者,热缺血时间小于 10分钟。

【术前准备】

1.供者取肾前准备

(1)亲属(活体)供肾前准备

1)行 IVU 和肾脏 CT 或肾动脉造影检查,明确取哪侧肾脏。原则:较好一侧肾脏留给供者,尽量选择单支肾动脉一侧。

2)取肾前一天晚和手术当日晨静脉输入生理盐水1500ml。

3)麻醉前静脉注入呋塞米20mg。

4)术中静脉注入酚妥拉明5～10mg。

(2)尸体供肾供者死前肌内或静脉注射肝素钠400mg。

2.肾移植术术前准备

(1)通过规律的血液透析和内科治疗,提高手术耐受力。如促红细胞生成素治疗贫血,非不得已不建议患者通过输血治疗改善贫血,防止因输血导致的患者群体反应性抗体异常。

(2)患者是否在移植前需要增加透析,决定于以前的透析时间,主要是临床评估容量的状态,以及血清电解质尤其是血钾情况。透析充分的患者术前不需要为脱水行透析,患者体重稍大于干体重有利于术后利尿。

(3)术前可使用广谱抗菌药物一次,以预防感染的发生。

(4)尿毒症患者一般伴有高血压,移植术前不需要特意降低血压,防止手术中低血压导致移植肾灌注不良的发生。

(5)备血400～600ml。

(6)术前禁食水,洗肠1次。

(7)术前一日口服吗替麦考酚酯(骁悉)或硫唑嘌呤。

【移植手术】

1.取肾术　供肾热缺血时间尽量短,以不超过10分钟为宜。

2.肾脏保存　摘取的肾脏可放置于肾脏保存液的容器内保存或者用机器连续灌注,普通低温保存及冷缺血时间最大不应超过12小时,用机器连续灌注不得超过48h。

3.修肾术　在低温条件下,剪除多余肾周围脂肪结缔组织,解剖、游离出肾动、静脉并行血管修整。保留少部分肾门脂肪结缔组织及输尿管周围脂肪组织。如多支血管应决定是保留、结扎还是扩大血管口径。再以4℃肾保存液,以120mmHg压力灌注供肾。

4.肾移植手术　初次移植者一般选择右髂窝,行下腹弧形或L形切口。在腹膜外游离髂外动、静脉及髂内动脉,将供肾静脉与髂外静脉行端-侧吻合,供肾动脉与髂内动脉行端-端吻合或与髂外动脉行端-侧吻合。输尿管在膀胱的后外侧再植。术毕依次开放静脉、动脉后彻底止血。肾包膜可切开,髂窝内留置引流管。

【术后处理】

1.术后观察

(1)术后注意血管吻合口是否通畅,供肾弹性、色泽情况及输尿管有无梗阻等。

(2)术后注意尿量、引流量及体液管理。

2.免疫抑制剂药物的应用

(1)常规免疫抑制剂:包括神经钙蛋白抑制剂(环孢素和他克莫司)、皮质类固醇激素(泼尼松、甲泼尼松龙)、抗细胞增殖性药物(硫唑嘌呤、霉酚酸酯,雷帕霉素)等。可术前应用、术后维持治疗用药。免疫抑制剂因个体差异较大,且有肝、肾毒性及副作用,故必须强调血药浓度监测,合理调整用药剂量。

(2)生物免疫抑制剂:包括抗淋巴细胞球蛋白(ALG)、抗胸腺淋巴细胞球蛋白(ATG)、单克隆抗体(OKT3)、巴利昔单克隆抗体及其他新的免疫抑制剂等。

(3)免疫抑制剂的联合应用:单一免疫抑制药物难以达到全面的免疫抑制覆盖,目前通常采用联合应用;如术前抗体诱导治疗＋术后神经钙蛋白抑制剂、抗细胞增殖性药物、皮质类固醇激素联合使用,须注意的是药物均有不同的副作用,应用中要做到因人而异,根据病情和患者免疫抑制状态合理使用药物。

3.排斥的诊断与处理

(1)超急排异:在供肾血循环恢复后数分钟或数小时,甚至24～48小时内的不可逆的体液免疫反应。是由于受者体内预先致敏,存在的抗HLA抗原的细胞毒抗体与供者的T淋巴细胞表面的HLA抗原或B淋巴细胞发生反应所致。病理变化主要是移植肾血管壁纤维素样坏死,管腔血栓形成,肾皮质缺血性坏死。移植术中肾血流恢复后,已经变硬变红的移植肾,在数分钟内逐渐变软,颜色逐渐变深呈紫褐色,搏动消失,尿液分泌停止。超急排异尚无有效的治疗方法,一旦确诊,应立即行移植肾切除。

(2)加速排异:术后2～5日内发生,是一种严重的急性体液排斥反应,进展快,常使移植肾功能迅速丧失。可能与体内轻度的预先致敏有关。患者肾功能逐渐恢复过程中突然发热、肾区胀痛,少尿甚至无尿,并出现明显血尿,肾功能可迅速减退或丧失。明确诊断后可予甲泼尼松龙、环磷酰胺冲击治疗,也可加用抗淋巴细胞制剂。但仅1/3移植肾能挽回,治疗无改善者也需切除移植肾。

(3)急性排异:是临床上最常见的排斥反应,发生于肾移植后第6天至术后3～6个月内,特别好发于移植后3个月内,以第5周发生率最高,主要是细胞免疫反应,属于迟发型致敏反应,常可逆转。急性排异反应的诊断有时十分困难,难以与其他情况鉴别。尤其存在感染时,其治疗原则截然不同,必须及时鉴别。主要表现为:发热、尿少、血压升高、血肌酐上升。需与感染和神经钙蛋白抑制剂药物性肾中毒相鉴别,可通过甲泼尼松龙、环磷酰胺冲击治疗,也可加用生物免疫抑制剂等方法治疗。

(4)慢性排异:发生于术后 6 个月～1 年以后。系持久的体液免疫和细胞免疫的后果,可兼有两种免疫特征,常以前者为主。多因术后早期排异反应治疗不彻底,或反复发生急性排异反应所致,常为隐匿性。临床表现为进展缓慢的高血压、蛋白尿,移植肾进行性缩小,功能减退。血尿、少尿、血肌酐、尿素氮升高、内生肌酐清除率降低,血红蛋白降低。

(5)排斥的治疗

1)激素冲击治疗,大剂量类固醇激素冲击治疗可逆转 75% 的首次排斥反应。多数采用甲泼尼松龙 500～1000mg,连续 3 天。

2)抗体治疗,OKT3 是治疗首次急性排斥的高效药物,可逆转 90% 的急性排斥。抗胸腺免疫球蛋白也有相似效果。

4.防治感染　感染是引起肾移植失败的主要原因之一,可发生于移植后的各个时期,常见感染部位是肺及尿路,包括细菌、病毒、真菌和移植后结核感染等,各有其特定的临床表现,而且有时是混合感染,可依据病原学检查采取对应的治疗方法。积极有效地预防和治疗感染对提高肾移植成功率有重要意义。与普通感染人群相比,肾移植患者抗菌药物的使用原则有其特殊性。

肾移植术后的感染大体可分为细菌性感染及非细菌性感染两类。其中,细菌性感染约占全部感染的 2/3。最常见的感染菌株有肺炎球菌、大肠埃希菌、铜绿假单胞杆菌等,其他菌株如肺炎克雷白杆菌、阴沟杆菌等也较常见。巨细胞病毒(CMV)、肝炎病毒(乙型、丙型、丁型)、疱疹病毒等常在肾移植患者体内潜伏,可因手术创伤激活而导致严重感染。肺孢子虫肺炎常见于术后大剂量糖皮质激素维持治疗的患者。广谱抗菌药物的长期应用可导致部分真菌的二重感染,引起肾移植患者深部真菌感染的有念珠菌、隐球菌、曲霉菌及青霉菌等,以白色念珠菌为主。

明确感染原因,使用针对性药物,避免滥用抗菌药物。合理应用抗菌药物并确保移植肾功能的恢复是肾移植术后感染的基本治疗原则。与普通感染患者相比,肾移植患者在应用抗菌药物时应特别注意以下几点。

(1)应尽量使用肾毒性低的抗菌药物,禁用氨基糖苷类。

(2)抗菌药物与免疫抑制剂的相互作用。现今常用的免疫抑制剂如环孢素(CsA)、他克莫司(FK506)、雷帕霉素等均通过细胞色素 P450 酶转化代谢,如同时使用影响细胞色素 P450 系统的抗菌药物可影响免疫抑制剂的代谢。使用药物抗感染过程中,应在严密的血药浓度监测下及时调整免疫抑制药物的剂量,以保证同时达到合适的免疫抑制作用和最小的毒副作用。

5.随访工作　定期随访患者尿量、血压,肝、肾功能、免疫药物浓度监测,及时发现问题并给予纠正,术后早期患者需要频繁化验检查,长期稳定患者1～3个月化验随访,并指导患者合理膳食和正确的生活方式。

参考文献

1.李虹,王建业.泌尿外科疾病临床诊疗思维.北京:人民卫生出版社,2015

2.郭震华,那彦群.实用泌尿外科学.北京:人民卫生出版社,2016

3.叶章群.泌尿外科疾病诊疗指南.北京:科学出版社,2013

4.高振利,刘庆祚.泌尿系结石的微创治疗.北京:人民卫生出版社,2011

5.郭正辉,许可慰,谢文练.泌尿系结石外科治疗.北京:科学技术文献出版社,2010

6.李朋,张伟丽,尤升杰,余亮亮.泌尿外科患者尿路感染危险因素分析与临床预防研究.中华医院感染学杂志,2015,(07):1626-1628

7.刘妍,张志宏,杨阔,徐勇.转化医学理念在泌尿外科研究生教学改革中的应用意义.继续医学教育,2015,(02):6-8

8.李想,陈炳.泌尿外科医师对慢性前列腺炎的病因认识情况调查与建议.中医药管理杂志,2017,(05):31-32

9.张华,李青.前列腺增生症2100例外科疗效观察.中国社区医师(医学专业),2012,(33):79-80

10.泌尿男生殖系统肿瘤多学科团队综合诊治组织与实施规范中国专家共识.中国癌症杂志,2017,(11):917-920

11.潘铁军.泌尿系结石微创手术治疗进展.临床泌尿外科杂志,2014,29(07):563-566

12.刘斌,董杰,周水根,田丰,张征宇,高建平,王龙信.经皮肾镜及输尿管软镜治疗孤立肾肾盂结石的临床疗效及对肾功能影响的比较.中国微创外科杂志,2014,14(05):430-433

13.桂定文,杨嗣星,张青汉.输尿管软镜治疗肾结石的现状和展望.临床泌尿外科杂志,2014,29(05):452-457